« Proximités - Sociologie »
Collection dirigée par Gilles Ferréol

Proximités

Adressez les commandes à votre libraire ou directement à

Éditions L'Harmattan

5,7 rue de l'École Polytechnique
F - 75005 Paris
Tél : 00[33]1.40 46 79 20
Fax : 00[33]1.43 25 82 03
commande@harmattan.fr
www.editions-harmattan.fr

ISBN : 978-2-8066-3741-3 D/2021/9202/13

Grand'Place, 29
B-1348 Louvain-la-Neuve

www.eme-editions.be

François VEDELAGO

L'ÉPREUVE DU CANCER

Dire l'indicible

EME EDITIONS

À
Denise, mon épouse,
mes enfants, Stéphanie
et Gilles, qui m'ont soutenu
dans cette épreuve

À
Mes proches
trop tôt disparus

SOMMAIRE

REMERCIEMENTS

Cet ouvrage est l'aboutissement d'un projet né il y a plusieurs années, dans une période encore pleine d'incertitudes. Il n'aurait certainement pas vu le jour sans la ténacité, les encouragements, les discussions et les relectures de Denise, mon épouse, vers qui vont mes remerciements les plus affectueux et à mes enfants solidaires au cours de cette épreuve.

Mes plus vifs et sincères remerciements à Gilles Ferréol, Professeur de sociologie, à l'Université de Franche-Comté, directeur du laboratoire C3S (Culture Sport Santé Société) qui m'a constamment encouragé et soutenu dans mon choix de cette voie méthodologique et théorique, afin d'explorer au plus profond l'expérience de cette épreuve. Je lui exprime toute ma gratitude pour sa relecture attentive, précise et très efficace, du texte.

Mes remerciements à Olivier Delage, sociologue, impliqué dès les premières réflexions sur ce projet, pour nos nombreux échanges, ses lectures de mes premiers écrits et son constant intérêt et soutien.

Mes remerciements aussi à Yannick Furlan, sociologue, pour sa relecture du texte final et ses remarques très pertinentes qui ont contribué à l'amélioration de la version finale.

Également, merci à Jean-Francis Parisis pour sa relecture du texte et nos échanges approfondis sur l'expérience de cette maladie.

Ne pouvant citer tous mes amis proches, certains ayant vécu ou vivant l'expérience de cette maladie, je les remercie très sincèrement pour leurs échanges qui ont, d'une manière ou d'une autre, contribué à l'approfondissement de mes réflexions et de ma démarche.

Je remercie les collègues et personnels administratifs qui m'ont accueilli après une année d'absence en facilitant mon retour, ainsi que l'institution universitaire Bordeaux-Montaigne qui a mis à ma disposition le matériel nécessaire pour mon adaptation au poste de travail.

Enfin, ma profonde reconnaissance au Professeur Jacques Jougon, Chef du service de Chirurgie thoracique, cervicale et transplantation pulmonaire, GH Sud Haut-Lévêque, Maison du Haut-Lévêque, qui m'a opéré. Mes sincères remerciements à l'ensemble de l'équipe soignante et du personnel de ce service qui m'ont accompagné dans cette épreuve, ainsi que les différents soignants qui ont contribué à ma prise en charge pendant ce parcours.

PRÉFACE

Gilles FERRÉOL[1]

L'auteur, spécialisé dans le domaine de la sociologie de la santé et intervenant plus particulièrement dans le secteur médico-social des addictions, nous livre ici, à travers son expérience personnelle, une analyse approfondie de ce qu'il est convenu d'appeler « *l'épreuve du cancer* » avec son cortège de souffrance et d'anxiété, de peur et d'incertitude, de stigmatisation ou de remises en cause.

Structuré en trois grandes parties, comprenant chacune trois chapitres, l'ouvrage propose tout d'abord des repères biographiques et méthodologiques. Le parcours de malade est ainsi minutieusement retracé, du diagnostic au traitement et aux éventuelles séquelles opératoires (comme la dysphonie après une lobectomie pulmonaire), ou bien encore de la rémission aux contrôles et à la surveillance préventive. Les trajectoires de soins font l'objet d'un examen attentif et la périodisation retenue, prenant appui sur des carnets de notes factuels ou thématiques, s'avère adéquate. Cela suppose, dans le droit fil des travaux de Paul Ricœur, Daniel Bertaux ou Philippe Lejeune, une démarche ou une posture complexe d'introspection, d'objectivation de soi et de mise en récit où la mémoire est sollicitée ou réactivée à partir de « *stimulations du présent* » ou d'« *associations successives* », afin de « *capturer des idées floues, évanescentes, fuyantes qui jaillissent furtivement dans notre conscience* ». Cet effort de réflexivité, de type « inférentiel » ou « clinique » au sens de Vincent de Gaulejac, s'inscrit pleinement dans le cadre d'une socio-anthropologie de la connaissance et nous renseigne sur le degré d'engagement ou de sincérité de celui qui s'adresse à nous, sur les coulisses de la narration (l'« *avant-texte* ») ainsi que sur le processus cognitif de production de l'écrit final avec son lot de « *contre-transferts* » et de « *polissages* », d'états « *dispositionnels* » ou « *sensoriels* ».

Dans un deuxième temps, l'accent est mis sur l'altération de soi consécutivement à l'irruption d'un événement traumatique et au moment précis de cette « *annonce effroyable* » qualifiée à juste titre de « *tournant décisif* », « *véritable bifurcation* » (*turning point* dans la terminologie anglo-saxonne) où tout bascule et où sont étroitement imbriquées les dimensions biologiques, psychologiques et sociales (par exemple d'ordre familial ou professionnel), le « *nœud émotionnel* » qui en découle devenant alors le « *centre de gravité de nos pensées et de notre imaginaire* ». Face à un tel désarroi et aux sentiments de dérive ou de déprime, de fragilisation ou de vulnérabilité qui lui sont associés, plusieurs

---

[1] Professeur de sociologie à l'Université de Franche-Comté, directeur du laboratoire C3S.

opérateurs, dont le déni, le doute ou la minimisation, peuvent être mobilisés selon des temporalités à chaque fois singulières, la perspective – chère à Arnold Van Gennep – des rites de passage étant sous cet angle très pertinente et permettant de mieux appréhender cette épée de Damoclès que constitue le rapport à la mort ou à la finitude, au dépouillement ou à la déchéance corporelle, lesquels vont souvent de pair avec « *un sentiment de culpabilité, de honte* », voire « *d'humiliation* ». Le poids des représentations de la maladie sur les conduites ou les horizons d'attente est par ailleurs bien pris en compte, tout comme ce qui a trait aux « *seuils* » et à la « *liminalité* » (séparation, marge, agrégation, nouvelle configuration), aux « *fictions* » et aux « *traces* », au « *dédoublement identitaire* » et aux « *stratégies d'adaptation* », qu'elles soient de « *réparation* », d'« *apaisement* » ou de « *protection* ».

Les dernières contributions se réfèrent aux mécanismes d'« *auto-emprise* » ou de « *réagencement* » et aux phases de restauration et de normativité, oscillant entre la menace ou l'obsession de rechutes et de récidives, l'espoir de guérison et la quête d'autonomie ou d'unité subjective. Il s'agit, dans une optique de résilience, de « *forger sa volonté* » en se remémorant ses origines ou certains épisodes de son enfance, en retissant peu à peu son intégrité, en veillant à respecter une bonne hygiène de vie… La problématique de l'*indicible* (tant pour soi que pour autrui), qu'il convient de bien distinguer de celle du *secret* ou du *mensonge*, occupe, dans un contexte marqué par un « *foisonnement communicationnel* », une place essentielle, bien que paradoxale : elle ne relève ni de « *l'innommable* » ni de « *l'impensable* » mais de « *l'inaudible* », laissant « *sans voix* » et condamnant de la sorte au silence ou, en fonction du degré de connivence ou de défiance vis-à-vis de son entourage ou de son environnement, à une « *parole entravée, auto-réprimée ou déviée* ». Lorsque maintenant la situation est connue de ceux que l'on côtoie (qu'ils aient été ou non, eux-mêmes ou leurs proches, touchés personnellement ou indirectement par cette épreuve), les réactions fluctuent et des relations d'empathie réciproque, de neutralisation ou d'ajustement peuvent se manifester. Les pages consacrées à la « *survivance* » et au « *combattant-héros* », au « *retour à la vie normale* » et au « *droit à l'oubli* » sont également très instructives, de même que la discussion de l'« *effet rebond* » bien mis en évidence dans diverses disciplines (Stanley Jevons en économie, Daniel Wegner en psychologie), la dramaturgie du cancer comme maladie incurable étant toujours très présente alors que les résultats obtenus font état – toutes les études le confirment – de progrès très notables. Il y a là des pistes à explorer pour que les discours publics ou médiatiques, les campagnes d'information ou de collecte de dons puissent s'attaquer plus efficacement aux stéréotypes, aux résistances et aux prédispositions négatives ancrées dans nos *habitus* et nos systèmes de croyances.

Au final, ce témoignage, aboutissement d'un projet rédactionnel qui remonte à plusieurs années, est riche d'enseignements, tant au niveau des grilles de lecture que d'un point de vue analytique. En nous conviant à partager son vécu et son ressenti, François Vedelago nous fournit de précieux éclairages sur « *l'écriture ou l'exposition de soi* » dans ses composantes les plus intimes. Qu'il en soit vivement remercié !

INTRODUCTION

Peut-être sommes-nous parmi les dernières générations à craindre le cancer et à l'associer à la mort. Aujourd'hui près de quatre millions de personnes vivent après avoir été diagnostiquées pour un cancer, mais depuis une vingtaine d'années les progrès scientifiques et médicaux dans ce domaine ont été considérables permettant de faire un bond dans les traitements et la prévention de cette maladie. Longtemps perçue comme mortelle, elle est maintenant considérée par les professionnels comme une maladie chronique ou de laquelle on peut guérir. Dorénavant, le cancer n'est plus évoqué d'une manière globale, mais plutôt dans ses différents types, selon leur taux de survie, et en mettant l'accent sur le développement d'une médecine personnalisée pour prévenir, diagnostiquer et traiter la maladie.

Pourtant, les représentations sociales sont fortement ancrées dans notre imaginaire, à tel point que cette maladie est celle que l'on redoute le plus. La période actuelle semble très incertaine quant à la façon d'évoquer le cancer. Entre optimisme résolu et dramaturgie constituant la trame de fond des discours sur cette maladie, peut-on encore parler du cancer avec les mêmes tonalités dramatiques comme « *l'empereur de toutes les maladies* » (Mukherjee, 2013), alors que d'autres intitulent leur ouvrage « *la défaite du cancer, histoire de la fin d'une maladie* » (Alexandre, 2014) ? Le cancer serait-il devenu une maladie comme les autres ?

Cela fait maintenant plus d'une dizaine d'années que je suis guéri d'un cancer du poumon mais, lorsqu'on me l'a annoncé, le temps s'est alors trouvé subitement contracté, comme si le présent devenait instantanément une agrégation du passé et d'un futur incertain. Comme si cette soudaine suspension du temps me précipitait dans le vide et la peur de la mort, incapable d'exprimer d'autres émotions. C'est ce *nœud* intérieur, cristallisé dans ce moment-là, que j'ai voulu *déplier* dans cet ouvrage. L'annonce d'un cancer constitue toujours un événement traumatique dont l'impact peut laisser des traces plusieurs années après la guérison. L'*après-cancer*, avec l'augmentation notable de la survie des malades depuis ces deux dernières décennies, constitue aujourd'hui une période qui suscite de plus en plus l'attention des politiques publiques et l'intérêt des patients et des soignants. Mieux connaître les conséquences sociales et psychologiques du cancer, ainsi que les effets secondaires des traitements à plus long terme devient un enjeu de santé publique important, vu le nombre croissant de "survivants"

Parler aujourd'hui d'*indicible* à propos du cancer, ce *nœud socio-psychique* (de Gauléjac) qui se cristallise aux premiers symptômes et au moment de l'annonce, peut sembler inactuel tant l'espace public est saturé par les propos sur cette maladie. Depuis les assises du cancer en 1998 et la création de l'INCa en 2005, elle est plus clairement nommée et moins souvent évoquée par des métaphores au cours des diverses interventions dans l'espace public. On a pu voir des personnalités politiques, du cinéma, des médias révéler leur diagnostic positif de la maladie. Les témoignages, les autobiographies, les ouvrages de vulgarisation scientifique, les revues spécialisées et les articles dans la presse quotidienne ou hebdomadaire sont très fréquents. Chaque mois, une ou des campagnes de prévention sont diffusées sur tel ou tel cancer et le public se voit fréquemment sollicité lors de diverses manifestations de collecte de dons.

Internet favorise cette explosion de publications et plus particulièrement l'expression des situations personnelles, des préoccupations vis-à-vis d'un parent, d'un frère ou d'une sœur, etc. À travers les *blogs* chacun peut, de façon plus ou moins anonyme, s'exposer davantage aux autres par l'écriture, espérant en retour la bienveillance des lecteurs. Toutefois, l'*indicible* peut-il être réduit à l'annonce difficile de la maladie ? La nommer est-ce exposer ou non toute la part qui était *indicible* ? Une visibilité publique de la maladie facilite-t-elle l'expression de l'*indicible* dans la vie quotidienne des personnes concernées, malades et anciens malades, et leur entourage ? Et enfin cette part *indicible* ne devrait-elle pas le demeurer ?

Le moment le plus intense et le plus étrange est sans aucun doute celui de la période en salle de réanimation après l'opération. J'ai brièvement eu conscience d'être revenu dans le monde des vivants, mais pas encore dans celui des humains tant j'étais hors de la réalité, entre rêve, imaginaire, et sommeil. L'épreuve du cancer correspondait alors à l'expérimentation d'une situation de marge ou *liminaire* (Arnold Van Gennep), j'ai donc qualifié la phase de l'opération et, plus largement, de traitement, comme le *moment liminal* (*liminality*) de cette expérience du cancer en tant que *passage* ou franchissement du *seuil* de l'état de malade à celui de convalescent.

Avec l'augmentation des guérisons et l'allongement de la durée de survie, s'ouvre l'après-cancer une nouvelle période faite de nouvelles questions : la crainte de la récidive disparaît-elle pour autant ? Comment interpréter la notion de « *survivant* » souvent employée ? Comment passer du statut de malade à celui de guéri ? Qu'en est-il de la menace permanente de cette "épée de Damoclès" ? La dimension de la temporalité s'avère centrale dans l'étude de l'impact du cancer sur les personnes guéries. Toutes ces questions je me les suis posées et, quinze années après le diagnostic de mon cancer et de sa guérison, cet ouvrage représente un retour réflexif sur les traces laissées par le choc de cet événement. C'est une situation assez singulière, puisque faisant partie des cancers de « *mauvais diagnostic* », la chance, alliée à la médecine, a fait que j'ai pu observer comment a évolué l'emprise sur moi de la maladie. Sur une aussi longue période, on peut étudier comment s'estompent progressivement les traces psychosociologiques de cet événement traumatique, ou encore comment se met en place, peu à peu, le processus de guérison ?

Même après la période de rémission complète, c'est-à-dire cinq ans après la fin des traitements et sans aucune trace de la maladie, il est encore rare qu'un médecin dise à son patient qu'il est guéri. La guérison lui est suggérée et beaucoup savent que cinq ans après la rémission complète, on est considéré comme guéri. Mais c'est une autre chose de se percevoir comme guéri, ce qu'on peut appeler le « *sentiment de guérison* », et ces deux dimensions ont été nettement distinctes pour ce qui me concerne. On a également une troisième définition de la guérison, d'ordre institutionnel, par exemple le résultat du consensus entre les assurances et l'État qui a donné lieu à la loi sur « *le droit à l'oubli* » du 26 janvier 2016. Depuis on ne déclare plus son cancer, dans le cadre d'une assurance bancaire, lors d'un prêt immobilier ou professionnel, dix ans après la fin du protocole thérapeutique et en l'absence de rechute.

Dans un premier temps, j'avais rejeté l'idée de publier mes notes sur cette expérience et pourtant quelques années plus tard, une fois retombée la peur de la mort, je me suis laissé convaincre que l'analyse de cette expérience longue de quinze ans était intéressante à considérer. Il s'agit de l'ouvrage d'un scientifique et, bien qu'il s'appuie sur une démarche autobiographique, cet ouvrage ne se réduit pas à une histoire individuelle, je l'ai inscrit dans un contexte plus général de l'évolution des connaissances et des traitements des cancers. Il ne suffit pas de faire l'expérience d'une chose pour en avoir la connaissance exhaustive, nos ressentis peuvent nous tromper et, quant aux ressorts de nos comportements, on ne sait pas toujours ce qu'on se cache à soi-même. Notre substrat psycho-social, la trame de ce qui nous fait agir, n'est pas immédiatement perceptible par nous-même. Si nous éprouvons des douleurs, des angoisses, nous n'en comprenons pas immédiatement le sens et les causes. De même, dans l'exploration de mon vécu à l'écoute de mes émotions et de mes sensations, mon histoire de la maladie se présente comme un processus de reconstruction, de déformations, d'oublis, de dénégations. Existent également des angoisses profondes, le désir de donner une certaine image de soi, des pulsions narcissiques, avec la volonté d'atténuer la honte, la culpabilité ou encore la haine en fonction du présent. Sachant la présence de tous ces mécanismes, le travail méthodologique consiste à mettre en place des dispositifs pour en limiter l'impact sur la production du texte et des analyses.

Lorsque j'ai commencé la rédaction finale de cet ouvrage, quatorze années plus tard, je ne me trouvais plus dans les mêmes dispositions psychologiques. En écrivant, je ne ressens plus des émotions comme lorsque je prenais mes notes au cours des années antérieures. Ces dernières prennent maintenant la forme de souvenirs que je réactive selon les stimuli du moment et que je peux renvoyer aussitôt dans l'oubli temporaire ; aujourd'hui j'ai l'impression d'une « écriture à froid ». Dans une étude s'appuyant sur des dimensions autobiographiques, la vigilance méthodologique doit être exigeante et permanente. Naturellement, cette réflexion à partir d'une étude de cas n'a aucune portée générale, elle doit être considérée dans sa singularité et, éventuellement, elle pourrait suggérer quelques hypothèses de recherche.

La première partie permettra au lecteur de se faire une idée générale sur mon parcours de malade, son déroulement chronologique et les conditions méthodologiques de l'analyse de cette expérience. Il m'a semblé en effet important, dans cet essai d'autosociologie, d'expliquer comment ce travail d'objectivation avait été réalisé, pour que s'installe cette distance entre le statut de malade et le statut de chercheur et comment la prise de notes que j'ai effectuée tout au long de cet événement a été traitée. J'ai reconstruit l'ensemble de ce parcours autour de trois processus : l'altération de soi, l'objet de la seconde partie, centré sur l'annonce et le traitement, et les deux autres, la restauration de soi et la normativité, qui constitueront la troisième partie de l'ouvrage.

PREMIÈRE PARTIE

MON PARCOURS DE MALADE ET MÉTHODOLOGIE DU RÉCIT

« Le récit biographique, fasciné par ses propres pouvoirs de suggestion, c'est une visée utopique d'exhaustivité qui fonde son impression de comprendre dans l'illusion d'immédiateté. »

Jean-Claude Passeron (1991), *Le Raisonnement sociologique. L'espace non-poppérien du raisonnement naturel*, Paris, Nathan, p. 187.

CHAPITRE 1

MON PARCOURS DE MALADE

Au cours de ces dernières décennies, les parcours des malades du cancer se sont beaucoup diversifiés et la question des temporalités constitue une constante dans la problématique nouvelle de l'expérience du cancer. C'est pourquoi j'ai choisi de commencer par la présentation de l'ensemble des faits de mon parcours afin de se représenter l'ordre chronologique dans sa globalité. Les critères que j'ai retenus m'ont permis de distinguer cinq périodes dans mon expérience globale du cancer.

*

* *

I. DU CANCER À L'APRÈS-CANCER

A. Le diagnostic et le traitement

C'est le 3 février 2006, lors d'un bilan de santé organisé par la Caisse primaire d'assurance maladie, que le médecin responsable du centre, en concluant ce bilan, m'a montré sur la radiographie pulmonaire une « *légère tache sombre* » au niveau supérieur de mon poumon gauche. Comme j'étais fumeur et âgé de 55 ans, elle me suggéra de consulter mon médecin traitant pour comparer ce dernier cliché avec mes radiographies antérieures, pour confirmer ou non l'existence de cette anomalie. Le radiologue dans son compte rendu avait noté l'existence « *d'une anomalie de la radio-photographie thoracique, opacité nodulaire basale droite. Accentuation de la trame broncho-vasculaire para-cardiaque gauche. Image à comparer* ».

Le doute du médecin sur la normalité de cette radiographie m'a déstabilisé quelque peu, mais je n'étais pas vraiment inquiet. Certes, il fallait faire ce contrôle, mais je n'en percevais pas l'urgence. Naturellement, j'en ai informé mon épouse, qui m'a dit de ne pas oublier de prendre rendez-vous avec mon médecin et d'emporter mes anciennes radios. Ainsi la vie reprenait son cours habituel, déplacements, cours, recherche notamment sur l'intégration sociale et la notion d'indicible. Le lendemain, j'allais voir ma mère, âgée, qui venait d'être hospitalisée en urgence. Deux jours plus tard, j'appelais mon médecin traitant, un rendez-vous fut fixé pour le 24 février 2006, après un week-end que j'avais prévu à Bilbao depuis plusieurs semaines.

Je continuais mes activités d'enseignement et de recherche, préparant un séjour au Département de sociologie de Tunis comme professeur invité, puis un second à l'Université d'Ancona, en Italie, pour la fin du mois d'avril. Depuis une dizaine de mois, j'avais entrepris un régime alimentaire pour perdre du poids et j'avais aussi repris régulièrement le sport. Cette rigueur portait ces fruits car j'avais perdu près de 15 kg en dix mois et retrouvé une condition physique qui me permettait de soutenir des courses d'endurance d'une dizaine de kilomètres à un rythme tout à fait correct.

Trois semaines plus tard, après ce bilan de santé, mon médecin traitant n'a pas paru vraiment convaincue de l'existence de cette anomalie en comparant plusieurs de mes radiographies antérieures : « *Ce n'est pas évident,* dit-elle, *mais on va faire un scanner pour vérifier.* » Son point de vue était plutôt rassurant et, en sortant de son cabinet, j'ai pris rendez-vous pour ce nouvel examen prévu deux mois plus tard, le 20 avril. Dès la fin de l'examen, le résultat m'a été annoncé par le radiologue : il m'informait de l'« *existence d'un nodule de moins de trois centimètres dans le poumon gauche* » et il a ajouté que « *d'une manière ou d'une autre il faudra faire quelque chose, enlever ou traiter. Voyez votre médecin traitant* » ! J'étais fumeur depuis une trentaine d'années et je me suis douté, forcément, que cette tumeur ne pouvait qu'être cancéreuse.

Nous étions en pleine période de vacances scolaires de printemps, et mon médecin traitant était absent. J'ai repris contact avec elle le 24 avril. Nous nous sommes mis d'accord sur la marche à suivre. Pendant que je partais en Italie quelques jours pour assurer une série de conférences prévues à Ancona, elle s'occuperait des rendez-vous nécessaires au centre hospitalier avec le pneumologue, ainsi que pour d'autres examens. Dès mon retour, comme convenu elle m'a indiqué la date de ces différents rendez-vous avec le pneumologue et j'en ai profité pour lui demander clairement s'il s'agissait d'un cancer : « *Il faut faire des examens supplémentaires mais il peut tout à fait s'agit d'un néo, certains sont bénins, d'autres malins, les analyses suivantes donneront plus d'information.* » Ne souhaitant pas paraître idiot, je n'ai pas demandé d'explications supplémentaires, même si je ne maîtrisais pas la signification de cette abréviation. J'ai pensé tout de suite qu'il s'agissait d'une tumeur cancéreuse, et de retour chez moi j'ai consulté *internet* afin de connaître la signification de cette abréviation. Le terme de "néoplasme" était employé en médecine pour désigner une tumeur : sans qualification de la gravité, elle pouvait donc être bénigne ou maligne.

Ainsi, à neuf heures le vendredi 5 mai, soit deux semaines environ après le premier scanner, j'entrais à l'hôpital où le pneumologue réalisa plusieurs examens : une fibroscopie du poumon gauche, une analyse approfondie du sang dont la biologie se révélera normale, un scanner cérébral permettant de constater qu'il n'y avait aucune anomalie à ce niveau, une fibroscopie du larynx et de l'arbre trachéo-bronchique, qui elle aussi, ne montrera aucune anomalie ;

le bilan fonctionnel des poumons était aussi très satisfaisant, seul le débit respiratoire moyen était abaissé en raison du tabagisme. Malheureusement, cette fibroscopie n'a pas permis d'atteindre le nodule pour faire une biopsie. Lorsque j'ai demandé au pneumologue s'il pourrait s'agir d'un cancer, sa réponse a été sans équivoque : étant fumeur, la probabilité était en effet très forte, bien qu'il puisse aussi y avoir des nodules non cancéreux. Les examens complémentaires devaient permettre de confirmer ce qu'il en était. C'est à ce moment-là que j'ai senti que je basculais progressivement dans le camp des malades du cancer. Pour la poursuite des examens et une opération éventuelle, le pneumologue s'est alors mis directement en contact avec le CHU de Bordeaux.

Après ces premiers examens, sur internet j'ai commencé à rechercher, avec une certaine angoisse, des informations sur le cancer du poumon et, tout d'abord, celles concernant les probabilités de survie. C'est évidemment la première question qu'on se pose : combien de temps me reste-t-il à vivre? Les chiffres que j'y ai trouvés oscillaient entre 10 % et 12 % à cinq ans pour les hommes et de 42 % à un an. Autrement dit, dans cette période allant de 1989 à 2006, plus de la moitié des personnes diagnostiquées d'un cancer du poumon décédait dans l'année et trois ans après le diagnostic, seuls 17 % étaient encore en vie. En lisant ces résultats statistiques, j'étais de moins en moins rassuré. Le rapport de l'Institut de veille sanitaire donnait également le taux de survie à dix ans pour cette même période, il s'élevait autour de 6 % pour les hommes (Grosclaude, 2013, p. 179). Après ce tour d'horizon sur internet, je me suis dit que mes chances étaient vraiment très réduites. J'ai alors décidé de cesser mes recherches pour me préparer à l'opération, mon épouse m'ayant proposé de s'informer sur le sujet et de me communiquer les éléments importants que je devais connaître. Plus tard, elle m'avouera qu'elle me donnait des informations plutôt rassurantes, pour limiter mon angoisse, notamment concernant l'opération dont je n'avais jamais imaginé, en entrant à l'hôpital, l'intensité de la douleur que je ressentirais à mon réveil.

Orienté par le pneumologue vers le Centre hospitalier universitaire de Bordeaux pour la suite de la prise en charge, un *TEP-Scan* a été programmé afin de vérifier la nature de cette « *opacité fixe* » et, surtout, d'observer s'il y avait des « *hyperfixations évocatrices de métastases* ». Un rendez-vous avec le chirurgien qui éventuellement pratiquerait l'opération, avait aussi été fixé. Ce type d'examen, une tomographie (Tomographie par émission de positons) couplée à une tomodensitométrie (TDM), n'était alors possible que dans le service de médecine nucléaire du CHU. Le 11 mai, j'ai rencontré le chirurgien qui, ayant pris connaissance des résultats du scanner, m'a demandé quelles informations m'avaient été communiquées. Je lui ai répondu que j'avais été déjà informé de la probabilité d'un cancer. Il m'a alors présenté les diverses solutions : chimiothérapie, radiothérapie, ou encore la chirurgie, « *nous verrons après le TEP-scan* », m'a-t-il dit.

La semaine suivante, le 18 mai, je passais le TEP-Scan et, le 19 mai, j'avais de nouveau rendez-vous avec le chirurgien pour l'examen de ces résultats. C'est là qu'il m'a montré sur son écran d'ordinateur le « *joli petit et bril-*

lant nodule, coloré en rouge». Je lui ai demandé s'il avait davantage de précision quant à la tumeur et il m'a confirmé qu'il était très probable (95 % de probabilités), qu'il s'agisse d'un cancer. À nouveau, il a évoqué les trois solutions possibles en me demandant celle que je préférais. N'ayant aucun critère pour décider, je lui ai renvoyé la question en lui demandant quel serait, selon lui, le traitement le plus efficace. Il m'a répondu sans hésiter : la chirurgie, et je lui ai donné mon accord pour l'opération. La date a donc été déterminée pour le jeudi 1er juin. Dans la même journée, je passais différents examens pour préparer l'intervention et notamment la rencontre avec l'anesthésiste. Je devais encore faire une prise de sang (le 22 mai), passer un test d'effort (le 29 mai) et finalement je suis entré à l'hôpital le 11 juin 2006 dans l'après-midi, la date initialement prévue pour l'opération ayant été reportée au lundi 12.

Au cours de cette période du 20 avril au 11 juin, j'ai continué mon activité professionnelle normalement, en particulier mes derniers cours, ainsi que divers examens. Deux événements de contexte adviendront durant cette période-là : le décès le 16 mai d'une amie, suite à un cancer du poumon diagnostiqué le même jour que moi et, le décès de ma mère le 5 juin, quelques jours avant mon entrée à l'hôpital. Enfin, pendant cette période, je continuais à faire, presque tous les jours, une petite course de 5 à 6 kms afin d'améliorer un peu ma condition physique. Pendant ce mois de mai, j'ai été impressionné par la célérité avec laquelle les médecins mettaient en place les éléments du processus de traitement. Un mois et demi après le premier scanner, j'avais été opéré et j'ai réalisé alors que le cancer était vraiment considéré par les soignants comme une *maladie grave*.

Le lundi 12 juin 2006, l'opération a commencé à 9 h 15 et elle a été réalisée par l'équipe du professeur Jacques Jougon. C'est un moment qui reste très clair dans mon esprit. Tout d'abord, j'ai eu une anesthésie péridurale thoracique au niveau des vertèbres du dos permettant de contrôler la douleur postopératoire, puis l'anesthésie générale. L'intervention a commencé à 10 h 10 et elle s'est terminée à 14 h 45. Après le passage en salle de réveil, j'ai été emmené en salle de réanimation pour que soient surveillés les risques éventuels de l'anesthésie péridurale. Mes premiers souvenirs post-opératoires ont été les mots du chirurgien qui, levant ma paupière, m'a demandé : « *Vous m'entendez ?* » Après avoir répondu « *oui* », ma première question a été : « *Est-ce que c'est bien un cancer ?* » Il me reste le flash de ses paroles : « *oui, la pièce a été envoyée à Lyon pour examen biologique.* » Ce très bref retour à la conscience a eu lieu vers 17 h selon mon épouse présente à mon réveil. Je n'ai rejoint ma chambre que le lendemain mardi à 14 h.

J'étais incapable de bouger, car j'avais deux drains qui partaient du dos pour évacuer les liquides (sang, lymphe) s'accumulant au cours de la cicatrisation ainsi que les fuites d'air issues des zones opérées du poumon. J'avais aussi une sonde dans le nez pour l'apport d'oxygène et une perfusion dans le bras pour m'alimenter. Ce qui m'a été le plus difficile à supporter, c'est la kinésithérapie respiratoire qui a commencé dès le réveil. Le kinésithérapeute exerçait des pressions très fortes au niveau de mon thorax afin d'éviter l'encombrement des bronches par des sécrétions et permettre la récupération de ma fonction respiratoire le plus rapidement possible.

Pendant les deux jours qui ont suivi mon retour dans ma chambre d'hôpital, j'ai dormi quasiment tout le temps avec une pompe à "morphine" que je gérais moi-même, lorsque la douleur était insupportable. Ces dix jours à l'hôpital ont été très difficiles physiquement, surtout les quatre premiers après l'opération, j'étais très fatigué et sans force. Chaque jour, j'étais transporté jusqu'à la salle de radiographie pour la surveillance du thorax, c'était le seul moment de la journée où je quittais ma chambre. J'avais l'impression d'être très surveillé pendant cette semaine-là, il y avait toujours un soignant qui passait pour une chose ou une autre : évaluer ma douleur, vérifier si les drains fonctionnaient bien, me poser quelques questions diverses, etc.

Chaque jour était marqué par une action nouvelle à réaliser ; le vendredi, on m'a aidé à m'asseoir sur une chaise pour le déjeuner. Le samedi, le chirurgien a examiné le fonctionnement des drains, et l'état du récipient, « *je pense que demain on pourra les enlever* », conclut-il. Le lundi suivant, soit huit jours après l'opération, je pouvais marcher pour aller de mon lit aux toilettes de ma chambre et les jours suivants faire quelques pas dans le couloir. J'ai pu ensuite prendre l'ascenseur pour aller au rez-de-chaussée et revenir. À chaque fois, j'étais épuisé par ces exercices.

Après l'hospitalisation je pensais, naïvement, rentrer chez moi, l'infirmière m'a demandé s'il y avait un étage, combien de marches dans la maison, s'il y avait quelqu'un avec moi dans la journée, bref comment j'allais me déplacer et vivre chez moi à mon retour. Après quelques jours d'hésitation et sur les conseils de soignants et d'amis, j'ai choisi d'aller directement en centre de rééducation pour deux semaines. Je suis sorti de l'hôpital dix jours plus tard, le 22 juin, muni de mon dossier médical et d'une lettre avec une date de rendez-vous pour consulter un phoniatre. En effet, lors du dernier entretien avec le chirurgien, celui-ci m'avait expliqué qu'après l'intubation assez longue de la trachée, il faudrait probablement faire quelques exercices d'orthophonie pour rétablir ma voix. Il m'a aussi communiqué, oralement, les résultats des analyses de la tumeur, ces dernières consistaient en l'observation minutieuse à l'œil nu, puis au microscope, des tissus prélevés pour savoir si les cellules cancéreuses s'étaient propagées et, si c'était le cas, jusqu'où. Sur la base de cet examen, le chirurgien a décidé qu'un traitement complémentaire n'était pas nécessaire et qu'on se reverrait six mois plus tard pour un scanner de contrôle. C'est ainsi que j'ai quitté l'hôpital afin de rejoindre le Centre de Soins de Suite et de Réadaptation au Cap Ferret sur le Bassin d'Arcachon, spécialisé en rééducation cardio-respiratoire avec seulement mon dossier médical et une ordonnance de doliprane pour supporter la douleur.

On lit souvent dans les témoignages, et les études sur les séjours hospitaliers, les plaintes des patients, l'attente, le problème de l'annonce de la maladie, la médiocre qualité des repas, les médecins toujours pressés. Je dois dire que je me suis facilement adapté à tout cela, peut-être parce que je savais qu'il y avait une phase de socialisation nécessaire en entrant dans une nouvelle organisation et le système de santé en particulier. Certainement aussi grâce à mon épouse et mes enfants qui m'ont soutenu et m'ont fait oublier tous ces petits tracas.

Au sortir de l'hôpital, il reste en moi ce lien particulier avec le personnel soignant, le chirurgien que j'ai peu vu, mais toujours présent dans mon imaginaire lorsque je repense à l'opération. En quittant le service, j'avais l'impression bizarre qu'on avait ouvert puis refermé la "boîte" et que c'était fini, tout allait repartir comme avant, mais à ma grande surprise j'ai dû constater mon épuisement total après quelques mètres à peine. Je ne pouvais plus suivre mon épouse et il m'a fallu faire plusieurs haltes, pour récupérer mon souffle et rejoindre notre voiture sur le parking.

Pendant ces deux semaines, les journées ont été organisées autour de deux blocs d'activités : les soins (radiographies, tests respiratoires, etc.) et la rééducation physique (musculation, marche, vélo). Après dix jours, je n'avais toujours pas retrouvé ma voix et je me suis informé auprès du médecin, concernant le rendez-vous avec la phoniatre, «*on va voir, on va voir*», disait-il. Finalement, on m'annonça que je verrai une orthophoniste pour commencer les exercices nécessaires pour le rétablissement de ma voix, car «*il était compliqué*, ajouta-t-il, *de me transférer à Bordeaux pour un rendez-vous*». Je verrai plus tard après ma sortie du centre de rééducation.

Lors de mon entrée au centre de soins, j'ai naturellement reçu la visite du médecin qui, tout en feuilletant mon dossier et en discutant avec moi, m'a dit : «*Ah! Mais vous êtes guéri, vous!*» Ma surprise fut totale, je ne m'attendais pas du tout à cela. Je lui ai alors demandé : «*Admettons pour le poumon gauche, mais quand j'inhalais la fumée de ma cigarette elle se répandait dans mes deux poumons. Ne faut-il pas que je m'attende dans l'avenir à un nouveau cancer pour l'autre poumon?*», «*Ah,* me rétorqua-t-il, *si vous commencez comme ça, vous allez sûrement faire un nouveau cancer!*». Et nous avons éclaté de rire.

Pendant mon séjour, j'ai reçu quelques visites et des appels téléphoniques d'amis informés de mon état de santé et j'ai souhaité aussi téléphoner à quelques autres pour leur dire ce qui m'était arrivé. Le centre de soins de suite et de réadaptation accueillait soixante résidents, la plupart ayant subi une opération du thorax, liée à des maladies pulmonaires ou cardiaques. La conception architecturale du centre et les diverses activités individuelles et collectives (salles de sport, restaurant, espaces ouverts pour la lecture, la télévision, divers jeux, etc.) facilitaient le développement des relations et des échanges entre les résidents. Ainsi, dans la salle de sport, pendant que nous nous activions sur nos vélos, mon voisin me racontait qu'il avait eu cinq cancers différents, dont un à chaque poumon. J'étais impressionné par son optimisme. J'étais aussi sensible à l'histoire de cette femme, non fumeuse, mais opérée pour un cancer du poumon. Elle avait été diagnostiquée, comme moi, par hasard, suite à l'observation des radiographies réalisées après un accident de voiture. Déjà, j'avais entrepris de noter quelques réflexions, essentiellement sur la chronologie de mon parcours de malade, en me disant que j'étais dans une situation tout à fait favorable pour écrire un ouvrage sur l'expérience du cancer.

Ces deux semaines d'activités physiques, dès la sortie de l'hôpital, m'ont permis de prendre conscience de l'importance de poursuivre un programme de récupération physique et notamment de musculation. Je n'imaginais pas qu'il me faudrait une année, à raison d'une marche journalière de deux heures, pour retrouver mes performances antérieures.

Plus de trois semaines après mon départ pour l'hôpital, je retrouvais ma maison et je constatais en effet qu'il était très pénible de monter et descendre souvent plusieurs marches ! La vie sociale, familiale, amicale et conviviale du quartier ne pouvait pas reprendre son cours habituel. La période de traitement de la maladie et de surveillance post-opératoire était terminée. Le traitement chirurgical avait éradiqué la tumeur et, comme il n'avait pas été constaté de diffusion proche ou lointaine dans les autres tissus et organes, il a été estimé suffisant. Pendant cette période, j'ai été l'objet de nombreuses questions de la part des personnes informées de ma maladie et naturellement concernant les effets de la chimiothérapie ou des séances de radiothérapie. Je pouvais alors constater leur grande surprise quand je leur annonçais que je n'avais pas eu d'autres traitements, j'étais revenu chez moi avec seulement une ordonnance comprenant du doliprane et un médicament anticoagulant pour une semaine. Tout le monde convenait que j'avais eu beaucoup de chance, mais l'absence de traitement complémentaire ne faisait pas disparaître pour autant l'angoisse d'une récidive.

A commencé alors une période de convalescence dont je ne connaissais pas le terme. Je pensais être en arrêt maladie pour six mois et finalement, ce fut près de onze mois. Dès le 12 juillet, j'ai entamé les séances bi-hebdomadaires d'orthophonie, en vue de rééduquer mes cordes vocales. Il était nécessaire que je réduise cette dysphonie post-intubatoire de la corde vocale gauche qui n'était pas revenue dans sa position normale, elle demeurait toujours en position basse et j'étais en quelque sorte muet ou plus exactement aphone. Aucun son ne pouvait se former, l'air s'échappant sans que les cordes vocales vibrent entre elles. J'ai pris rendez-vous avec le médecin phoniatre pour la fin octobre.

Le premier contrôle des poumons était prévu pour le mois de décembre, six mois après l'opération et pendant cet intervalle la vie quotidienne s'est déroulée de manière monotone : le matin, deux heures de marche, l'après-midi une sieste, parfois une nouvelle promenade et puis le soir je me couchais assez tôt car j'étais épuisé. Un seul événement important viendra rompre ces longs mois de récupération, celui du mariage de ma fille au mois de septembre. Outre l'appréhension inhérente à ce genre de fête familiale, ma dysphonie me posait problème car il m'était absolument impossible de communiquer dans cette situation. En attendant ce premier contrôle, je suis allé passer quelques jours dans le Massif Central. J'en ai profité pour me tester en légère altitude (1885 m), avec la montée au Puy de Sancy. J'ai pu constater mes progrès physiques, mais surtout je me suis rendu compte que j'étais encore loin de mes performances d'avant l'opération du mois de juin, car j'étais rapidement essoufflé.

Après avoir suivi des séances de travail avec trois orthophonistes différentes, les premiers examens réalisés par la phoniatre fin octobre ont montré qu'il n'y avait eu aucun effet positif. Cette dernière a décidé la poursuite des exercices d'orthophonie, sans grande conviction en proposant de me revoir en décembre afin de constater les évolutions.

Le 7 décembre 2006, j'ai revu le chirurgien avec les résultats de mon scanner, ces derniers étant bons, il m'a alors rédigé l'ordonnance du prochain contrôle pour l'année suivante. Je lui ai fait part de mes inquiétudes concernant l'absence d'amélioration de ma voix et des examens de la phoniatre. Il me confia qu'il avait peut-être un peu gratté ou chauffé le nerf en cautérisant. Si tel était le cas, il faudrait programmer une opération de la corde vocale gauche pour rétablir le contact avec la seconde. C'est à la phoniatre qu'il reviendrait de confirmer cette intervention, faute d'amélioration dans les deux mois suivants. Enfin, la dernière visite de cette année était pour le médecin-conseil de la sécurité sociale qui prolongea mon arrêt de travail.

En ce début d'année 2007, la dysphonie perdurant, l'opération de la corde vocale gauche a donc été décidée car elle semblait définitivement paralysée, en position basse. En mars, j'ai donc été opéré et j'ai demandé à pouvoir reprendre mes activités professionnelles avec le statut de travailleur handicapé, ce qui m'a été accordé avec une restriction concernant la prise de parole en public jusqu'à la fin de l'année universitaire. Pour les années suivantes, il m'a été très fortement recommandé de ne pas donner de cours d'une durée de plus de deux heures afin d'éviter l'inflammation de la corde vocale droite, la seule qui soit mobile. En juin 2007, un an après l'opération, j'avais récupéré mes capacités physiques antérieures et les conséquences de l'intervention s'étaient largement dissipées en ce qui concerne la course à pied, sauf dans les cotes où je m'essoufflais très rapidement.

B. Le handicap, la surveillance et la prévention

Après les vacances d'été, une nouvelle période a commencé au cours de laquelle j'ai été confronté à un problème majeur, celui de la prise de parole en public. Si l'opération de la corde vocale a été réussie (le chirurgien m'a assuré que cela « *tiendrait 5 ans* », et qu'après « *il n'y avait pas de visibilité* »), je n'ai retrouvé qu'une voix « *conversationnelle* », c'est-à-dire dans un périmètre réduit, ne pouvant en aucun cas projeter ma voix. Pour un enseignant, c'est rédhibitoire. Il me faudrait parler à l'aide d'un micro avec un amplificateur en toutes circonstances, même dans des groupes de moins de dix personnes et pas plus de deux heures de cours par demi-journée. En tant que travailleur handicapé, j'ai pu bénéficier du matériel nécessaire, parfois un peu rudimentaire, pour assurer mes conférences. Mais la contrainte due à ce handicap débordait largement le contexte des enseignements, et je le ressentais dans tous les secteurs de la vie professionnelle et sociale, lors des rencontres de deux ou trois heures pendant lesquelles je devais parler. Dans les réunions pédagogiques, les réunions du Conseil national des universités (CNU), mais aussi dans les restaurants bruyants, je me suis rendu compte que je me trouvais dans des situations où je devais limiter mon expression orale pour ne pas fatiguer ma corde vocale. Deux moments ont été particulièrement angoissants pour moi : le premier, en septembre 2007, lors de la reprise de mes enseignements au sein de petits groupes, car il me fallait porter un amplificateur de voix attaché à la ceinture ; le second, en février 2008, lors de la réunion du CNU, au sein de laquelle je venais d'être élu, et où souvent les salles de réunion n'étaient pas équipées de micro.

Les années qui vont suivre, de 2007 à 2011, seront ponctuées médicalement par des scanners annuels de contrôle, toujours réalisés fin novembre ou début décembre, permettant de constater la rémission totale de la maladie. Je devais laisser en suspens mon projet d'écriture, la reprise de mes activités professionnelles s'étant élargie avec des fonctions au niveau national et elles requéraient toute mon énergie. Cependant, des collègues amis m'ont suggéré plusieurs fois de reprendre ce projet. Le quatrième scanner de contrôle en décembre 2010 constituera un tournant dans mon suivi médical : le chirurgien, après le constat très positif de toutes les radiographies depuis quatre ans, me proposera de mettre un terme aux contrôles annuels. Toutefois, il me rédigera une dernière ordonnance pour un cinquième contrôle, me laissant la possibilité de décider de le faire ou non au cours des prochains mois.

Malgré la position du chirurgien je suis allé passer ce cinquième scanner qui permettait de conclure qu'il n'y avait aucune trace de la maladie. Cependant, le radiologue m'a conseillé de me faire surveiller encore pendant cinq années, ce que j'ai fait jusqu'au début de l'année 2015. Mais lors de la huitième visite de contrôle, une nouvelle radiologue m'a dit qu'il fallait maintenant arrêter les contrôles. J'étais guéri et, comme je n'avais été suivi principalement que par le chirurgien, elle m'a conseillé de voir un pneumologue. Lors de cette visite, ce dernier s'est montré moins catégorique et il m'a suggéré, compte tenu de la nature de ce cancer, de maintenir des contrôles tous les trois ans, ce que j'ai fait jusqu'en 2020.

II. UNE TRAJECTOIRE DE SOINS SIMPLE POUR UNE MALADIE COMPLEXE

A. Trajectoire de soins et parcours du malade

Les notions de « *parcours* », de « *trajectoire* » et de « *carrière* » possèdent, du point de vue étymologique et sémantique des proximités, sans être totalement des synonymes. Les sociologues les emploient pour étudier l'action des individus de manière longitudinale ou diachronique dans le cours de leur vie. Il s'agit d'appréhender des comportements, des opinions et des faits dans leur développement à travers le temps, leurs points communs étant alors l'idée de cheminement, de trajet, d'itinéraire, de direction. Il est nécessaire d'étudier la succession des faits et des événements individuels dans les différents secteurs du cours de la vie familiale, scolaire ou professionnelle. Ces notions possèdent des nuances qui, lorsqu'elles sont approfondies, correspondent à des paradigmes sociologiques très différents pour expliquer l'histoire sociale des individus.

La notion de parcours apparaît comme la plus globale. Elle renvoie à un déplacement, un trajet *a priori* peu déterminé par une structure sociale ou par des causalités fortes. Néanmoins ce terme ne donne pas vraiment d'indication sur la direction poursuivie. Celle-ci peut être linéaire ou faite d'aller-retour ou d'inflexions diverses. Cette notion laisse place à une certaine imprévisibilité, à l'aléatoire, à une souplesse et à des choix opportunistes dans la constitution du cours de la vie. Le terme de trajectoire est, quant à lui, un concept fortement construit en physique et il définit une courbe décrite dans l'espace par le centre de gravité d'un objet en mouvement. Pour les faits sociaux, cela évoque une approche plus déterministe de leurs trajets. Les comportements sont, dans ce cas, le résultat de causes sociales qui agissent comme une force indépendante de l'individu, le projetant dans le futur cours de sa vie. Le vocable évoque à la fois la vitesse du mouvement, sa prévisibilité et une direction continue. À la différence des notions précédentes, celle de carrière suggère des degrés hiérarchiques, une progression au cours de la vie et elle laisse davantage entrevoir l'engagement de l'individu dans son itinéraire social pour franchir ces étapes.

J'ai retenu pour mon étude deux notions : celle de parcours de malade et celle de trajectoire de soins. Le cycle de cette dernière notion est assez facile à définir : il commence avec les premiers soins et se termine à la fin des traitements. L'idée de trajectoire, définie par Anselm Strauss, permet d'ordonner les différents facteurs et événements qui affectent le travail de contrôle de la maladie, elle fait donc référence « *non seulement au développement physiologique de la maladie de tel patient mais également à toute l'organisation du travail déployée à suivre ce cours, ainsi qu'au retentissement que ce travail et son organisation ne manquent pas d'avoir sur ceux qui s'y trouvent impliqués* » (Strauss, 1992, p. 143).

La notion de parcours est plus floue du fait de l'étendue signifiante du terme de maladie et, par conséquent, de celle de malade. Si je connais le début du vécu de ma maladie, correspondant au moment du diagnostic, je ne sais pas quand se terminera l'expérience du cancer et si elle a vraiment une fin. C'est, me semble-t-il, l'intérêt de la porosité des frontières de cette notion qui situe le malade en lien avec l'ensemble de ses trajectoires et qui renvoie aux différentes sphères de la vie sociale dans lesquelles se déroule son existence. Il s'agit alors de décrire les entrelacements, les emboitements, les différentes périodes ou les étapes de ces parcours, ainsi que les séquences des trajectoires et leurs inflexions. La question du temps est au cœur de l'expérience du cancer. Marie Ménoret, dans un ouvrage faisant référence, avait construit une typologie comprenant six trajectoires de soins en fonction du temps et de l'effet des traitements (trajectoire simple, invalidante, avec récidive, déclinante, sans réponse et à réponse différée) (Ménoret, 1999).

B. Cinq périodes : du soupçon à la guérison

Les périodes ou les phases du parcours correspondent à des espaces de temps plus ou moins séparés par un fait, un nouvel état de la maladie ou une situation nouvelle du malade. Ainsi, selon les affections, les termes varient : on peut parler de période aiguë, d'incubation, d'invasion, de déclin, d'accalmie, de rémission… En conséquence, une phase ou une période comprend une suite d'éléments considérés comme un tout, du fait des liens entre ceux-ci, de leur continuité logique et chronologique, et de leur diversité spatiale qui leur confèrent une certaine unité. Bien sûr, les frontières ou les limites entre deux phases reposent sur l'élaboration de critères toujours sujets à discussion. Quant à mon parcours de malade, il peut être décomposé en cinq phases :

1) celle du soupçon ;

2) celle du diagnostic et du traitement ;

3) celle du premier contrôle et des soins consécutifs à l'opération ;

4) la période de rémission et les contrôles ;

5) celle de la guérison et de la surveillance préventive.

L'ensemble recouvre une longue période, quatorze années, mais la trajectoire de soins en elle-même a été très brève, s'étendant sur un mois, comprenant l'opération et le suivi médical postopératoire. Avec cette unique séquence de traitement, on peut la qualifier de trajectoire *simple* : un traitement a été mobilisé et les symptômes de la maladie ont disparu, du moins apparemment. Elle est aussi *invalidante* dans la mesure où, si le travail thérapeutique a pour effet d'éradiquer la pathologie cancéreuse, il a toutefois laissé des stigmates définitifs.

Généralement on distingue trois phases : celle du traitement, de la rémission et enfin la guérison mais, à ces périodes fondées principalement sur des critères biologiques, on peut ajouter des étapes associées à des dimensions plus subjectives de l'expérience du cancer. La préoccupation suscitée par la maladie commence avant son diagnostic, dès qu'un symptôme potentiel est évoqué, lorsque le médecin responsable du centre de bilan de santé m'a montré « *cette tâche qui ne devrait pas être là* ». Sur la radio, celle-ci m'apparaissait comme une légère ombre mais elle a ajouté : « *Comme vous êtes fumeur, il vaut mieux vérifier.* » Dès ce moment, j'ai pensé évidemment au cancer, d'autant plus que mon ferme objectif était d'arrêter le tabac, compte tenu de ce risque. Cette phase a duré presque trois mois.

Entre la phase du traitement et celle traditionnellement dénommée de *rémission*, ce fut une étape de dix mois aux frontières floues, caractérisée par la question de savoir si j'entrais réellement dans une période de rémission, mais aussi par l'attente des traitements pour réparer les traumatismes du nerf récurrent qui se traduisaient par une dysphonie postopératoire définitive. La rémission qui désigne la disparition des symptômes du cancer, même si les traitements ont laissé des empreintes organiques définitives, a duré plusieurs années, jusqu'au moment où le chirurgien suivant mes scanners de contrôle m'a demandé très précisément : «*Combien de temps cela fait-il que vous* êtes *opéré?*» Il a ajouté : «*Quatre ans et demi, je crois qu'on peut s'arrêter là, qu'en pensez-vous?*» Il n'a pas mentionné que j'étais guéri, mais j'ai pu considérer que la période qui commençait alors était celle de la guérison.

Le mot guérison fait rarement partie du vocabulaire d'un médecin dans ses échanges avec ses patients traités pour un cancer. Il emploie plus volontiers le terme de «*rémission complète*» car il sait qu'une récidive, même lointaine, est possible. En revanche, le mot guérison se rencontre souvent dans les statistiques médicales, notamment dans les différents rapports d'études de l'INCa. On lit par exemple qu'aujourd'hui on guérit plus d'un cancer sur deux, alors qu'on n'en guérissait qu'un sur trois il y a trente ans. Pour les statisticiens, un patient ayant eu un cancer a des chances élevées d'être "guéri" lorsque, cinq ans après le diagnostic, il retrouve la même espérance de vie que l'ensemble de la population de même âge, de même sexe et n'ayant pas eu de cancer. Finalement, l'indicateur de guérison est celui d'une longue rémission appréhendée à partir des taux de survie à cinq ans ou dix ans. Certains estiment qu'à l'horizon 2030, le taux de guérison atteindra les 75 % (Calvo et Maraninchi, 2018, p. 27).

Depuis une dizaine d'années, la notion d'«*après-cancer*» est apparue, proposée dans le plan cancer II (2009-2013) et reconduite dans le plan cancer III (2014-2019). Il s'agit de la période «*hors les murs*», au-delà de la phase aiguë des traitements et autour de deux ans après le diagnostic. Ainsi, ce "découpage" permet d'observer un grand nombre de localisations du cancer, quel que soit le niveau du pronostic (bon, intermédiaire ou mauvais), et de s'intéresser en particulier à des localisations ayant des pronostics intermédiaires ou mauvais. Il suggère la conception de deux modes d'interventions de la politique publique : la première, proprement médicale avec les traitements; la seconde plutôt; psycho-sociale, concernant les conséquences de la maladie plus ou moins longtemps après les traitements. Le rapport au temps est distinct selon ces deux périodes : les traitements définissent une durée déterminée, délimitée pour la période du cancer, tandis que celle de l'après-cancer est *a priori* sans limites.

Enfin, depuis les années 2000, l'évolution des résultats de la recherche et des thérapeutiques nouvelles qui en découlent, confère à certains cancers le statut de maladie chronique. Cela signifie de vivre avec un cancer contrôlé, mais non guéri. On ne se trouve pas du tout dans la situation précédente des deux périodes cancer/après-cancer, ni en situation de rémission, mais dans une seule situation, celle de la maladie et des traitements, sans limites de temps *a priori*. L'idée de la chronicité revient à reconnaître que les cancers, du moins certains, demeurent incurables, temporairement, au sens traditionnel du terme.

Le parcours dans son ensemble est le premier principe d'intelligibilité des comportements, dans la mesure où il fait apparaître des questionnements sur son déroulement, ses liens avec les autres secteurs du cours de vie et la chronologie des événements. Dans le parcours de malade, l'observation de la temporalité est déterminante pour la compréhension du vécu subjectif de l'effet de la maladie. Les caractéristiques de la trajectoire du traitement, la localisation et le type du cancer, son stade, l'existence de récidive, les réactions du malade aux traitements auront un effet plus ou moins important sur son parcours de vie. Si le point initial ou d'origine du parcours de malade, à partir duquel d'autres faits et situations se mettent en place, s'est imposé à moi, la définition des étapes ou de la temporalité a été une reconstruction *a posteriori*, non pas du cheminement, mais de son découpage en différentes phases. Ce déroulement du parcours est une donnée concrète qui s'impose : les faits se succèdent, l'ordre et la temporalité de ces faits sont en partie conjoncturels et peuvent être questionnés. L'étude du parcours ne peut en rester à l'exploration d'un univers existentiel, mais elle doit aussi analyser l'impact de ce parcours spécifique sur l'ensemble du cours de la vie et le vécu subjectif de cet itinéraire.

La délimitation de ces différentes phases est nécessairement le résultat d'une construction rétrospective, car le ou les faits qui constituent une inflexion plus ou moins forte dans mon parcours de malade ne me sont apparus dans leur fonction qu'après les avoir vécus. On perçoit ultérieurement qu'il existe une certaine unité de la temporalité qui s'est écoulée, avec le sentiment de s'être trouvé dans une continuité psychique. Ainsi, la première étape définie comme celle du *soupçon,* commence avec l'éventualité de l'existence d'une "ombre" ou d'une "tache" pour se clore trois mois plus tard après le premier scanner, confirmant l'existence d'une tumeur. Cet élément nouveau constitue un passage, et vient rompre une continuité dans le déroulement du cours de la vie, donnant ainsi une certaine unité subjective autour de la *suspicion* à la période précédente. Il ouvre une nouvelle phase en confirmant l'existence d'une tumeur. Naturellement, on va s'interroger ensuite sur la durée de cette première période et la manière dont elle a été vécue.

La seconde période a été celle du *diagnostic* et du *traitement*, car constater l'existence d'une tumeur n'est pas constater un cancer. Les deux termes sont souvent utilisés comme synonymes, mais si un cancer est un type de tumeur particulièrement dangereux, il faut cependant des analyses biologiques pour s'en assurer. L'établissement précis du diagnostic se fera après l'exérèse ou l'extraction du lobe pulmonaire et le curage ganglionnaire, et c'est alors que les analyses biologiques confirmeront ou non les soupçons. La surveillance de l'évolution postopératoire, notamment de la migration du lobe restant et de son bon accolement pleural dans la poitrine, la surveillance d'une bonne cicatrisation, les séances de kinésithérapie respiratoire constituent cette seconde phase. Son unité est assurée au niveau objectif par un ensemble d'activités médicales fortement liées, et au niveau subjectif par la montée progressive de l'angoisse, puis par un soulagement après le bon déroulement de l'opération. Cette phase se termine au moment de la sortie du centre de réadaptation. Ainsi, depuis le premier scanner, elle aura duré environ deux mois. Mais ce qui est déterminant dans cette phase, ce sont les caractéristiques de la trajectoire de traitements, notamment son type et sa durée. Je pourrais même retenir que, pour moi, le traitement choisi a duré une journée, dès que j'ai donné au chirurgien mon accord pour l'intervention.

La troisième période, dont le début correspond au retour chez moi, s'est terminée six mois plus tard, lors du premier scanner de contrôle après l'opération. Ce dernier devait, pour le médecin, permettre de décider si des traitements complémentaires, chimiothérapie ou radiothérapie, étaient nécessaires. On n'est pas réellement dans la trajectoire de soin, car de ce point de vue, il n'y a pas de continuité du traitement, mais seulement une observation complémentaire indispensable. C'est aussi une période de soins et de convalescence annexes pour réduire une dysphonie due à l'opération. J'aurais pu considérer qu'il ne s'agissait pas d'une phase spécifique ayant son unité avec un début et une fin, mais ce contrôle était subjectivement très important, car selon le résultat, il orientait différemment les mois, voire les années à venir. En quelque sorte, il pouvait s'agir d'un tournant possible (« *turning point* », au sens de Hugues, 1996) et de la reprise d'une nouvelle trajectoire de soins.

La quatrième période, celle de la rémission, a fait suite à la fin des traitements du cancer. Pendant ces quatre années, je n'ai eu aucun signe objectif de reprise de la maladie, ce qui ne veut pas dire que cette phase fut sans angoisse, notamment les mois avant chaque scanner de contrôle annuel. Concernant ma santé, la période a été calme, les choses de la vie d'avant ont repris leurs cours routiniers, sans aucun moment décisif où tout est remis en jeu. Cette période forme une unité, marquée la fin de mon suivi par le chirurgien.

C'était donc une nouvelle période qui s'ouvrait, la cinquième et dernière, car j'étais considéré comme guéri, sans qu'on me le dise. La définition de la guérison consiste dans la disparition complète et définitive d'une maladie. En oncologie cela signifie qu'après un délai suffisant, sans rechute, cinq ans après les traitements, il est quasi certain que le cancer est définitivement éliminé. Cela est variable selon les cancers à croissance rapide où les rechutes se manifestent à court terme. Quoiqu'il en soit, ce délai de cinq ans, sans signe de la maladie après la fin des traitements, avait une fonction symbolique importante car le risque de rechute semblait s'être très fortement éloigné.

Le fait d'avoir été traité pour un cancer produit, à court ou long terme, des effets inattendus, certains négatifs et d'autres plutôt positifs, selon les circonstances. Le plus immédiat a été le montant des intérêts d'emprunt que nous avions prévu avant la maladie pour un réaménagement de la maison. L'atteinte du cancer a multiplié par 1,5 le montant des intérêts et de l'assurance ! Nous avons alors fait le pari qu'il n'y aurait pas de récidive fatale, sinon la peine aurait été double pour mon épouse qui aurait dû assurer le remboursement du montant d'un emprunt élevé et cela sur un seul salaire. D'autres effets négatifs auraient pu se produire sur les conditions matérielles de vie, mais il faut considérer que ce genre de risques n'est pas particulier au cancer : un accident de voiture, un AVC ou d'autres maladies cardiovasculaires entraînent aussi les mêmes effets sur la vie familiale.

Quant aux effets positifs, ils ont été indéniables sur mes comportements alimentaires, de prévention en général et, en premier lieu, avec l'arrêt immédiat et durable du tabac. Toutefois, certains effets positifs inattendus et importants du point de vue de ma santé sont apparus. Par exemple, mon épouse m'a incité à contacter à nouveau l'Établissement français du Sang car, après un don de plasma qui présentait une anomalie, je ne pouvais plus donner mon sang depuis 1998. Le médecin du service ne m'avait pas expliqué pourquoi et m'avait tout simplement dit qu'il n'y avait pas de problème particulier, ce qui était paradoxal. J'avais donc arrêté de donner mon sang. Lors de cette collecte très récente, le médecin a de nouveau refusé parce que j'avais eu un cancer. Mais en retrouvant cet ancien compte rendu du don en 1998, il m'a conseillé de faire une nouvelle analyse plus approfondie. Celle-ci a abouti à la détection d'un «*pic monoclonal*» à surveiller et à contrôler annuellement (une gammapathie monoclonale peut être révélatrice d'une hémopathie maligne ou un cancer du sang) (Monnereau et *al.*, 2016).

Récemment, j'ai encore eu l'occasion de constater cette réactivité imprévue des professionnels du système de santé, à propos d'un problème de surdité. Sachant que j'avais eu un cancer du poumon, le spécialiste a demandé un scanner du cerveau, tout en me rassurant : «*C'est le protocole, les chances sont extrêmement minimes, mais on doit le faire*», pour vérifier si la cause de ma surdité n'était pas liée à une éventuelle tumeur au cerveau. Ainsi, avec ces deux exemples récents, je devenais l'objet de cette continuité dans les soins, à distance temporelle et spatiale, entre des spécialistes différents.

Le récit de mon expérience du cancer montre finalement le parcours classique de n'importe quelle maladie : un diagnostic, un traitement efficace et la guérison. J'ai connu la douleur après l'opération, mais ce n'était pas spécifique au cancer, je n'ai pas connu les effets redoutés des chimiothérapies et radiothérapies, ni pendant ces quinze années, la moindre alerte d'une récidive. Pourtant, au début de l'année 2014, j'écrivais : «*Pendant toutes ces années, j'ai appris à me taire et à vivre avec l'idée du cancer en espérant secrètement qu'il ne resterait de cet événement qu'un souvenir évanescent; mais, bien que guéri, la vie quotidienne suscite de nombreuses et diverses sollicitations qui me ramènent inévitablement au point initial : à l'expérience de la maladie.*» Je dois constater que huit ans après la fin de celle-ci, j'étais encore psychiquement sous l'effet de mon expérience du cancer et, plus précisément, de ses représentations.

*

* *

Quinze ans plus tard, le récit et l'analyse de ce long parcours se terminent avec cet écrit, dans une période où les traitements de certains cancers ont considérablement progressé et en conséquence leurs taux de survie. Le fait d'avoir eu une trajectoire de soins simple m'a permis de saisir l'effet spécifique des dimensions symboliques de cette maladie. Mais avant cela, il me faut préciser quelques aspects de ma méthodologie de travail sur lesquels reposent mes réflexions.

RÉFÉRENCES BIBLIOGRAPHIQUES

CALVO Fabien et MARANINCHI Dominique (2018), *15 ans de recherche sur le cancer en France. Une trajectoire de progrès sans précédent : et maintenant?*, INCa, www.e-cancer.fr

GROSCLAUDE Pascale, REMONTET Laurent, BELOT Aurélien, DANZON Arlette, RASAMIMANANA-CERF Nicole et BOSSARD Nadine (2013), *Survie des personnes atteintes de cancer en France, 1989-2007. Étude à partir des registres des cancers du réseau Francim*, Paris, Institut de veille sanitaire.

HUGHES Everett (1996), « Carrières, cycles et tournant de l'existence », trad. fr., *in* CHAPOULIE Jean-Michel (textes rassemblés par), *Le Regard sociologique : essais choisis*, Paris, EHESS, pp. 165-174.

MÉNORET Marie (1999), *Les Temps du cancer*, Paris, Ed. du CNRS.

MONNEREAU Alain, UHRY Zoé, BOSSARD Nadine, COWPPLI-BONY Anne, VOIRIN Nicolas, DELAFOSSE Patricia, REMONTET Laurent, TROUSSARD Xavier et MAYNADIÉ Marc (2016), *Survie des personnes atteintes de cancer en France métropolitaine 1989-2013. Étude à partir des registres cancers du réseau Francim. Partie 2 : Hémopathies malignes Synthèse*, INCA, Saint-Maurice, Institut de veille sanitaire.

STRAUSS Anselm (1992), *La Trame de la négociation*, trad. fr., Paris, L'Harmattan (1re éd. en anglais : 1978).

VEDELAGO François et BERTERRETCHE Xalbat (1983), *Les Décisions d'investissement en matériel endoscopique dans les unités hospitalières*, Université de Bordeaux 2, Laboratoire de Sociologie de la Santé, Pessac, Maison des Sciences de l'Homme d'Aquitaine.

CHAPITRE 2

L'EXPÉRIENCE DE LA MALADIE ET LA MALADIE COMME EXPÉRIENCE

La notion d'*expérience* renvoie à l'acquisition ou au développement, volontaire ou non, de connaissances dans la diversité des situations sociales vécues. Elle est le résultat d'un processus réflexif qui sous-tend la compréhension et l'interprétation de l'objet dans cette situation. Ma démarche autobiographique, même partielle, constitue le cœur de mon propos. Il s'agit d'étudier une pratique, ou une action d'un être social dans un environnement, qui est avant tout une épreuve intime et immédiate. D'un point de vue étymologique et historique, l'expérience renvoie aussi bien à des connaissances acquises par la pratique ou dans l'action, qu'au fait d'*essayer* une chose ou d'entrer dans une interaction sociale. Il convient dans ce dernier cas de provoquer ou de créer une observation dans l'intention d'étudier certains phénomènes. Pour les distinguer, on peut préciser le premier sens par l'expression d'*expérience vécue* et le second par le terme d'*expérimentation*.

*

* *

I. DIMENSIONS INDIVIDUELLES DE L'EXPÉRIENCE

Dans la première situation, le fait s'impose à l'individu, car il est affecté par quelque chose qu'il subit ; dans la seconde, il est d'emblée acteur, puisqu'il crée le contenu et les conditions de cette expérience. Ainsi, dans une démarche autobiographique, il est non seulement envisageable, mais aussi indispensable dans le but de produire de la connaissance, de construire son *expérience vécue* comme une *expérimentation* afin d'observer ses propres réactions de façon méthodique et *in situ*. Car la compréhension scientifique du sens subjectif de l'action n'est pas immédiatement donnée, mais elle est l'aboutissement d'un processus plus ou moins long d'éloignement du vécu quotidien.

Il faut, tout d'abord, saisir ou appréhender ce vécu que Georges Gurvitch nommait cette « *expérience intégrale de l'immédiat* » ou ce qui est « *originairement éprouvé, donné dans la richesse infinie de son flux* » (Gurvitch, 2007, p. 284). La littérature, du moins certains genres, se donne pour objectif l'expression la plus directe des émotions, des sentiments et des pensées ou des croyances des individus, transfigurés dans la forme poétique. Dans les sciences humaines, le chercheur a aussi la possibilité de comprendre les situations qu'il observe à partir de son expérience personnelle, dans une démarche prenant appui sur l'intuition et l'expérience intime. Les faits humains sont susceptibles d'être *compris* à partir d'une expérience vécue, en s'efforçant de retrouver de l'intérieur la signification que porte en lui-même le donné et non lui en attribuer une, seulement de l'extérieur. Comme le note Jacques Le Goff (Le Goff, 2016, p. 565) «*l'expérience intégrale de l'immédiat*» ne peut être réduite à un mécanisme de sensations et d'émotions isolées d'autres éléments présents dans le vécu du sujet : l'idéal, des idées, des valeurs, des croyances, des liens avec d'autres situations. L'expérience immédiate doit donc être perçue et appréhendée comme *intégrale.*

Pour Gurvitch, l'activité scientifique et le discours profane ne sont pas des «*expériences de l'immédiat*», mais des représentations construites du vécu qui est, lui, en deçà du monde de la logique et du raisonnement. L'immédiat est ce qui nous est *donné* dans l'instant, mais aussi, de ce fait, le plus difficilement accessible, car très volatil et il est nécessaire de l'actualiser et de le fixer dans la conscience. Cette conception de l'expérience comme globalité du vécu s'applique, de façon appropriée, dans les cas des maladies graves et des maladies chroniques qui, si elles ont un impact sur l'ensemble des aspects de la vie quotidienne et de l'environnement, n'en demeurent pas moins éminemment une expérience toujours individuelle. Par conséquent c'est à «*une sociologie de la connaissance de l'expérience subjective*» à laquelle nous devons procéder, «*permettant* d'échapper au positivisme, puisqu'*elle prend en considération les expériences subjectives immédiates des acteurs, reliant significativement le vécu intérieur et l'agi extérieur*» (Farrugia, 2007).

La maladie, plus précisément le cancer pour ce qui me concerne ici, apparaît comme une expérience vécue spécifique parmi l'ensemble des expériences du cours de la vie. Elle est une «*expérience intégrale de l'immédiat*», car elle s'est imposée à moi, soudainement, dès l'annonce et a provoqué des émotions et des actes d'adaptation non anticipés pour s'orienter dans cette nouvelle situation. Cette annonce est d'abord éprouvée et agie ou prolongée en *praxis*, avant d'être raisonnée. Ensuite, son effet s'avère global sur le cours de la vie, au moins dans une période. En ce sens, elle est une «*expérience intégrale*». Cependant, en tant qu'*annonce*, elle se manifeste, de prime abord, comme une expérience de la conscience, suite à une déclaration orale. Elle serait alors de l'ordre symbolique, ce n'est pas la maladie ressentie, «*illness*» en anglais, d'un désordre biologique qui déclenche l'expérience subjective du cancer, mais la parole, le fait de *nommer* une chose indéterminée ou inexistante à notre conscience.

Il s'agit alors de passer de l'observation de cet «*immédiat*» comme donnée, à savoir le déclic ou l'apparition de ce phénomène, au sens subjectif de cette *praxis* dans l'acception la plus forte du terme, accessible dans son immédiateté, au seul malade, en devenant alors l'expérience intime d'un cancer. L'intime renvoie au fait que je suis le seul à savoir ce que j'ai ressenti, c'est l'expérience intérieure. Quand la maladie a été nommée, elle ne perd pas ce caractère d'intime pour le sujet, mais elle devient aussi sociale par le fait que l'"autre" peut, en partie, la comprendre et "je" sais qu'elle peut être partagée. Dans ce contexte, l'intime signifie toute la complexité du vécu qui ne peut être transmis à l'autre, et cela parce que la simple transmission verbale le transforme et le réduit. Toutefois, comme "je" n'est pas seul à vivre cette expérience, des relations d'empathie se nouent.

L'expérience possède plusieurs caractéristiques qui la structurent et participent à sa compréhension : l'acteur, l'objet spécifique (ici le cancer), les actions et événements, la temporalité et la spatialité, ainsi que le contexte social, culturel, institutionnel et les réseaux relationnels. Ces différentes dimensions recouvrent la totalité de l'expérience de la maladie ; l'approfondissement de chacune d'elles déborderait le cadre de ce travail, mais dans cette énumération il y a une caractéristique possédant une importance structurante plus forte, à savoir celle qui porte sur la temporalité. L'acteur de cette expérience vit une succession de *situations* composées de l'action proprement dite et des événements, en interaction dans un espace et une temporalité donnée. C'est la mémoire, comme ensemble de souvenirs et de réactualisation de ceux-ci, qui permet d'instaurer une représentation du *parcours* de malade. Ce dernier peut être découpé en *cours d'action* ou une durée d'action, et la *situation* constitue une unité chronologiquement délimitée par un début et une fin, voire une périodicité et des cadres sociaux plus ou moins contraignants. Dans ces conditions, il est possible de décomposer l'expérience en une multiplicité de *situations* analysable en tant que telle, de manière synchronique et diachronique. Les situations contextualisent l'expérience, laquelle s'approfondit, s'enrichit et acquiert de l'épaisseur avec l'accumulation, la répétition de situations identiques et différentes. L'initiative de la situation peut s'imposer à l'individu de l'extérieur, mais ce dernier peut aussi l'influencer, l'orienter ou encore la provoquer. En passant d'une situation à une autre, l'expérience dans sa globalité devient le résultat d'un processus de transformation permanent et progressif.

L'apparition du cancer n'est pas le résultat d'un projet, ce n'est pas un type d'action rationnelle comme dans le cas des nombreuses expériences de la vie courante et professionnelle. L'existence de cette expérience ne peut être recherchée dans les intentions du porteur de la maladie et, de plus, sauf en cas de récidive, celui-ci n'a pas d'expérience antérieure qui constituerait un socle de connaissances préalables. Il ne connaît cette maladie que par des représentations disponibles dans son environnement social et qu'il a intériorisées. Le sens que le sujet donne à ses actions provient des états mentaux issus de la relation immédiate qu'il a avec l'objet de cette nouvelle situation, c'est une connaissance sensible. Le sens ainsi produit devient subjectif dans l'acception la plus forte du terme, c'est-à-dire accessible dans son immédiateté au seul sujet agissant (Isambert, 1989). C'est un contenu essentiellement qualitatif et propre à celui qui l'éprouve, c'est une connaissance introspective et par conséquent, difficilement communicable, sauf à autrui ayant une expérience identique.

Cependant, comme l'écrit Alfred Schütz, le sens n'est pas une qualité inhérente à l'expérience elle-même qui émergerait dans notre «*courant de conscience*», mais le résultat d'une interprétation d'une expérience passée, envisagée réflexivement après coup : «*Aussi longtemps que je vis dans mes actes, orientés vers leurs objets, ils n'ont aucune signification. Ils l'acquièrent si je les saisis comme une expérience bien circonscrite du passé, et donc rétrospectivement*» (Schütz, 1987, p. 107). Ainsi, il faut distinguer l'action en train de se faire et de se vivre, avec les états de conscience qui, eux, émergent spontanément et souvent de façon éphémère, de l'acte effectué, et celui-ci devient alors l'objet de la conscience réflexive. Celle-ci doit pourtant retrouver les premiers états mentaux contenant la matière ou la substance pour l'analyse et l'explication de l'expérience, car l'évidence avec laquelle peuvent nous apparaître, de prime abord, les significations de celles-ci occulte le travail complexe du processus réflexif et psychique. Celui-ci ne nous apparaît pas d'emblée formalisé, mais flou et confus, au sein de nos états de conscience. La relation que nous entretenons avec nos propres expériences est sous-tendue «*par un travail complexe d'articulation et de reprise réflexive opéré sur le flux confus de nos états de conscience, travail pourtant gommé dans le sentiment d'évidence avec lequel nous apparaissent les significations de nos expériences.*» (Zaccaï-Reyners, 2005).

II. DIMENSIONS COLLECTIVES DE L'EXPÉRIENCE

La problématique individuelle de cette *expérience* se déroule sur le versant de l'*intime*, au sein de la vie intérieure que je suis seul à connaître et à ressentir; si la parole permet de se faire une représentation de son vécu émotionnel, il en reste toujours une part *indicible*. En général, l'expérience est éprouvée avant d'être désignée. Dans le cas particulier du cancer, elle commence lorsque celui-ci est nommé, car on ne peut rien ressentir ni faire aucune association avec cette maladie pendant plusieurs années, alors qu'elle fait son œuvre. Mais, dès l'*annonce* du cancer, cette expérience perd aussitôt une part de son intimité pour devenir sociale : parce qu'elle se relie à notre «*réserve de connaissance socialisée*» (Schütz, 1987, p. 202) qui contribue à sa signification subjective; et, aussi, parce que l'*annonce* de ce nouveau statut est reconnue et comprise par les autres faisant partie de notre vie quotidienne et conviviale. La situation incite à se questionner sur qui se passe, ici et maintenant, et à mobiliser des cadres d'interprétation pour élaborer du sens sur ce qui a été nommé, afin d'ajuster nos comportements en conséquence.

L'expérience est également sociale, le vécu de la maladie s'inscrit dans un contexte culturel, symbolique des rapports entre les individus qui produit à la fois diversité et universalité de cette expérience. Elle arrive dans un monde déjà organisé pour offrir une réponse à cette épreuve individuelle. De plus, chaque nouveau malade sait que d'autres vivent la même situation. Par ce simple fait, elle a un caractère collectif, même si lorsque l'on est atteint de la maladie on est essentiellement centré sur soi. Aujourd'hui, près de quatre millions de personnes ont été diagnostiqués d'un cancer, soit environ le double d'il y a une dizaine d'années (deux millions en 2007) (INCa, 2019). Cette très forte progression s'explique à la fois par l'augmentation du nombre de nouveaux cas, et par l'amélioration de la survie. Les progrès scientifiques et médicaux ont été considérables et ont permis de faire un bond dans l'amélioration des traitements et la prévention de cette maladie. Longtemps perçue comme mortelle, elle est considérée maintenant par les professionnels comme une maladie chronique ou de laquelle on peut guérir. Aujourd'hui, plus de 50 % des malades diagnostiqués guérissent de leur cancer, alors qu'en 1998 on en comptait seulement 37 % (Hill, 1998, pp. 745-746).

L'expérience du cancer est consubstantielle au *temps*, elle fait surgir à la conscience du malade sa propre finitude et l'introduit dans une nouvelle temporalité de son vécu. L'existence de l'individu est prise dans le flux incessant des événements : « *Le temps traduit les efforts déployés par les hommes pour se repérer à l'intérieur de ce flux en y déterminant des positions, en y mesurant des durées d'intervalles, des vitesses de changement, etc.* » (Elias, 1984, p. 41). Cependant, dans la maladie, on distingue trois types de temps différents : le temps biologique, le temps psychologique et le temps social. Aussi repérer des périodes, des durées et leurs entrecroisements devient-il un exercice complexe. Si je connais le début du vécu de ma maladie correspondant au moment du diagnostic, *temps social* mais non *biologique*, je ne sais pas quand se terminera l'expérience éprouvée ou subjective du cancer et si elle a vraiment une fin, c'est alors le *temps psychologique*. L'emploi de plus en plus fréquent de la notion d'"après-cancer" ou de "sortie de la maladie", délimiterait une temporalité du cancer comprise entre un début, l'annonce, et une fin qui correspondrait à l'usage courant de la notion de "guérison". Dans ce cas, « *survivre* » à la maladie ne ferait plus partie de l'expérience du cancer. Pourtant, si dans le cadre de la politique publique, on a conçu des parcours de soins personnalisés et d'accompagnement de l'*après-cancer* pour les patients (le programme personnalisé de l'après-cancer, PPAC), cela signifie qu'on n'est pas « *sorti* » de l'expérience de la maladie, d'ailleurs peu de médecins expriment clairement au patient qu'il est guéri. Si on considère certains cancers comme une maladie chronique, il n'y a pas « *d'après-cancer* » puisque l'on doit vivre avec pendant une temporalité indéfinie.

L'INCa, dans ses travaux de recherche, classe les cancers en fonction de l'espérance de vie en trois grandes catégories : les cancers de « *bon pronostic* », les cancers de « *pronostic intermédiaire* » et les cancers de « *mauvais pronostic* ». Dans une recherche récente (InVS *et al.*, 2016), les auteurs montrent que la survie à quinze ans a fortement progressé ces deux dernières décennies. Pour les cancers de « *bon pronostic* » comme les cancers du sein et de la prostate, les taux de survie, 15 ans après le diagnostic, dans la tranche d'âge 65-75 ans, s'élèvent autour de 65 % des personnes diagnostiquées. Celui du poumon quant à lui, fait encore partie du groupe des cancers de « *mauvais pronostic* », avec seulement 5 % des personnes diagnostiquées qui seront encore en vie quinze ans plus tard. On voit ici que les écarts entre ces différents taux sont très importants selon les types de cancers. Dorénavant, on n'évoque plus le cancer en général, mais plutôt ces différents types selon leur taux de survie. Face à ce bref constat, seulement 27 % des Français pensent qu'on guérit aujourd'hui un cancer sur deux (Barthélémy, 2015).

III. LA MALADIE COMME EXPÉRIENCE

La notion d'*expérience* renvoie à un processus d'acquisition de connaissances; elle présente une certaine complexité dans la mesure où elle désigne deux processus distincts et opposés. Le premier, désigné par l'expression "expérience vécue", renvoie à celui que nous avons développé précédemment et dont les divers usages et pratiques révèlent des savoirs à leurs auteurs. Ainsi, on dira d'une personne qu'elle a une connaissance d'une chose parce qu'elle l'a expérimentée, ou qu'elle en a fait l'expérimentation, en l'ayant éprouvée et vécue directement et, de ce fait, elle en a acquis un certain savoir. C'est ce qu'évoquent, dans le champ des politiques publiques de santé, les expressions : savoir profane, patient-expert ou encore usager-expert (Vedelago et Bouix, 2007). Cette prise en compte de l'expérience des malades et de leurs connaissances se rattache au courant des communautés de malades porté notamment en France par l'association AIDES, créée par le sociologue Daniel Defert en 1984. Ce dernier, dans un discours prononcé le 6 juin 1989, lors de la Ve Conférence internationale sur le sida à Montréal, avait expliqué que « *les mouvements communautaires, au sein desquels les personnes atteintes par le VIH se sont organisées, ont eu à introduire la vie relationnelle dans la structure de soins* [...]. *Les personnes atteintes sont devenues les éducateurs des personnels médicaux, paramédicaux, sociaux,* [et] *éducatifs. Leurs témoignages relayés par les médias sont devenus une source essentielle de notre expérience collective de cette maladie. Leur fonction s'affirme chaque jour plus politique.* [...]. [Le malade] *devient un des acteurs privilégiés des transformations, il devient un nouveau réformateur social* » (Defert, 1989, p. 58). En s'appuyant sur son expérience de vie au quotidien avec la maladie, le patient-expert représentait une ressource capitale pour la compréhension de cette dernière et de ses traitements par les équipes médicales, pendant la période d'apparition de cette nouvelle maladie.

Le second processus qu'évoque la notion d'expérience ne concerne plus la connaissance spontanée issue de la proximité relationnelle avec l'objet en question, la maladie par exemple, mais c'est l'expérience comme processus de recherche. Elle est alors liée à l'*expérimentation* en tant que méthode scientifique de production de savoir; expérimenter n'est plus alors associer au verbe vivre qui le complétait dans le premier usage. La connaissance de la situation, de l'objet devient le résultat d'un processus de recherche rationnellement construit. Ainsi, ma démarche d'analyse de la maladie, de type autobiographique, repose par définition sur mon *expérience* du cancer, ou de ma confrontation à un donné immédiatement vécu correspondant au premier sens de la notion. Mais en utilisant des méthodes et des connaissances relevant des sciences humaines pour procéder à cette compréhension, j'ai conçu ma maladie comme une expérience au sens d'une *expérimentation*. J'étais donc un expérimentateur d'une maladie par mon propre parcours. Plus loin, je consacrerai un chapitre spécifique à cette élaboration de la méthodologie.

Le cancer peut être considéré comme une expérience biographique globale dans le sens où, il constitue un nouveau moment dans le parcours de vie venant s'ajouter et réactualiser des souvenirs, se recombiner avec ceux-ci en fonction de leurs liens avec le vécu actuel. Il entraîne également des effets dans tous les secteurs de la vie du malade (personnel, familial, professionnel, amical, administratif, financier…). Pour moi, ce fut une effraction dans le cours de ma vie, venant perturber mon "identité", ma capacité à me penser en mon for intérieur et à produire des significations sur mon nouveau rapport aux autres et, plus généralement, à mon environnement. Lorsque j'ai entrepris ce travail de prises de notes sur mon expérience, je pensais à cet ouvrage de George Mead : *L'Esprit, le soi et la société* (Mead, 1963), dans le sens où j'avais une certaine conscience de revivre un long et complexe processus de construction personnelle et de socialisation dans une société préalablement existante. Je vivais l'expérience du cancer sur le mode d'une *« conversation interne »* pour penser la place de cet événement dans ma vie psychique et réorganiser mes relations, et ma communication avec les autres. Cette démarche introspective spontanée d'observation de mon évolution et de mes réactions à cette nouvelle situation, m'est apparue intéressante à "cultiver" dans un objectif de connaissance de l'expérience du cancer. Mon adaptation se réalisait à partir de la réserve interne de connaissances à ma disposition et en interaction avec celles provenant de la communication avec autrui ; cet agencement, *in situ*, des informations m'a servi de schème d'interprétation de l'expérience, dès son émergence. Au cours de cette démarche introspective, fortement soutenue, il s'agissait de voir dans ce cas particulier du cancer, comment se fissurent et se réaménagent les dimensions individuelles et sociétales qui constituent, dans notre *intime socialisé*, cette part *indicible* de l'expérience de la maladie.

J'ai ainsi construit mon champ d'analyse autour des relations entre trois acteurs fondamentaux : Soi, Autrui et la Société, dont certaines de leurs dimensions produiront mon expérience spécifique du cancer :

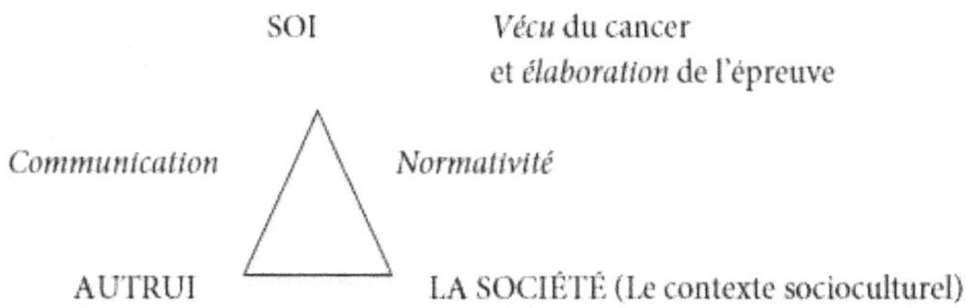

La notion de "soi", au sens de Mead, correspond au vécu du cancer et à l'élaboration de cette épreuve par la personne concernée. Il s'agit, à ce niveau, du vécu de l'activité de patient engagé dans ce rôle et des transformations qui y sont liées, de même que l'activité mentale concomitante pour s'adapter à cette nouvelle situation. Cette épreuve provoque un retentissement intérieur, qui s'"alimente" aux représentations préexistantes ou dans ce réservoir de savoirs et de bonnes conduites, ainsi qu'avec l'exposition ou la narration publique provenant de personnes ayant vécu ce type d'expérience.

La notion d'"autrui" renvoie à l'entourage large du patient : familial, amical, professionnel, avec lequel il est susceptible d'entrer en interaction. Nous sommes ici à un niveau totalement microsociologique où on peut éventuellement, communiquer sur son expérience de la maladie. Dans ces situations, on raconte et on se raconte ce qui advient, avec un vocabulaire descriptif. Cette forme de communication, essentiellement orale sur son expérience, contient les ingrédients d'un récit qui peut être reconstruit ensuite.

La "société" n'est pas un acteur en tant que tel, mais un ensemble très complexe composé d'acteurs, d'institutions et d'organisations, d'un fond culturel de traditions ou de coutumes qui existe de façon manifeste sur cette question dans l'espace public. Le mouvement de subjectivation du vécu apparaît comme un processus de mise en sens de celui-ci par le sujet lui-même. Mais cette «*injonction*», ou incitation de l'usager à la construction de ressources propres utilisables et valorisables dans le travail sur soi et plus largement dans le cadre social, s'appuie sur un réservoir de connaissances et de représentations préexistantes dans la culture. Ce processus de subjectivation du vécu, qui participe à une dynamique identitaire, repose en partie sur les discours publics des institutions et des organisations diverses de prévention et d'information sur la maladie. On s'inscrit, ici, au niveau de l'articulation du microsociologique et du macrosociologique qui produit, dans l'expérience de la maladie, ce processus de normativité sociale.

L'*expérience* du cancer commence par l'irruption d'un événement : un fait vient bouleverser le cours ordinaire de la vie. Contrairement à l'événement médiatique qui est éphémère, à peine mentionné et tout de suite balayé par un nouveau fait qui le plonge dans l'oubli, le cancer, quant à lui, aura des effets durables chez l'individu. Non seulement par ses effets directs pendant la situation de malade, mais également par sa permanence dans son imaginaire après la guérison. Il se présente comme l'expérience du *fait social total*, au sens de Marcel Mauss (Mauss, 1968), parce que celui-ci influence la totalité de la vie de l'individu, par son *impact* sur l'être singulier, (psychologique et biologique) affectant l'ensemble de ses relations avec le monde vécu, qu'elles soient d'ordre professionnel, économique, social, et qui se déroulent dans un contexte culturel préexistant. Enfin, le cancer doit être abordé comme le *fait social total* par excellence, il fait brutalement surgir face à soi, et aussi à autrui, la question de la mort à un moment souvent très inattendu de sa vie. C'est l'*existence* même du sujet qui est mise en question.

L'appréhension de l'*impact* et des *traces* laissés par cet événement consiste dans une analyse situationnelle qui implique de considérer, en même temps, quatre dimensions structurant cette expérience : 1) les caractéristiques du cancer lui-même; 2) l'intimité du vécu de la maladie sur une période de plusieurs années; 3) les relations avec autrui; 4) le contexte socioculturel et politique dans lequel se déroule cette expérience. À l'évidence, il faudrait être à la place de l'individu dans la diversité de ses rôles sociaux, tout d'abord comme patient, puis comme bien portant, mais aussi de manière concomitante dans les rôles de mari, de père, de professionnel, etc. Et malgré tous ces efforts, comme le soulignait Philippe Bataille, « *il restera toujours une part non atteignable d'un tel vécu, à celui qui n'en a pas fait l'expérience* » (Bataille, 2003, p. 19).

Pour les chercheurs, le cancer est construit en niveaux distincts de réalité, et chacun en a une approche et une connaissance *partielle* : certains sont spécialisés dans la recherche fondamentale en biologie, d'autres dans l'application de ces connaissances et les traitements médicaux. Les économistes et les sociologues s'attachent à des recherches sur les caractéristiques sociales, de la maladie, les coûts du cancer et l'analyse des politiques publiques de santé et ils s'interrogent sur le système de soins et son organisation. L'analyse psychologique approfondira la connaissance du vécu intime de la maladie par le patient, et l'impact de la médiatisation de la maladie. C'est le principe même de la recherche que de faire éclater son objet en plusieurs dimensions pour mieux l'approfondir.

*

* *

Le patient, de son côté, est à l'opposé de cette posture du chercheur, il a une perception et un ressenti *global* de la maladie. Pour lui, le cancer est une *expérience sociale totale* : d'ordre biologique (stade de la maladie, traitement), sociologique (familiale, professionnelle), psychologique (angoisse, peur, identitaire), économique (coûts secondaires des soins, chute des revenus, coût des emprunts), politique (vécu sur la scène sociale, spectacle médiatique). Mon objectif sera donc de décrire et d'analyser cette *expérience sociale totale* du cancer : en partant de mon vécu, il s'agira d'exposer comment ces diverses dimensions s'organisent ou entrent en conflit au sein du sujet lui-même. Néanmoins, avant d'entrer dans le vif de l'analyse de l'expérience, il est indispensable de présenter les conditions méthodologiques de cette écriture sur soi.

RÉFÉRENCES BIBLIOGRAPHIQUES

BARTHÉLÉMY Luc (2015), *Journée mondiale contre le cancer*, Conférence de presse, IPSOS/Fondation ARC, février.

BATAILLE Philippe (2003), *Un cancer et la vie. Les malades face à la maladie*, Paris, Balland.

DEFERT Daniel (1989), « Le malade, réformateur social », *Gai Pied Hebdo*, n° 376, juin, pp. 58-61.

ELIAS Norbert (1984), *Du temps*, Paris, Fayard.

FARRUGIA Francis (2007), « La "théorie de l'expérience intégrale de l'immédiat" ou la quatrième voie du "feu purificateur" », *SociologieS*, décembre [En ligne].

GURVITCH Georges (2007), « Théories de l'expérience intégrale de l'immédiat », *SociologieS*, décembre [En ligne]. Extrait de : *Morale théorique et science des mœurs. Leurs possibilités, leurs conditions*, Paris, Alcan, 1937.

HILL Catherine (1998), « Quels taux de guérison pour le cancer ? », *Bulletin du cancer*, vol. 85, n° 9, septembre, pp. 745-746.

INCa (INSTITUT NATIONAL DU CANCER) (2019), *Les Cancers en France, l'essentiel des faits et chiffres*, Boulogne-Billancourt, e-cancer.fr.

InVS (INSTITUT NATIONAL DE VEILLE SANITAIRE), FRANCIM (RÉSEAU FRANÇAIS DES REGISTRES DU CANCER), HCL (HOSPICES CIVILS DE LYON), et INCa (INSTITUT NATIONAL DU CANCER) (2016), *Les Nouvelles Données sur la survie des personnes atteintes de cancers en France métropolitaine*, communiqué de presse, 2 février.

ISAMBERT François-André (1989), « Alfred Schütz entre Weber et Husserl », *Revue française de Sociologie*, vol. 30, n° 2, avril-juin, pp. 299-319.

LE GOFF Jacques (2016), « En guise de conclusion. Le réel selon Georges Gurvitch », *Droit et société*, vol. 94, n° 3, octobre-décembre, pp. 565-580.

MAUSS Marcel (1968), *Sociologie et anthropologie*, Paris, PUF (1re éd. : 1950).

MEAD George Herbet (1963), *L'Esprit, le soi et la société*, trad. fr., Paris, PUF (1re éd. en anglais : 1932)

SCHÜTZ Alfred (1987), *Le Chercheur et le quotidien*, trad. fr., Paris, Klincksieck (1re éd. en anglais : 1962)

VEDELAGO François et BOUIX Michèle (sous la dir. de) (2007), *Système de santé et discours profanes*, thématique du n° 26 de *Sociologie santé*, juin.

ZACCAÏREYNERS Nathalie (2005), « Fiction et typification. Contribution à une approche théorique de la transmission de l'expérience », *Methodos*, n° 5, annuel [En ligne].

CHAPITRE 3

ÉCRIRE SUR SOI : LE PROJET ET LA DÉMARCHE

Dès ma sortie de l'hôpital, j'avais envisagé d'écrire un ouvrage sur mon expérience de la maladie, je pensais naturellement aux entretiens de recherche que j'avais réalisés une trentaine d'années auparavant, auprès de femmes atteintes du cancer du sein (Hoerni et Vedelago, 1978). Cette étude portait sur les aspects psychosociologiques du diagnostic et du traitement des cancers du sein en milieu hospitalier spécialisé et elle s'appuyait sur 80 entretiens. Comme patient, je me retrouvais dans la situation des personnes que j'avais interviewées et je vivais une expérience similaire à celle que j'avais étudiée comme chercheur trois décennies auparavant. De plus, comme directeur scientifique de la revue *Sociologie Santé*, je pouvais constater, après les États généraux des malades atteints de cancer organisés par la Ligue contre le cancer en 1998, le développement de ce nouveau champ d'étude à travers les articles soumis à la rédaction de la revue, dont certains furent publiés. À première vue, le projet était stimulant, mais je l'ai abandonné pour trois raisons différentes. Tout d'abord, ces États généraux et la création de l'INCa quelques années plus tard constituaient une formidable ouverture à la parole sur cette maladie dans l'espace public, ainsi qu'un très important soutien au développement des recherches en sciences humaines. De plus, j'étais sur d'autres projets que je ne pouvais abandonner et, à ce moment-là, je n'envisageais pas très précisément une étude de type autobiographique.

Toutefois, j'avais pris des notes minimales concernant la chronologie précise des faits, sur mon ressenti et mes réflexions spontanées au cours de cette expérience. C'est cinq années plus tard, en 2011, que j'ai décidé de mettre en forme ces notes pour une production publique. Il fallait concevoir la forme que ce travail allait prendre. J'avais deux grandes orientations possibles : une étude résolument de type autobiographique, ou une recherche plus classique en procédant à d'autres entretiens en considérant mon matériau comme un entretien parmi les autres. La seconde me paraissait compliquée. Étant considéré comme guéri depuis quelques mois, je craignais de m'identifier plus ou moins aux expériences des personnes interviewées et ainsi de ne pas respecter cette « *rupture épistémologique* », exigence méthodologique de la formation scientifique, largement documentée par les auteurs du *métier de sociologue* (Bourdieu, Chamboredon et Passeron, 1968). Mon choix s'est donc porté sur la démarche autobiographique, mais avec une ambition de recherche fondée autant que possible sur le contrôle de l'emprise émotionnelle et subjective de ce travail réflexif.

La place de ce travail expérimental de recherche est tout à fait unique et marginale dans mon parcours de sociologue. Il est à l'inverse de ma conception, tout à fait classique, de la méthode scientifique. La démarche mise en œuvre dans cette étude donne de l'importance à l'interprétation et à un certain style ou un genre d'écriture autobiographique ; elle ne signifie pas pour autant que je considère la place de la sociologie entre les sciences dures et la littérature, comme une troisième culture, selon l'expression de Wolf Lepennies : elle « *oscille entre le modèle des sciences de la nature et une approche herméneutique qui l'apparente à la littérature* » (Lepennies 1990, p. 1). Il ne faudrait donc pas se méprendre sur mes intentions. Mon souci n'est pas de viser à une remise en question, ni à un rejet ou à une critique de la démarche scientifique. Il n'y a pas, dans ce choix, une forme de « *revanche du sentiment* » (Chazel, 1993, p. 251). Cette démarche résulte tout simplement d'une opportunité méthodologique et théorique, dans le cadre de mes activités scientifiques.

*

* *

I. DIMENSIONS AUTOBIOGRAPHIQUES DU PROJET

A. Auto-sociologie et discours scientifique

L'autobiographie, c'est d'abord un genre littéraire récent, d'environ deux siècles et demi d'existence, qui correspond au développement de la société moderne et de la valorisation de l'individu. Philippe Lejeune en donne la définition suivante : « *Un récit rétrospectif en prose que quelqu'un fait de sa propre existence, quand il met l'accent principal sur sa vie individuelle, en particulier sur l'histoire de sa personnalité* » (Lejeune, 2010, p. 12). Quatre critères constituent cette définition : 1) la forme du langage, il s'agit d'un récit en prose ; 2) la temporalité, il est rétrospectif ; 3) le sujet traité concerne la vie individuelle, l'histoire d'une personnalité ; et 4) la dimension déterminante, il y a une identité entre l'auteur, le narrateur et le personnage. L'autobiographie appartient à un ensemble plus large de pratiques que l'on peut définir par le principe fondamental qui les anime, à savoir celui de l'*exposition de soi* sur la scène publique, l'écriture de soi n'étant qu'un sous-ensemble de ces diverses pratiques.

On peut ainsi citer, plusieurs formes du même type que l'autobiographie : le journal intime, la confession, les mémoires, le *blog*, les récits de vie, le témoignage, la téléréalité et d'autres types d'émissions de télévision, des productions vidéos et les réseaux sociaux fondés sur le principe de l'expression de la vie intime des participants. L'autobiographie s'est donc développée comme un genre littéraire distinct : le roman, par exemple, ne répond pas à la condition de l'identité de l'auteur, du narrateur et du personnage. Le sujet traité dans les mémoires est un récit sur l'ensemble du passé de l'auteur, ce qu'il a fait, mais pas seulement. Il peut explorer aussi un champ plus large que l'histoire de sa vie, notamment l'histoire sociale et politique dans laquelle il a pris part. Les confessions sont un projet un peu différent, il s'agit de livrer au lecteur ce qui est inavouable, de se montrer totalement dans ses défauts, dans un souci de se justifier et de s'en excuser ou non. Le journal intime, lui, comme réflexion de soi sur soi, n'a pas vocation à être publié, mais j'étais amené, du point de vue méthodologique, à tenir une forme de journal pour noter mes sentiments, mes émotions, les remarques diverses au fil du temps sur mes réactions par rapport à mon statut évolutif de malade. Cela constituait un document de travail, une base de données pour l'autobiographie dont certains épisodes ont été brièvement exposés pour illustrer mon analyse de l'expérience du cancer.

Pour désigner la littérature intime, selon George Gusdorf, tout ce qui repose sur « *un usage privé de l'écriture, regroupant tous les cas où le sujet humain se prend lui-même pour objet d'un texte qu'il écrit* » (Gusdorf, 1990, p. 122), on trouve plusieurs expressions : *écriture du soi, écriture sur soi, écriture pour soi, écriture de moi, écriture du moi* et *écriture de soi*. Dans les titres d'articles et d'ouvrages que j'ai lus ou parcourus au cours de ce travail, les deux dernières expressions semblent les plus fréquemment employées. L'utilisation de l'expression *écriture de soi* semble s'affirmer de plus en plus à travers des titres de colloques scientifiques, d'articles et d'ouvrages et a fait son entrée dans *Le dictionnaire des sciences humaines* (Mesure et Savidan, 2006). Cette expression avait aussi été utilisée par Michel Foucault comme titre d'un essai publié en 1983 à la fin de sa vie. Le *Soi* est ici conçu, en référence à George Herbert Mead (Mead, 1963), comme organisation des différents rôles que l'individu a intériorisés. Il contient à la fois le *Moi* et le *Je*. Ainsi, l'*écriture de soi* sera conçue comme le résultat d'un processus d'interactions ou d'interconnexions entre les dimensions psychologiques et sociologiques. Ici, mon objectif n'est pas d'ordre autobiographique, il ne s'agit pas de raconter l'histoire de ma vie depuis mon enfance, ni de faire ressortir une trajectoire de celle-ci en y cherchant une fidélité et une cohérence ou encore « *l'unité profonde d'une vie* » (Lejeune 2010, p. 17). Si ma démarche de recherche entre dans cette grande catégorie de *l'écriture de soi*, elle emprunte des éléments à certaines de ces diverses pratiques, sans pour autant se réduire à l'une d'entre elles. Elle est plus restrictive que certaines, comme l'autobiographie ou le témoignage, et elle se démarque carrément d'autres pratiques comme le journal intime, la confession ou encore les mémoires.

Mon objet demeure exclusivement celui de mon parcours de malade du cancer, du diagnostic à l'après guérison. Il s'agit d'une autobiographie tout à fait partielle, réduite à un événement et aux aspects qui lui sont liés. Par conséquent il est plus juste de parler de l'étude d'un événement, d'une maladie, reposant sur des dimensions biographiques, ou une « *autopathographie* » en reprenant le titre de l'ouvrage de Silvia Rossi (Rossi, 2019). Il ne s'agit pas, comme le préconise Pierre Bourdieu (Bourdieu, 2001), de revenir sur certains contextes biographiques de ma production intellectuelle ou de resituer mon itinéraire intellectuel dans mon histoire biographique. Toutefois, si l'objet d'étude est un événement bien situé dans une période de ma vie, les associations d'idées qu'il génère pendant son analyse débordent largement la période considérée, pour remonter jusqu'à l'enfance. Le quatrième critère de la définition de Philippe Lejeune, exigeant l'identité entre le sujet traité, l'auteur et le narrateur, sera parfaitement respecté, et mon écrit ne sera aucunement une fiction. Ce n'est pas un roman, même si j'évoquerai des élaborations de mon imaginaire au cours de mon parcours de malade. Je pourrais qualifier cette démarche d'auto-sociologie : *une analyse psycho-sociologique de moi-même, par moi-même* ou un genre de sociologie clinique (de Gaulejac, 2009) sur une expérience délimitée du narrateur.

La démarche autobiographique se rapproche du travail scientifique, au moins sur un point, à savoir celui d'une éthique de la relation de la part de l'auteur avec le lecteur. L'auteur ne se *cache* pas derrière les «*je*» ou les «*nous*» comme le narrateur dans le roman. Le lecteur sait parfaitement qui s'adresse à lui : le narrateur apparaît clairement comme l'auteur de l'événement et le personnage du récit. Dans l'autobiographie comme dans l'écrit scientifique, l'exigence de vérité demeure incontournable. Philippe Lejeune a forgé la notion de «*pacte autobiographique*» (Lejeune, 2005, p. 31), pour qualifier l'engagement et la posture éthique que doit prendre un auteur en racontant directement sa vie (une partie ou un aspect), dans «*un esprit de vérité*».

Appliquer, à mon propre cas, la méthode que, par habitude professionnelle, je pratique sur autrui, peut susciter tout d'abord quelques réserves de la part de nombreux scientifiques. Cependant, ce genre d'écrit commence à se développer chez des sociologues (Bouilloud, 2009) et, également, chez les historiens dont certains ont publié depuis les années 1980 des autobiographies dans un but scientifique. Mais cette démarche risque d'apparaître comme un double douteux de la sociologie ou de l'histoire, pour Popkin : «*L'autobiographie mime ses procédures, mais ne peut pas fournir une représentation du passé digne de foi*… [S'adonner] *à ce genre suspect met en question le sérieux de toute son œuvre*» (Popkin, 1998, p. 147).

Malgré ces réserves, le fait de prendre des événements de sa propre histoire comme objet d'étude a récemment été utilisé de manière affichée par plusieurs sociologues. Carolyn Ellis raconte et analyse l'histoire de sa relation de neuf ans avec un partenaire décédé d'emphysème et le lecteur est invité dans l'intimité de sa vie et dans la complexité des émotions qu'elle éprouve. C'est un texte à la frontière de la littérature et de la sociologie (Ellis, 1995). De même, les articles de la sociologue américaine Carol Rambo Ronai sont une analyse de la maltraitance qu'elle a subie, au sein de sa famille, au cours de son enfance et de son adolescence (Ronai, 1995). Marie Ménoret l'a écrit très clairement dans une note de son ouvrage *Les temps du cancer* : «*Ce livre est d'abord le fruit d'un hasard biographique et d'un souci d'objectiver une expérience personnelle*» (Ménoret, 1999, p. 11). Plus tard, en 2008, dans une vidéo visible sur internet, elle indiquera clairement que la nature de sa maladie orienta ses recherches futures. Michela Marzano, philosophe, dans son livre *Légère comme papillon* propose, à partir de son expérience de l'anorexie, une réflexion sur le rapport au monde et à la mort des personnes souffrant de cette maladie (Marzano, 2012). Enfin, sans clore cette énumération, je citerai l'ouvrage de Ruwen Ogien *Mes Mille et Une Nuits* (Ogien, 2017).

B. Quatre statuts pour un acteur

L'autoanalyse sociologique, ou plus simplement l'autosociologie, consiste pour le chercheur à appliquer des méthodes et des savoirs sociologiques à une situation le concernant, pour comprendre ses conduites ou ses croyances et de contribuer à la production de connaissances (Vedelago, 2019). Le chercheur est alors son propre objet de recherche au cours d'un processus d'introspection/extrospection, en analysant sa vie intérieure et aussi ses liens avec l'extérieur, au sein des diverses situations d'interactions. L'objectif de sa recherche consistera alors dans la mise au jour du substrat sociologique de sa subjectivité et de ses émotions, autrement dit les dimensions sociologiques de sa vie intérieure. En réalité, l'autosociologie ne présente pas de difficultés épistémologiques et méthodologiques qu'on ne connaisse déjà dans la pratique des diverses méthodes en sociologie, et les démarches qui s'appliquent aux autres peuvent aisément être appliquées à soi-même. Ce qui lui est tout à fait spécifique concerne plutôt son principe, à savoir l'*exposition de soi*, qui conduit à affronter et exprimer des choses désagréables, difficulté accentuée par le fait qu'il faut les analyser face à un public déjà rompu à ce genre d'exercice. Cela favorise plus ou moins consciemment l'évitement et l'autocensure de ces aspects plutôt dévalorisants risquant de décrédibiliser l'analyse sociologique proposée au lecteur.

Du point de vue méthodologique j'occupe, dans cette étude, quatre statuts distincts : ceux de malade, chercheur-observateur, observateur de l'observateur et enfin narrateur. Pendant toute la durée de ce travail, j'ai dû, de manière vigilante, démêler cet entrelacement de positions, et leurs effets. Il me fallait être en permanence extrêmement attentif au contenu des réflexions et des analyses et à leurs liens avec l'une ou l'autre de ces quatre positions. La difficulté majeure résidait dans ce mouvement circulaire interne entre ces quatre positions qui me conduisaient insensiblement à passer de l'une à l'autre, me faisant oublier que le contenu de mon propos pouvait être de l'ordre de la *justification* d'une position et non d'une *analyse* indépendante de celle-ci.

La première position, celle de malade, est une donnée objective, totalement indépendante de ma volonté, elle s'est imposée à moi à un moment de ma vie. J'avais déjà une représentation de la maladie construite au cours de mon histoire dont le contenu comprenait des éléments objectifs, mais surtout des éléments subjectifs de l'ordre des émotions, des réactions diverses en lien avec la douleur, des changements de comportements, etc. Ce statut constitue l'objet même de mon étude en tant que chercheur-observateur et je devais m'efforcer de le rendre visible, intelligible et explicable, les présupposés liés à mon histoire sociale pouvant orienter mes attitudes et mes conduites.

Le second statut, celui de chercheur-observateur, correspond à mon activité professionnelle pour laquelle j'ai reçu une formation spécialisée. Il s'agit d'observer et de collecter de l'information avec des techniques et des méthodologies connues et rodées, pour la soumettre à l'analyse. J'ai calqué ma démarche sur des techniques bien connues, les récits de vie, l'entretien biographique, le journal de bord; je me suis placé dans cette posture que les sociologues pratiquent très souvent, l'observation participante. La seule différence par rapport à une situation de recherche classique concerne les observations de mes propres comportements, mes représentations, mes émotions, je me suis trouvé ainsi dans une situation de dédoublement permanent.

Quant au troisième statut, celui d'observateur de l'observateur, il ne suffit pas, en effet, d'utiliser des instruments pour établir cette distance entre le sujet de l'observation et l'objet observé. C'est une constante dans toutes les sciences, le chercheur est toujours, comme le montre Richard Feynman (Feynman, 1980), pris entre deux contraintes opposées : son inévitable imbrication avec ses instruments et l'idéal de distanciation avec son objet d'étude. Par conséquent, dans cette étude, j'ai dû particulièrement cultiver cette posture d'autoanalyse, cet exercice de lucidité pour contrôler la production de ce savoir. Comme l'écrit Bourdieu dans un ouvrage publié après sa mort, «*pour accomplir le projet scientifique en sciences sociales, il faut faire un pas de plus,* [...] *pour porter au jour le caché par excellence, ce qui échappe au regard de la science parce qu'il se cache dans le regard même du savant,* [...] *il faut objectiver le sujet de l'objectivation*» (Bourdieu, 2001, p. 168).

Enfin, le quatrième statut, celui de narrateur, j'y prends en charge les trois précédents et les différents moments du récit et de la rédaction, je suis à la fois responsable de l'énonciation du récit premier et de la production analytique écrite finale. Si je suis celui qui agit et qui me regarde agir, il ne s'agit pas pour autant de s'abandonner à un «*narcissisme frôlant parfois l'exhibitionnisme*» (Bourdieu, 2003, p. 43), ni d'adopter la posture épistémologique de la «*diary disease*» chère à Clifford Geertz qui consiste à étaler ses émotions provoquées par la relation avec son objet d'étude (Hamel, 2006, p. 89).

Pour le lecteur, la situation doit être claire. Le plus souvent, j'écrirai à la première personne : je suis plus qu'un témoin de l'histoire, car je ne suis pas extérieur à celle-ci. Je sais tout du personnage, puisque j'en suis l'auteur. La question qui s'est également posée concerne le genre d'écriture. La littérature avec l'usage des métaphores, des métonymies et d'autres figures rhétoriques fait souvent mieux ressentir les émotions et les sentiments vécus par le sujet de l'histoire que le style scientifique plus démonstratif. Pendant ce travail d'écriture, j'ai dû sans cesse être attentif au lien entre le contenu des réflexions et des analyses, et des positions précédentes, dans le but d'en examiner les liens et de décider si telle ou telle proposition n'était pas tout simplement du registre de la justification, ou encore le résultat de mes sentiments ou de mes émotions. On pourra constater, dans la suite du texte que certains aspects biographiques, notamment des bifurcations imprévisibles (Grossetti, 2004), sont inévitablement évoqués lorsqu'ils sont en lien avec l'expérience du cancer.

II. INTROSPECTION ET MISE EN RÉCIT

A. Introspection et objectivation de soi

Pour aller au plus profond des processus internes du sujet Daniel Bertaux, pendant longtemps tenant d'un positivisme marqué, redécouvre, suite aux événements de mai 1968, la nécessité d'observation de situations réelles et d'une connaissance de processus complexes. Il a alors redonné une place, au milieu des années 1970, à la méthode des récits de vie, renouant ainsi avec une certaine tradition américaine du début du XXe siècle. Il considère qu'« *il y a du récit de vie dès lors qu'un sujet raconte à une autre personne, chercheur ou pas, un épisode quelconque de son expérience vécue* ». Ce récit « *résulte d'une forme particulière d'entretien, l'entretien narratif, au cours duquel un chercheur* [...] *demande à une personne ci-après dénommée "sujet", de lui raconter tout ou une partie de son expérience vécue* » (Bertaux, 1997, p. 6). Il s'agit d'un discours rétroactif dont le mécanisme cognitif principal est celui de l'*introspection* provoquée par les questions du chercheur. En activant sa mémoire, soutenu par l'intervieweur, le "sujet" livre au chercheur non seulement une somme d'informations, mais aussi la représentation qu'il se fait de lui-même et l'interprétation qu'il donne de sa propre expérience.

Je me suis appliqué à moi-même la démarche introspective du récit de vie, mais quel sociologue n'a-t-il pas fait, au cours du processus d'analyse de son matériau, un lien, même furtif, avec des situations ou événements de sa propre vie, en trouvant dans cette *introspection* quelques intuitions interprétatives ? Ainsi, cette démarche ne s'opposerait pas à la méthode hypothético-déductive, elle en serait plutôt une étape nécessaire pour accomplir le projet scientifique en sciences sociales. Georges Balandier écrivait que « *toute œuvre savante recèle au moins une part autobiographique involontaire ; on y est présent alors que l'on croyait s'en être exclu et tenu à distance* » (Balandier, 2003, p. 33) ou encore Alfred Schutz : « *Toute interprétation de ce monde est basée sur une réserve d'expériences préalables, les nôtres propres ou celles que nous ont transmises nos parents ou nos professeurs ; ces expériences, sous forme de "connaissances disponibles", fonctionnent comme schème de référence* » (Schutz, 1987, p. 12). Jean-Philippe Bouilloud, dans son étude de vingt-sept récits autobiographiques réalisés entre 1994 et 2004, montre que le sociologue est un « *autobiographe malgré lui* » et que « *les éléments de son histoire se trouvent de différentes façons, à des degrés divers, dans sa production intellectuelle, et y sont inévitablement agissants* » (Bouilloud, 2009, p. 63).

Cependant, si l'introspection n'est pas une méthode de production de la connaissance scientifique, elle demeure une *posture* nécessaire du chercheur pour établir une distanciation entre les croyances, valeurs, émotions, situations personnelles et l'analyse scientifique. C'est une démarche réflexive sur les mécanismes psycho-sociaux liés à l'épreuve du cancer et sur ma *posture* d'observation de cette expérience. La première dimension consiste dans l'*objectivation* des mécanismes sociaux et psychologiques qui sont le substrat de mes conduites en tant que malade. Dans la seconde, il s'agit de faire parvenir à la conscience les facteurs qui pourraient, à mon insu, orienter l'analyse. Cette dernière *posture introspective* requiert une mise à distance de soi à soi, où le chercheur doit se comprendre lui-même en tant qu'observateur. En paraphrasant le titre d'un ouvrage de Paul Ricœur (Ricœur, 1990), c'est comme si je m'étais construit *moi-même comme un autre*, en me positionnant comme *expérimentateur* d'un parcours de malade du cancer.

Dans son œuvre majeure, *La Méthode,* Edgar Morin considère qu'il faut réhabiliter l'*introspection.* On ne peut plus occulter le sujet connaissant dans le processus de production de la connaissance : « *L'intégration permanente d'une réflexion sur les conditions subjectives de la connaissance objective d'un sujet* » devient alors une dimension incontournable dans la pratique de la recherche (Morin, 1980, p. 288). Il ne s'agit nullement de basculer dans le subjectivisme, mais tout au contraire « *d'affronter ce problème complexe où le sujet connaissant devient objet de sa connaissance, tout en demeurant sujet* » (Morin, 1986, p. 22). Lorsque nous pratiquons l'introspection, nous ne faisons en réalité que « *tourner nos capacités de théorie de l'esprit sur nous-mêmes et nous auto-interpréter à la façon dont nous interprétons le comportement des autres* » (Ludwig et Michel, 2018, p. 25).

Les psychanalystes et les ethnologues, pour des raisons différentes, ont accordé une place importante à l'introspection dans le processus de connaissance, liée à la spécificité de leur objet de recherche. La théorie de l'inconscient, pour les premiers, conduisait à rechercher dans l'histoire intime du sujet ses motivations, les psychanalystes devaient provoquer ce « *retournement sur soi* » chez leurs patients, en les aidant à accéder à la connaissance de cette histoire émotionnelle et sociale supposée demeurer encore dans les profondeurs de l'oubli. Les seconds (Lévi-Strauss, 1955 ; Balandier, 1957 ; Condominas, 1965 ; Devereux, 1951), à l'inverse, immergés dans des sociétés peu connues, voire inconnues, confrontés à une énorme distance culturelle, en dehors de tout repère, étaient de fait amenés à observer sur eux-mêmes l'impact de cet exotisme et à évaluer l'effet de celui-ci sur leur activité scientifique. C'est pourquoi leurs premières œuvres marquantes ont une forte dimension autobiographique et Georges Devereux empruntera à la psychanalyse la notion de « *contre-transfert* » pour désigner cette réaction interne de l'observateur, effet du sujet observé sur le chercheur (Devereux, 1980). Il ne suffit pas de s'observer soi-même pour avoir la connaissance des processus qui nous influencent ou celle des mécanismes psychologiques qui nous animent.

B. Introspection et production d'une analyse de l'expérience

L'introspection désigne l'activité mentale qui s'accomplit, littéralement, dans l'acte « *de regarder à l'intérieur* » de soi, ou dans l'appréhension de ses états de conscience par accès direct. Il s'agit de porter une attention soutenue à ses propres sensations ou états émotionnels. Dans l'introspection, le « *je* » est à la fois sujet et objet de cette conscience qui se réfléchit sur elle-même et suppose la possibilité d'une transparence de soi à soi. Ma démarche a été précisément orientée et l'objet défini. Je n'ai pas procédé de manière erratique, selon les associations d'idées qui se présentaient à mon esprit, mais à partir d'un événement biographique marquant : mon cancer. Certains événements se prêtent probablement mieux que d'autres à la construction d'une méthodologie introspective parce qu'ils présentent, pour reprendre une notion d'Edgar Morin (Morin, 1972*a*, p. 17), un coefficient d'*événementialité* élevé, introduisant une rupture dans l'irréversibilité du temps, comme l'expérience de maladies, les situations d'attentats, les fêtes traditionnelles, les promotions ou les nominations professionnelles. Dans ces situations, il y a avant et un après événement. Celui-ci peut être vécu par de nombreuses personnes, mais la démarche introspective s'attachera à faire ressortir la part sociale dans la singularité de cet *événement*.

On peut distinguer deux formes d'introspection : celle qui vise la compréhension ou l'explication de comportements ou d'états mentaux et dont il faut se méfier ; l'autre, qui produit des données brutes, correspondant à des états mentaux, des motivations à l'action que l'on peut chercher à expliquer ultérieurement. Ces deux moments correspondent à des activités cognitives bien distinctes : d'une part, le repérage, l'observation, de ces propres états mentaux et, de l'autre, la phase de compréhension et d'explication de ceux-ci. Le premier type peut être source d'erreur de perspective sur les informations, et le second parsemé de biais méthodologiques. Ajoutons également qu'il faut distinguer les états *dispositionnels*, tels que les préférences ou les croyances, les attitudes, des états *occurrents* ou événements mentaux, non sensoriels, comme les jugements ou décisions (le fait d'imaginer ses vacances par exemple), et enfin des états *sensoriels* (émotions, sentiments). Dans la démarche introspective, l'accès à la connaissance de l'objet semble indirect : nous possédons davantage une « *capacité d'inférence ou d'interprétation de nos états mentaux dispositionnels* [...] *à partir d'un ensemble d'indices comportementaux qu'une voie d'accès direct et fiable à nos états mentaux* » (Ludwig et Michel, 2018, p. 23).

Contrairement à ce que supposait Auguste Comte, la démarche introspective n'est pas forcément immédiate à l'événement, ce qui empêcherait de se « *partager en deux* », l'un vivant l'événement, pendant que l'autre se regarderait. L'attitude introspective peut tout à fait être décalée dans le temps par rapport à un événement, un sentiment, une émotion, des représentations mentales, dans la mesure où il en reste un souvenir. Mais si on peut considérer que l'introspection est une voie d'accès plus privilégiée à la vie intérieure que pourrait avoir autrui, l'enquêteur, cela ne signifie pas pour autant que le sujet ait un total accès à ces représentations mentales par le fait de son activité consciente. Les travaux de psychologie cognitive montrent que des représentations sensorielles peuvent être activées dans le cerveau sans que le sujet en soi conscient pour autant (Naccache, 2006, pp. 18-19). L'introspection constitue le processus de production d'un récit dont la mémoire est le support, sans que nous maîtrisions les mécanismes de reconstruction des souvenirs.

L'introspection, par définition, est autoréférentielle, les données relevées risquent d'apparaître particulièrement sûres. Car c'est le chercheur qui a perçu, ressenti, vécu, éprouvé les sentiments, les émotions et les raisonnements qu'il étudie et qu'aucun autre ne peut connaître sans faire des inférences à partir de ses propres comportements. L'auto-observation ne serait pas susceptible d'erreur ni d'illusion ou encore de confusion. Cependant, il est possible d'introduire des procédures de contrôle en faisant appel à des chercheurs du domaine étudié, pour ne pas laisser dériver les interprétations et soutenir cette autocritique. Comme je l'ai noté plus haut, l'introspection est inférentielle et elle ne peut pas réellement prendre une forme démonstrative. Mais il est possible d'introduire un raisonnement déductif une fois le matériau constitué, à la manière des recherches s'appuyant sur les entretiens. Le risque de l'auto-sociologie est de demeurer illustrative de théories et non réellement productrice de connaissances.

L'introspection constitue, par conséquent, la méthode de production du *récit*, mais elle n'en est pas le texte final, soumis au lecteur. Il s'agit d'un *avant-texte*, la première mise en forme par l'écrit du vécu de l'expérience. La stimulation permanente de la mémoire devient le moyen de production de ce récit sur soi et *« il s'agit alors d'accorder foi à la subjectivité »* du malade ou ancien malade, devenu narrateur de son expérience : *« C'est lui qui définit le phénomène même que nous souhaitons éclaircir »* (Dehaene, 2014, pp. 29-30). Finalement, il n'y a guère de différence avec la situation d'entretien dans laquelle le chercheur doit, au final, faire confiance à l'interviewé pour que, dans le récit de sa vie et de son expérience il lui dise tout et de façon la plus fiable possible. Mais l'information obtenue lors d'un entretien, volontairement ou non, n'est jamais totale, le sujet en sait toujours plus qu'il n'en dit.

Ainsi, j'ai donc tenu trois types de "journaux" ce que j'ai appelé l'*avant-texte*, dont les analyses successives ont abouti à cet ouvrage. J'ai établi un journal factuel et chronologique des faits et événements commencé dans les semaines suivant l'opération. J'ai classé tous les documents de mon dossier, tenu le calendrier des visites médicales, etc. L'écriture était très épisodique, mon objectif étant essentiellement de conserver la trace de la chronologie des faits. Ce journal s'est arrêté en décembre 2017, après le neuvième scanner de contrôle, indiquant que le dixième était prévu en 2020. Néanmoins, dans la période immédiatement post-opératoire je pensais encore au cancer jour et nuit, depuis le diagnostic du 20 avril 2006 ! Je ne pouvais pas prendre des notes sans que se glissent des perceptions subjectives de cette expérience. Le risque dans ce genre de travail serait de produire une fiction ou au moins un récit en partie fictionnel (Ricœur, 1991)

J'ai donc ouvert un second "journal", plus thématique, relatant mes perceptions, sentiments, émotions, ordonné également autour de concepts (angoisse, peur, déni, annonce, mémoire, soignant/soigné, etc.). Ce sont ces deux journaux que j'ai repris pour constituer le premier récit de mon expérience, à partir de 2010. J'avais deux principes en commençant ce travail : ne me poser aucune date limite pour terminer cet ouvrage, ni aucune contrainte de publication et deuxièmement, et ne pas lire d'autobiographies pendant cette première phase d'élaboration du récit, la seule exception a été le livre de David

Servan-Schreiber (Servan-Schreiber, 2011). Je ne souhaitais pas écrire mes journaux en étant en situation de réflexion avec d'autres auteurs sur le même sujet, il fallait que je garde le plus de spontanéité possible. En revanche, j'ai naturellement accumulé quelques connaissances scientifiques et épidémiologiques sur ce phénomène social. Cette phase a duré quatre années. Évidemment je n'écrivais que par période, car je menais mes activités professionnelles très prenantes. L'écriture a été fragmentée et composée de notes brèves. Cependant à la fin de l'année 2014, nanti d'un matériau conséquent, j'ai décidé de passer à l'écriture définitive.

Pendant cette période, je me suis confronté à deux grandes difficultés méthodologiques et psychologiques. Je pensais m'être bien armé sur la problématique du récit autobiographique et de l'introspection et avoir commencé ma prise de notes avec une vision claire des différentes positions d'écriture successives ou concomitantes décrites plus haut. La réalité, ou la mise en œuvre, a été plus complexe, l'inévitable dimension du temps, la dualité synchronie/diachronie, dans le processus d'un récit historique a compliqué le statut épistémologique de certaines propositions écrites plusieurs semaines ou mois auparavant. De plus, l'effet retour sur la mémoire de la première remémoration elle-même réaménage le souvenir. Comme l'a montré Stanislas Dehaene (Dehaene, 2014), notre mémoire ne fonctionne pas comme une collection de données archivées dans une bibliothèque. L'objet mémorisé est diffracté dans différentes zones du cerveau, celle de la forme, de la couleur, de l'odeur, du son et, pour nous souvenir, nous devons reconstruire ces relations à partir de stimulations du présent et d'associations successives. Le souvenir devient alors une construction sociale, car son contenu est relié aux faits de communication entre des individus, des représentations, des discussions avec l'entourage, des lectures, etc. Finalement, la mémoire que j'ai activée est une sorte de scène sociale intérieure, imaginaire, où je joue les différents rôles, en préparant la mise en récit de mon expérience.

La remémoration s'est alors inscrite dans une temporalité qui interagissait et introduisait le doute sur la mémorisation initiale d'un fait, cela pouvait devenir flou en moi, au point que parfois je me demandais ce que j'avais vraiment vécu. Il me fallait trouver un moyen de vérification, soit en demandant à mon épouse qui avait pu être présente à ce moment-là, ou en cherchant sur internet par exemple, comment se faisait précisément ce type d'opération. Le principe du dédoublement continu a été difficile à tenir car ce travail de prises de notes me ré-immergeait sans cesse dans la situation de malade, et les différents niveaux de réalité correspondant à mes statuts se confondaient, je mettais alors fin à la séance d'écriture. La difficulté, dans ce moment d'introspection, c'est la réactivation de la fameuse « épée de Damoclès » qui me faisait perdre ma vigilance dans la prise de notes, tout simplement, ou dans mes analyses. L'effort de mobilisation psychologique était suffisamment intense pour me contraindre à laisser de côté pendant quelques jours, voire des semaines, cette entreprise d'écriture.

La seconde difficulté a porté sur la question du temps. Le comportement de l'individu, qu'on étudie le plus souvent de manière synchronique, est toujours situé entre un passé et un futur. La démarche de l'auto-sociologie présente, *a priori*, l'avantage d'une approche globale et diachronique d'un niveau de complexité élevé de l'événement, puisque l'auteur est le mieux placé pour connaître toutes les dimensions internes de l'impact de cet événement. Cependant, il m'a fallu distinguer le fait, par exemple les vingt-quatre heures en salle de réanimation, qui possède un début (l'entrée dans la salle) et une fin (la sortie), de sa perception et de son évocation ultérieure, car celle-ci se situait dans une autre temporalité. Si elle avait un début (l'entrée dans la salle), elle n'avait pas de fin, son interprétation se poursuivant dans mon imaginaire. Aussi, les représentations sur ce fait, au moment d'observation (M0), et celles évoquées trois mois ou une année plus tard, n'étaient pas forcément tout à fait identiques, sa perception et surtout les émotions se modifiaient dans le temps. Dans le récit final, il m'a fallu saisir le moment initial, la dimension synchronique, et le décalage entre deux moments, ou plus, c'est-à-dire la dimension diachronique. L'intensité de certaines émotions s'atténue avec le temps. Il en reste une trace, mais le vécu immédiat et la trace ultérieure constituent la réalité et la vérité du vécu global du sujet. Cela suppose d'avoir fixé, dans un texte, les premières représentations et surtout les émotions ressenties lors de l'apparition du fait, pour pouvoir les comparer avec des représentations ultérieures. C'est cet ensemble, l'émergence du fait et la trace laissée au fil du temps, qui constitue l'expérience du cancer.

La démarche introspective ne consiste pas seulement à activer notre mémoire pour retrouver des événements, des souvenirs ou des émotions, mais aussi à «*capturer*» (Sackur, 2009, p. 351) des états mentaux, des idées floues, évanescentes, fuyantes qui jaillissent furtivement dans notre conscience. Cette démarche renvoie à un ensemble d'opérations mentales dont il faut observer les processus, en particulier les glissements qui s'opèrent de manière fugitive entre ces différents statuts. L'introspection exige une attention importante et permanente de ses états mentaux pour accrocher des images, des idées, des sensations liées ou suscitées par l'objet étudié. La mise en œuvre est très exigeante, elle suppose un véritable *dédoublement* de soi ; elle est une autocritique permanente de soi. Elle l'est également au niveau de l'éthique, en impliquant directement l'auteur dans sa relation avec le lecteur. L'auteur s'engage à la *sincérité* des faits, des événements, des sentiments, bref de son vécu lié à l'événement étudié, alors que le lecteur doit savoir distinctement qui s'adresse à lui en identifiant clairement l'auteur dans l'écrit, et l'exigence de *sincérité* demeure très élevée tout au long de l'écriture.

Le *récit* produit par le chercheur sur l'événement retenu pour sa recherche constitue le matériau empirique qu'il va soumettre à son analyse. Partant de l'idée que les caractéristiques de l'individu ont une certaine universalité, le récit produit par le chercheur en sociologie sur l'une de ses expériences spécifiques correspondrait alors précisément au processus d'objectivation direct, sans médiation. On pourrait estimer, dans la perspective d'une sociologie compréhensive, que le substrat interne des actions et des comportements serait rendu ainsi visible, intelligible et explicable. Mais comme je l'ai indiqué plus haut, il ne suffit pas de porter à sa conscience ses perceptions, ses ressentis, ses états mentaux puis de les retranscrire pour procéder à leur objectivation et les faire entrer dans l'ordre du savoir.

Je devais réaliser en fait *deux processus d'objectivation* différents. La première étape consistait à passer des états mentaux à l'écrit par le truchement de la langue, l'activité introspective proprement dite. Il y a objectivation dans le fait de rendre plus concrète, par la langue, la vie intérieure du sujet et de la constituer en objet extérieur à soi. Toutefois cet objet n'est pas scientifiquement construit, il s'agit d'une extériorisation de nos états mentaux par leur traduction, ou leur transcription dans la matérialité d'un récit. En d'autres termes, formuler notre ressenti intérieur ce n'est pas faire entrer les idées exprimées dans l'ordre du savoir. Ce n'est que dans une seconde étape que je me suis attaché à extraire de ce récit les dimensions explicatives de l'événement et les réactions diverses à celui-ci, inscrivant ainsi cet objet dans l'ordre du savoir, après avoir appliqué à ce récit la méthodologie adéquate pour son traitement et les théories pertinentes pour sa compréhension.

Dans son étude, Jean-Philippe Bouilloud (Bouilloud, 2009) va rechercher, dans les discours autobiographiques des auteurs, la nature de ces liens. Autrement dit, c'est l'auteur même des textes qui les lui indique. L'analyse du sociologue consiste à comparer, construire des types, des processus différents à partir du corpus qu'il étudie et à produire un méta-discours qui est une interprétation des interprétations déjà préexistantes dans les discours autobiographiques énoncés par chaque auteur sur lui-même. En réalité, pour faire apparaître la présence d'une écriture de soi, il faudrait travailler sur ce qu'on pourrait appeler l'*avant-texte*, à savoir le texte qui a été produit avant le "polissage", dans cet espace où se fait le travail d'écriture. Ainsi, à l'instar des sculpteurs, des peintres et des écrivains, on pourrait considérer le bureau du sociologue comme son atelier d'écriture et le lieu de l'étude sur l'écriture *de soi*.

La notion *d'avant-texte* se doit d'être plus précisément définie, entre les premiers mots et le texte final, il y a plusieurs phases d'écriture. Que peut-on alors considérer comme un *avant-texte?* Celui-ci renvoie à un processus de construction, d'élaboration du texte final, il en découle logiquement que le cadre théorique et technique d'analyse sera celui de la linguistique. L'écriture de soi ne peut pas seulement, et en premier lieu, être saisie à partir du "dire" autobiographique, mais dans le travail progressif de l'écrit que l'on peut observer et "décortiquer" empiriquement dans l'*avant-texte*. La démarche part donc de l'objet concret, du texte et de l'objet traité pour repérer l'existence des traces de cette influence du *soi*. Les indicateurs sont d'ordre linguistique et sémantique. Il convient de faire ressortir les liens avec la biographie et la personnalité de l'auteur, à partir de la mémoire de celui-ci.

L'écriture comme manipulation et usage de la langue pour la mise en forme des résultats d'une recherche est une activité intimement liée à l'histoire individuelle et, notamment, au processus de socialisation. Elle est une des activités totalement apprises par les individus. Il faut s'attendre à ce que l'expérience vécue se faufile de façon plus ou moins évidente dans les écrits de recherche.

Le chercheur doit parvenir à une certaine performance dans l'écriture, d'autant plus que celle-ci sera, d'une manière ou d'une autre, évaluée par ses pairs. L'écriture *de soi* plus ou moins décelable par le lecteur à partir de la forme du texte est pleinement un fait social, au sens durkheimien.

La forme du texte final résulte d'un processus d'élaboration, il est donc très important de travailler sur l'*avant-texte,* les réécritures successives par l'auteur vont gommer un grand nombre des imperfections de l'écrit et faire disparaître, du même coup, de nombreux indicateurs de cette écriture du moi. L'écriture est une contrainte face à laquelle tout écrivain est confronté et que chacun franchira avec plus ou moins d'aisance. Elle se déploie dans un espace pluridimensionnel (dimensions sémiotiques, cognitives, linguistiques, sociologiques, affectives) et, si l'écriture littéraire engage principalement le sujet, l'écriture sociologique est aussi sensible à l'entrecroisement de ces dimensions, et engage l'auteur, non seulement affectivement, mais aussi au niveau de son rang intellectuel ou de son prestige. Aux exigences de toute communication écrite, l'organisation des idées, l'élaboration du plan, la rigueur de l'expression et l'efficacité de la communication, le style, l'argumentation, la grammaire, la richesse du vocabulaire, la ponctuation ou l'orthographe s'ajoutent pour le scientifique la qualité de la démonstration, la maîtrise des théories et des connaissances dans son domaine. La langue, le langage, la grammaire deviennent alors le moyen essentiel pour montrer ses capacités scientifiques. Le sociologue doit mettre en évidence l'usage qu'il fait de ses connaissances, et ses compétences professionnelles d'écriture le lui permettent. Sans l'écrit, le résultat de la recherche ne sera pas accessible et la carrière du chercheur ne progressera pas.

L'*avant-texte* reflète donc les caractéristiques biographiques, sociales et psychologiques de l'écrivain. On pourra y relever les réécritures, la construction plus ou moins laborieuse du texte, les traces de son origine sociale, de sa scolarité, de l'étendue de son capital culturel… L'aisance ou les blocages pour parvenir à un texte final de qualité, selon les normes du milieu académique, seront des indicateurs qui révéleront cette écriture de soi dans l'acte scriptural lui-même. L'expression des idées, du contenu des analyses sociologiques en sera également entravée ou favorisée, selon la plus ou moins grande maîtrise de ces contraintes par l'auteur.

À l'heure où la *monstration* de soi est devenue, avec les technologies numériques, une pratique largement répandue, la mise en *spectacle* de soi-même se transforme en marchandise (Debord, 1967). Nous observons une surabondance, une prolifération considérable de données personnelles et intimes. Pour l'auteur la difficulté particulière, dans la démarche d'auto-sociologie apparaît lorsque le texte de sa recherche devient public. Le lecteur peut interpréter cette *exposition* de soi comme excessive, considérant que l'auteur souhaite ostensiblement se faire voir comme sujet ; ce qui peut convenir dans le genre littéraire ou le cinéma dont l'objectif premier est celui de la forme et de l'esthétique, se trouvera ici décalé ou en dehors des normes du texte scientifique. L'« *intimité nous inquiète lorsqu'elle surgit dans une œuvre qui ne lui a jamais conféré une existence scientifique* » notait René Lourau (Lourau, 1988, p. 13).

L'introspection/monstration représente une ambiguïté pour le récepteur ou le lecteur, car si je considère que l'énonciateur est sincère et que son jugement se fonde réellement sur son introspection, il me semble impossible de le critiquer. Je me dois de lui accorder le dernier mot sur la question, n'ayant nullement accès à ses données intimes : « *Cela confère une autorité épistémique particulière au sujet lorsqu'il est question de ses propres états mentaux* » (Ludwig et Michel, 2018, p. 23). L'auto-sociologie peut donner le sentiment d'une sur-implication de l'auteur dans son objet, du fait de l'affichage méthodologique, elle peut être ressentie comme la volonté de la part de l'auteur de vouloir imposer ses arguments par l'autorité de son expérience. C'est donc différent du texte scientifique par rapport auquel le lecteur et l'auteur sont davantage dans une relation plus équitable, les arguments ne s'imposant pas par l'autorité indiscutable de l'auteur, mais par la connaissance qu'on peut toujours questionner. Inversement pour l'auteur, en s'engageant dans un discours sur soi, il peut faire surgir ses défaillances, une image peu valorisante de lui-même, ses manques et donnant aux autres une image non maîtrisée de soi aux effets dévastateurs pour lui-même.

*
* *

Dans cette partie, j'ai présenté le résumé factuel de mon parcours, depuis le diagnostic de la maladie avec ma position d'observateur de mon expérience et les conditions méthodologiques de cette démarche. Dans la situation d'écriture, le chercheur ne se retrouve pas seul face à son texte en cours, mais dans une relation qu'il imagine avec un ou plusieurs lecteurs. Pendant le processus cognitif de production de l'écrit final, en tant que narrateur je me suis observé sur l'ensemble de ses quatre statuts entremêlés. Écrivant, je me constituais comme le « *témoin interne* » de mon propre travail de recherche (Chiantaretto, 2005). Il me fallait toujours être en éveil pour, *in situ*, dans le même mouvement de production de connaissance sur soi, en saisir l'effet. Ce processus s'est déroulé dans toutes les directions : diachronique, spatiale ou situationnelle, les effets de cette activité d'autoanalyse pouvant être différés dans le temps. Les deux parties suivantes aborderont en profondeur cette expérience à partir de l'irruption de l'épreuve, jusqu'au sentiment de guérison. Cette réflexion méthodologique dans les premières années suivant le traitement constitue déjà une première forme de mise à distance de la maladie.

RÉFÉRENCES BIBLIOGRAPHIQUES

BAJOIT Guy (2009), *Socio-analyse des raisons d'agir. Études sur la liberté du sujet et de l'acteur*, Québec, Presses de l'Université de Laval.

BALANDIER Georges (1957), *Afrique ambiguë*, Paris, Plon.

BALANDIER Georges (2003), *Civilisés, dit-on*, Paris, PUF.

BERTAUX Daniel (1997), *L'Enquête et ses méthodes. Le récit de vie*, Paris, Armand Colin (3e édition).

BOUILLOUD Jean-Philippe (2009), *Devenir sociologue. Histoires de vie et choix théoriques*, Toulouse, Érès.

BOURDIEU Pierre (2001), *Science de la science et réflexivité*, Paris, Raisons d'Agir.

BOURDIEU Pierre, CHAMBOREDON Jean Claude et PASSERON Jean Claude (1968), *Le Métier de sociologue. Préalables épistémologiques*, Paris, Mouton.

CHAZEL François (1993), « L'esthétisme sceptique et ses limites en histoire de la sociologie », *Revue française de Sociologie*, vol. 34, n° 2, avril-juin, pp. 247-269.

CHIANTARETTO Jean-François (2005), *Le Témoin interne*, Paris, Aubier.

COENEN-HUTHER Jacques (2002), « Entre cultures et structures. Essai d'autobiographie sociologique », *Revue européenne des Sciences sociales*, vol. 40, n° 122, janvier-juin, pp. 5-39.

COMTE Auguste (1936), *Cours de philosophie positive (1re et 2e leçons)*, Paris, Larousse (1re éd. : 1832).

CONDOMINAS Georges (1965), *L'Exotique est quotidien : Sar Luk, Vietnam central*, Paris, Plon.

DEBORD Guy (1967), *La Société du Spectacle*, Paris, Buchet/Chastel.

DEHAENE Stanislas (2014), *Le Code de la conscience*, Paris, Odile Jacob.

DEVEREUX Georges (1980), *De l'angoisse à la méthode dans les sciences du comportement*, trad. fr., Paris, Aubier (1re éd. en anglais : 1967).

ELLIS Carolyn (1995), *Final Negotiations. A Story of Love, Loss and Chronic Illness*, Philadelphie, Temple University Press.

ÉRIBON Didier (2009), *Retour à Reims*, Paris, Flammarion.

FEYNMAN Richard (1980), *La Nature de la physique*, trad. fr., Paris, Seuil (1re éd. en anglais : 1965).

GAULEJAC Vincent de (2009), *Qui est « je » ? Sociologie clinique du sujet*, Paris, Seuil.

GINGRAS Yves (2000), « Pour une biographie sociologique », *Revue d'Histoire de l'Amérique française*, vol. 54, n° 1, été, pp. 123-131.

GROSSETTI Michel (2004), *Sociologie de l'imprévisible. Dynamiques de l'activité et des formes sociales*, Paris, PUF.

GUSDORF Georges (1990), *Lignes de vie. 1. Les Écritures du moi*, Paris, Odile Jacob.

HABERMAS Jürgen (1973), *La Technique et la science comme «idéologie»*, trad. fr., Paris, Gallimard (1re éd. en allemand : 1968)

HAMEL Jacques (2006), « Réflexions sur l'objectivation du sujet et de l'objet », *in* PAILLÉ Pierre (sous la dir. de) (2006), *La Méthodologie qualitative. Postures de recherche et travail de terrain,* Paris, Armand Colin, pp. 85-98.

HOERNI Bernard et VEDELAGO François (1978) « Aspects socio-psychologiques de l'hospitalisation et du traitement dans un centre anticancéreux de femmes atteintes du cancer du sein », *in* FRESCO Robert et EXTREMET Josette (sous la dir. de), *Journées médicales sur les problèmes psychologiques en rapport avec le cancer*, Paris, Masson, pp. 25-28.

LEJEUNE Philippe (2005), *Signes de vie. Le pacte autobiographique 2*, Paris, Seuil.

LEJEUNE Philippe (2010), *L'Autobiographie en France*, Paris, Armand Colin.

LEPENIES Wolf (1990), *Les Trois Cultures. Entre science et littérature l'avènement de la sociologie*, trad. fr., Paris, Éd. de la Maison des Sciences de l'Homme (1re éd. en allemand : 1985)

LÉVI-STRAUSS Claude (1955), *Tristes Tropiques*, Paris, Plon.

LOURAU René (1988), *Le Journal de recherche,* Paris, Klincksieck.

LUDWIG Pascal et MICHEL Matthias (2018), *Introspection (A)*, http://encyclo-philo.fr.

MARZANO Michela (2012), *Légère comme un papillon*, Paris, Grasset.

MEAD George Herbert (1963), *L'Esprit, le soi et la société,* trad. fr., Paris, PUF (1re éd. en anglais : 1932).

MENDRAS Henri (1995), *Comment devenir sociologue. Souvenirs d'un vieux mandarin,* Arles, Actes Sud.

MÉNORET Marie (1999), *Les Temps du cancer,* Paris, Éd. du CNRS.

MÉNORET Marie (2008), Interview de Marie Ménoret, https://www.dailymotion.com/video/x6usai.

MESURE Sylvie et SAVIDAN Patrick (sous la dir. de) (2006), *Le Dictionnaire des Sciences humaines*, Paris, PUF.

MORIN Edgar (1972*a*), « Le retour de l'événement », *Communications,* vol. 18, n° 1, janvier-juin, pp. 6-20.

MORIN Edgar (1972*b*), « L'événement-Sphinx », *Communications*, vol. 18, n° 1, janvier-juin, pp. 173-192.

MORIN Edgard (1980), *La Méthode. La Vie de la vie*, Paris, Seuil, t. 2.

MORIN Edgard (1986), *La Méthode. La Connaissance de la connaissance*, Paris, Seuil, t. 3.

NACCACHE Lionel (2006), *Le Nouvel Inconscient. Freud, le Christophe Colomb des neurosciences*, Paris, Odile Jacob.

OGIEN Ruwen (2017), *Mes Mille et Une Nuits*, Paris, Albin Michel.

PAILLÉ Pierre (sous la dir. de) (2006), *La Méthodologie qualitative. Postures de recherche et travail de terrain, op. cit.*

POPKIN Jeremy (1998), « Connaissance de soi et connaissance historique : «ego-histoire» et savoir », *in* BEAUVOIS Yves et BLONDEL Cécile (sous la dir. de), *Qu'est-ce qu'on ne sait pas en histoire ?*, Villeneuve-d'Ascq, Presses universitaires du Septentrion, pp. 145-158.

RICŒUR Paul (1990), *Soi-même comme un autre*, Paris, Seuil.

RICŒUR Paul (1991), *Temps et récit. 2 : Configuration dans le récit de fiction*, Paris, Seuil.

RONAI Carol Rambo (1995), « Multiple reflections of Child Sex Abuse: an argument for a layered account », *Journal of Contemporary Ethnography*, n° 23, janvier, pp. 395-426.

ROSSI Silvia (2019), *Écrire le cancer. De l'expérience de la maladie à l'autopathographie*, Paris, Téraèdre.

ROULIN Jean-Luc (sous la dir. de) (2006), *Psychologie cognitive*, Rosny-sous-Bois, Bréal.

SACKUR Jérôme (2009), « L'introspection en psychologie expérimentale », *Revue d'Histoire des Sciences*, vol. 62, n° 2, juillet-décembre, pp. 349-372.

SCHÜTZ Alfred (1987), *Le Chercheur et le quotidien*, trad. fr., Paris, Klincksieck (1re éd. en allemand : 1971).

SERVAN-SCHREIBER David (2011), *On peut se dire au revoir plusieurs fois*, Paris, Robert Laffont.

VEDELAGO François (2000), « L'intervention des sociologues auprès des acteurs professionnels : transfert de connaissances ou justification rationnelle de l'action », *in* CNR'IUT 2000, *Recherche et innovation*, Orléans, Presses universitaires, pp. 547-565.

VEDELAGO François (2014), « L'indicible dans l'écriture du chercheur : l'écriture de soi », *in* TUAILLON DEMÉSY Audrey et FERRÉOL Gilles (sous la dir. de), *L'Écrit : comment rendre compte d'une recherche ?*, Besançon, Université de Franche-Comté, pp. 20-33.

VEDELAGO François (2019), « L'introspection : de la posture de recherche indicible à la méthode », *in* FERRÉOL Gilles (sous la dir. de), *Récit et objectivation*, Louvain-la-Neuve, EME, pp. 25-37.

DEUXIÈME PARTIE

L'ALTÉRATION DE SOI

« Quant à moi, j'éprouve une certaine inquiétude, ma charrette est trop chargée, il me faut aller au travail. Finie la grande chasse. Le moment est venu de dénombrer le gibier. »

Note de Paul Klee après la grande moisson d'émotions accumulées au cours de son voyage en Tunisie (Klee, 1959, p. 285).

CHAPITRE 4

L'IRRUPTION D'UN ÉVÉNEMENT BIOGRAPHIQUE : LE CANCER

D'une manière globale, cette étude de l'*événement-cancer* a été construite autour des trois processus suivants : l'altération de soi, la restauration de soi et la normativité. L'expérience du cancer, comme épreuve qui s'impose à l'individu pendant et après les traitements, s'est déroulée sur une dizaine d'années. Chaque processus possède sa temporalité propre et peut se recouvrir plus ou moins avec l'un ou l'autre. J'analyserai ensuite le moment d'irruption de l'*événement-cancer* qui, s'il est marqué par l'effet de parole de l'annonce, a été en réalité plus progressif que la première représentation que je m'étais construite. C'est ainsi que le *moment* de cette annonce effroyable sera resituée dans sa temporalité. La révélation de la maladie, par cet acte de parole, évoquant la mort, représentait un événement unique, qui initiait un nouveau parcours de vie, en ce sens c'était un événement-fondateur.

*

* *

I. ÉPREUVE, NŒUDS ÉMOTIONNELS ET PROCESSUS PSYCHOSOCIAL

Le thème de la santé et l'histoire de nos diverses affections et maladies font partie des discussions ordinaires de la vie quotidienne. Cela me renvoyait aux expériences de mon enfance, bloqué dans mon lit par la varicelle, la rougeole ou encore la coqueluche. Plus tard, ma représentation de la maladie a été très fonctionnelle, sans aucun doute le résultat de mon éducation. Avant mon cancer, une seule fois dans ma carrière professionnelle, j'ai été contraint à un arrêt de travail, je ne me considérais malade que lorsqu'il m'était impossible de "tenir debout". Je savais naturellement que le cancer était une grave maladie, mais j'ai vraiment réalisé l'importance de cette gravité dans le regard des autres, notamment lors d'une réunion d'un Conseil d'administration de la Fédération aquitaine des réseaux de santé, composé dans sa grande majorité de médecins. Alors que j'annonçais, en en donnant le motif, que je ne pourrais participer à la réunion suivante car j'allais être très rapidement hospitalisé, j'ai vu dans leur regard et perçu au ton de leurs encouragements, la difficulté, l'épreuve qui m'attendait pour le traitement de ce cancer. En introduisant l'ouvrage Épreuve et Limite, Gilles Ferréol rappelait que : « *Ce qui est en jeu dans toute expérience qualifiée d'"éprouvante", c'est prioritairement le rapport à soi, le sentiment d'effort que cela présuppose et notre aptitude à surmonter nos propres craintes* » (Ferréol, 2021, p. 11).

En 2015, la quasi-totalité de la population française, 96,6 %, considérait que le cancer était la maladie la plus grave, devant le VIH-SIDA (40,3 %) et les maladies cardiaques, ainsi que les AVC (31,5 %) (Foucault *et al.*, 2018, p. 3). Cette comparaison montre clairement la place particulière accordée au cancer parmi les graves maladies. Cela évoque immédiatement la question de la mort et sur ce fond tragique, lors des manifestations publiques et généralement dans les médias, l'expérience de la maladie du patient et de son entourage est présentée comme une épreuve, non seulement au cours des traitements, mais aussi après. Quelques extraits de titres d'articles l'illustrent : « *Cancer et reprise du travail : une épreuve supplémentaire pour les patients* », « *Après la terrible épreuve de la maladie, les patients atteints de cancer doivent affronter une situation qui s'avère souvent difficile : le retour à la vie professionnelle* », « *L'amour à l'épreuve du cancer* », « *Le cancer du sein une épreuve pour le couple* ». Ce combat contre la maladie « *est une épreuve de force et non pas une expérience* ». Des guides sont édités pour la « *sortie* » de cette maladie, allant des plus sérieux, émis par la Ligue nationale contre cancer et l'INCA, aux plus obscurs des manuels, avec CD de relaxation pour aider les personnes à relever le défi de leur reconstruction psychologique et physique.

Du point de vue étymologique et historique, le terme d'épreuve signifie, de manière large : faire l'expérience de quelque chose, d'un sentiment, d'un état moral ou encore de quelqu'un. Cela peut être une action, faire l'essai d'une recette de cuisine, ou de l'ordre essentiellement du ressenti. Après le siècle des Lumières, l'essai ou l'expérimentation deviendront le moyen par lequel sera fondée la connaissance scientifique des phénomènes. L'idée centrale est alors celle du *test* : il s'agit de faire subir quelque chose à quelqu'un ou à des objets, de soumettre telle ou telle dimension, afin d'en évaluer et vérifier la valeur positive ou négative. Mettre à l'épreuve quelqu'un a pour objectif l'évaluation de ses capacités et ses attitudes mentales, physiques, intellectuelles, affectives. Dans le cas d'objets, il s'agira également d'évaluer des résistances, des effets de leur usage, etc. Mais l'expression "mettre à l'épreuve quelqu'un" contient un aspect supplémentaire à l'idée de test qui consiste à surmonter un obstacle, un *défi* à réussir, être dans un affrontement avec quelqu'un. Il s'agit là de situations interactionnelles dont l'origine peut être diverse comme dans une compétition sportive ou une provocation au combat. Cela peut être aussi un *défi* vis-à-vis de soi-même, par exemple celui de réaliser un exploit physique qui nous serait, *a priori*, inatteignable (Martuccelli, 2015).

La notion s'est resserrée autour de cette idée d'*imposition*, de *faire subir*, de mettre à l'épreuve des éléments, dans la réalité physique, des idées ou encore les qualités des individus dans le cadre d'un protocole. Le terme d'épreuve contient la nécessité d'exercice d'une force, d'une contrainte plus ou moins importante dont l'effet peut être ressenti comme pénible dans le cas où elle s'applique à des humains. Ces connotations de souffrance, de douleur, de tristesse, de cruauté, se sont accolées au cours de l'usage du terme. De nombreuses activités humaines peuvent être considérées et organisées comme des épreuves, elles mettent en situation de compétition, de rivalité, d'affrontement des personnes entre elles, par exemple dans les activités sportives, les situations de travail, les parcours scolaires… Mais l'individu peut également être confronté seul, face à un fait, un événement d'ordre physique ou encore des attitudes et des comportements constituant une épreuve pour lui. Il se trouve en compétition ou dans un combat avec lui-même pour surmonter cette grande et pénible difficulté qui s'impose à lui. Le cancer, en particulier, est de cet ordre-là. Je devais faire face à un adversaire insaisissable et à une situation d'incertitude permanente, entre l'échec ou la réussite des traitements qui procurent une indicible souffrance.

Au moment de mon entrée dans la maladie, à l'annonce du diagnostic, ce n'est ni de la tristesse, ni de la souffrance que j'ai ressentie, mais un choc. Vivre le cancer comme une épreuve, c'est l'absence de projection dans l'avenir ou son inscription dans une certaine temporalité. Cette annonce fut, pour moi, immédiatement physique, mon corps a réagi sous la forme d'une oppression, d'une sensation de poids énorme au niveau thoracique et avec une impression de suffocation, de serrement ; j'étais comme *noué*, sans possibilité de m'exprimer, figé dans le présent. C'est d'abord l'émotion qui s'impose, et nous déborde : la première manifestation de l'épreuve a été d'ordre physique, impensée, non projetée, inexprimable. Certains instants, les plus intenses, les plus forts, me revenaient en mémoire dès que je pensais à cette période, notamment pendant la présentation de mon parcours aux autres. Je les ai appelés des *nœuds émotionnels*.

Vincent de Gaulějac avait employé cette notion de « *nœud socio-psychique* » pour montrer l'intrication des dimensions sociales et psychologiques chez l'individu (de Gaulejac, 1996). J'ajoute ici un niveau biologique, premier, la réaction émotionnelle spontanée, infra-psychique, mais qui a toute son importance par son inscription mémorielle elle résiste à l'oubli et consomme une part de notre énergie, pour le comprendre, ou le contrôler. Au cours d'un cancer, on distingue cinq moments clés : l'annonce du diagnostic, la période d'entrée dans les traitements, les intervalles entre deux séances de traitement, la fin des traitements et l'après-traitement. La définition de ces périodes repose principalement sur des critères médicaux. C'est le repérage de ces *nœuds émotionnels*, au moment de mon récit, qui m'a permis de reconstruire la temporalité vécue et subjective de l'évolution de ma propre épreuve.

Le concept de nœud ne nous étrangle pas, même s'il nous donne la sensation d'étranglement, d'étouffement. La métaphore produit une compréhension immédiate par la ressemblance, la comparaison avec une autre chose. Mais le mot n'est pas la chose : cette image, par ces évocations, permet de présenter les méandres de mes émotions et de mes sentiments formant une partie du contenu de cette épreuve. Ces *nœuds émotionnels*, je pouvais les observer à partir de leurs répétitions obsessives. Ils signalaient des moments cruciaux et constituaient des *turning points* (Hugues, 1996) ou des bifurcations (Grossetti, 2004) dans un parcours ou une trajectoire biographique, dans la mesure où ils étaient imprévisibles et irréversibles.

Ces nœuds sont les indicateurs d'une situation difficile qui vient de surgir comme une chose intrigante sans élaboration psychique dans l'instant. C'est un moment de croisement de dimensions différentes et inconnues qui donne cette impression de cristallisation ou de coagulation en soi. Cet entremêlement de liens envahit notre imaginaire, obère notre capacité de décision et d'action mais, en même temps, le terme de *nœud* évoque des formes et des endroits de résistances, de dureté, de solidité, comme les nœuds des arbres ou ceux d'une corde et qui nous permettent de gravir des pentes difficiles. Faut-il Alors défaire ces nœuds, en les démêlant patiemment, ou en les tranchant comme dans le fameux mythe grec du « *nœud gordien* », ou bien encore les conserver car notre histoire biographique est faite de ces nœuds socio-psychiques et existentiels qui constituent une part de notre identité ? Cette dernière situation correspondrait plutôt à la conception psychanalytique de Jacques Lacan du « *nœud borroméen* », selon lequel sa permanence, son nouage, éviterait de "tomber" dans la psychose (Chaumon, 2004, p. 43).

Momentanément, parfois de façon plus durable, le *nœud émotionnel* devient le centre de gravité de nos pensées et de notre imaginaire et, en prenant la métaphore des trous noirs, il peut absorber toute notre énergie psychique. En ce sens, il entraîne un retour sur soi permanent. Il n'ouvre pas vers l'extérieur et ne favorise pas de nouveaux liens ou la vitalité de ceux existants. C'est par l'activité réflexive que nous pouvons dénouer, déconstruire cet entrelacement et par les jeux de langage que nous pouvons réagencer, remanier, réorganiser les dimensions qui le composent et faire apparaître un nouveau sens capable de nous faire retisser de nouveaux liens. Mon parcours de malade du cancer, ma trajectoire de soins et celle de l'après-cancer ont été jalonnés par des *nœuds émotionnels* dont j'ai tenté de comprendre l'origine et le sens de leur cristallisation.

Si j'ai retenu cette notion comme centrale, c'est parce qu'elle initie un nouveau parcours. Toutefois, les moments importants ne prennent pas seulement la forme cristallisée d'émotions très intenses et négatives, comme l'angoisse, la colère, la culpabilité, la honte et la tristesse. Il faut également les appréhender en fonction de leur degré d'intensité et comme des émotions positives, agréables qui se présentent. Par opposition à la notion de *nœuds*, celles-ci correspondaient à des mécanismes de *détente*, mêlant des moments d'apaisement, de relaxation et d'appréhension, d'inquiétude selon telle ou telle situation. Enfin, j'ai aussi vécu, et je vis, des périodes d'indifférence, d'éloignement des préoccupations liées à la maladie que j'appellerais de *routine*.

Ces précisions concernent la plus ou moins grande intensité et le type de polarité négative, positive ou plutôt neutre, des réactions émotionnelles. Elles correspondent à des processus psycho-sociaux différents au sein du parcours de malade et d'après-cancer que j'ai nommés : *altération de soi*, *restauration de soi* et *normativité* ou *guérison*. On peut aussi dire que ces trois processus correspondent à un parcours complet de l'expérience du cancer, composé des trois étapes, définies par Arnold Van Gennep, et accompagnant dans la vie d'un individu tout changement de situation : 1) un événement biographique qui marque la rupture avec la situation antérieure, état de « *séparation* » avec ses rites « *préliminaires* » ; 2) l'entrée dans un état intermédiaire ou « *liminaire* » ou « état de marge », qui doit déboucher vers 3) un retour à une situation de réintégration de l'individu au sein de ses statuts sociaux, étape « *postliminaire* » ou d'« *agrégation* » (Van Gennep, 1981, p. 20). Appliquée à la situation particulière du cancer, la troisième étape ne se réalisera pas forcément dans de nombreuses situations aboutissant à un décès pendant la seconde phase.

Les processus correspondent aux enchaînements des divers événements, des faits, des interactions, ainsi que de mes réactions et réflexions dans ces diverses situations durant lesquelles j'étais, soit acteur, soit passif. Cependant, près de quatre millions de personnes en 2018 vivaient après avoir eu un cancer, et j'imagine aisément qu'il existe une certaine diversité dans tous ces parcours. L'épreuve du cancer est donc variable en intensité et en qualité, selon les processus à l'œuvre au cours des périodes de la maladie, pendant les traitements, la période de rémission et l'après-cancer ou de guérison, si toutefois les trois étapes sont réalisées. Ces trois processus possèdent leur temporalité et leur intensité propre. Si, par définition, ils se succèdent les uns, les autres, il n'y a pas forcément de rupture et ils peuvent se superposer pendant des périodes et même présenter des inversions de l'ordre initial dans le cas de rechute de la maladie, ou encore du diagnostic d'un nouveau cancer.

J'ai schématisé ces dimensions temporelles et processuelles de ce parcours selon les années, en fonction d'une évaluation subjective de l'intensité de chaque processus, comme par exemple on peut le faire pour la douleur, en les situant dans un plan ayant pour abscisse le temps et pour ordonnée l'intensité. Les chiffres en ordonnées donnent une indication de cette importance ou position respective et relative des trois processus et de leur évolution.

Schématisation des trois processus du parcours de vie : du cancer à l'après-cancer

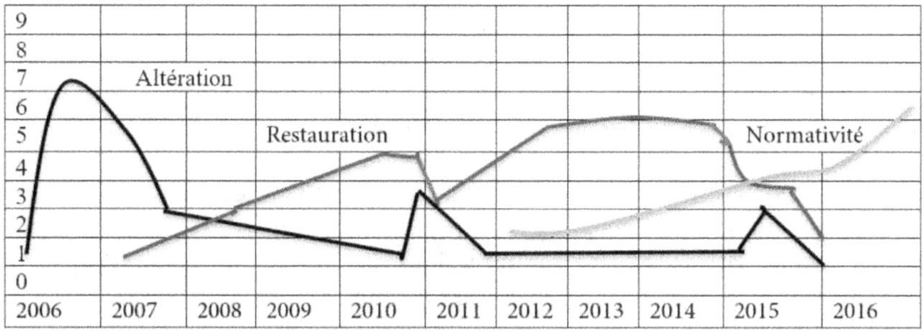

Le processus d'*altération de soi* fait suite au choc de l'annonce du cancer. Les attitudes et les comportements sont très fortement déterminés par la maladie et de type égoïste, ainsi je vivais totalement centré sur moi-même, sous l'emprise d'émotions négatives. Puis, est discrètement apparu le processus de *restauration de soi*, une certaine distanciation par rapport à la maladie se dégageait, avec une plus grande réciprocité dans les interactions et la communication avec les autres. On est alors moins tourné sur soi, davantage ouvert aux autres. Les attitudes et comportements sont déterminés par un autre facteur : celui de l'« *aller mieux* ». J'étais fortement orienté vers la guérison et, en ce sens je valorisais davantage les émotions positives. Enfin, le processus de *normativité*, c'est cette sensation d'"être comme avant", d'en avoir fini avec le "retour sur soi" en se créant des normes de vie d'après-cancer ou d'adaptation. Plus on s'éloigne du choc initial et plus la continuité du parcours de vie l'emporte sur les effets de la rupture ou de l'arrêt du cours de vie ordinaire. La période de la maladie devient une phase close avec un début et une fin. La maladie et la guérison, ou l'« *aller mieux* », ne sont plus les facteurs qui orientent nos conduites, mais elles sont plutôt soumises au retour de la routinisation des rôles sociaux.

On voit ici que ces trois processus contiennent leurs temporalités propres : ils ne se succèdent pas totalement ; au contraire, des périodes se superposent. Ces processus ainsi définis possèdent non seulement des temporalités très poreuses entre elles, et elles ne sont pas linéaires. Les périodes de rechute de la maladie illustrent parfaitement ces mouvements d'aller et retour entre les moments aigus de la maladie et de la rémission.

II. LE DÉNI ET LE DOUTE

Ce titre peut surprendre car ces deux termes sont habituellement employés dans un ordre inverse, plaçant le déni après l'effet de sidération comme réaction à l'annonce du cancer. Il s'agit d'une reprise très fréquente de la typologie conçue par Elisabeth Kübler-Ross pour les patients face à leur mort, lors de l'annonce du diagnostic de cancer (Kübler-Ross, 1975). Le *déni* est considéré comme un mécanisme majeur de défense et d'écartement des émotions négatives et il arrive parfois que le patient demande un second diagnostic auprès d'un autre médecin. J'ai inversé l'ordre dans ce titre, car le refus de la forte probabilité de cette maladie ne s'est pas présenté à moi après son annonce, mais avant, lors du premier symptôme. En effet, *avant* l'annonce j'ai vécu une période caractérisée par les premiers symptômes, un autodiagnostic en quelque sorte, et le doute suscité par l'analyse d'une première radiographie prémice du diagnostic médical. Ainsi, ce qu'on appelle souvent « *la rupture* » n'est que la pointe ou l'émergence émotionnelle très intense et visible pour autrui due à l'« *annonce* » de la maladie par l'autorité médicale. Par conséquent, les analyses suivantes correspondent à une période invisible qu'on pourrait appeler l'« *avant-cancer* », avant l'annonce, et qui ne figure pas sur ce schéma.

J'ai été diagnostiqué très précocement et, soignants, amis, entourage et moi-même, avons considéré que j'avais eu beaucoup de chance car le cancer du poumon est asymptomatique et six cancers du poumon sur dix sont diagnostiqués au stade IV (Info cancer, 2018). Était-ce le fruit du hasard ? Totalement. Y a-t-il eu des signes préalables ? Oui, et paradoxalement ce n'est pas la perception de ces symptômes qui a permis la découverte de la tumeur. En effet, c'est un heureux concours de circonstances entre une décision que j'ai prise, sans rapport avec des symptômes, et une non-décision, qui se sont combinées pour donner ce résultat d'un diagnostic précoce.

Pour comprendre l'enchaînement de mes comportements et leur logique, il faut remonter quelques années avant l'annonce de mon cancer. En 2000, alors que j'avais cinquante ans, j'ai répondu favorablement à une convocation de la Sécurité sociale pour un bilan de santé gratuit, je souhaitais arrêter de fumer et j'ai pensé que cela pourrait m'aider. L'effet a été légèrement positif. Pendant deux ans j'ai pu contrôler ma consommation avec le rappel fréquent de mon épouse qui m'incitait à « *laisser tomber la cigarette* ». Suite à un net relâchement, j'ai repris beaucoup de poids et je me suis remis à fumer.

Ces bilans prévus tous les quatre ans, j'ai donc reçu une nouvelle invitation vers la fin de l'année 2004, mais je n'ai pas souhaité y répondre immédiatement n'ayant pas atteint mon objectif d'arrêter de fumer et les différents essais négatifs m'avaient fait prendre du poids. Avant de me rendre à ce nouveau bilan, j'ai alors décidé de maigrir, afin de m'entendre dire : « *Monsieur Vedelago, c'est bien, votre bilan est bon, vous avez perdu du poids, il ne vous reste plus qu'une seule chose à faire : arrêter de fumer maintenant, continuer vos efforts.* » En 2005, mon objectif étant atteint avec la perte de près de 17 kg, j'ai pris rendez-vous auprès du Centre de bilan de santé pour le 3 février 2006, soit un an et demi après cette seconde convocation. C'est de manière tout à fait fortuite, que ce jour-là, le médecin en examinant ma radiographie des poumons a émis un doute sur une anomalie de type « *opacité nodulaire basale droite* ». Les premiers signes de la maladie ont été découverts à l'occasion de cet examen réalisé dans le cadre des actions de prévention générale organisées par l'administration publique de la santé. Plus tard, j'ai trouvé que ma décision de reporter d'un an et demi ce bilan avait eu ce résultat positif : en laissant le nodule grandir, il devenait possible de le visualiser sur la radio, puis lors d'un scanner.

Ce début du parcours de maladie *non perçue,* et les questions des médecins, m'ont incité à réfléchir sur les mois qui venaient de s'écouler pour savoir s'il n'y avait pas eu quelques indices de la maladie. Certains faits liés à ma santé me sont revenus en mémoire et avec une nouvelle interprétation. J'en ai relevé quatre d'importance plus ou moins notable. Début octobre 2005, j'avais consulté un dermatologue pour un psoriasis qui était apparu en mai, j'ai suivi le traitement du médecin sans donner d'interprétation particulière à ce fait. La seconde observation demeure mystérieuse. Pendant l'année 2005, j'avais repris le sport depuis quelques mois de façon très régulière et, lorsque je courais, je ressentais parfois comme un courant d'air frais dans la cage thoracique, à gauche au niveau du cœur. J'en avais conclu que c'était un problème d'ordre circulatoire. Je le ressentais très nettement quand l'air extérieur était froid, à partir de novembre 2005 et seulement quand je courais. Malgré tout, mes performances étaient bonnes et j'améliorais très nettement mes temps de course. Toutefois, je n'en ai pas informé le médecin, cela me paraissait un peu farfelu et difficile à exposer clairement. Cette sensation a totalement disparu après l'opération et le mystère demeure.

Le troisième fait, à savoir mon amaigrissement, était, quant à lui, l'un des symptômes possibles du cancer, mais il s'est trouvé caché, car pour moi il résultait de ma décision initiale de perdre du poids. Ainsi chaque kilo en moins était la récompense de mes efforts et m'encourageait à continuer. J'avais commencé ce régime au début de l'année 2005 et jusqu'au mois de décembre il m'avait permis d'atteindre pleinement mes objectifs. Pourtant, après un voyage de trois semaines au Brésil au mois de septembre, à mon retour je n'avais pas pris de poids. Or, d'habitude, lors de longs voyages comme celui-ci et à l'étranger, je ne faisais plus de sport et je ne me privais pas pour déguster les plats locaux, je revenais, évidemment, avec quelques kilos supplémentaires. Cette fois-ci, mes excès n'avaient pas eu d'effets, et j'en avais déduit immédiatement que j'avais été plus raisonnable que je ne le pensais. Cependant, plusieurs personnes de mon entourage, bien que connaissant mes efforts pour perdre du poids, me faisaient part de leur étonnement, voire d'une certaine inquiétude, car mon visage plus émacié avait pris une teinte grisâtre. Mais je n'en ai pas tenu compte sachant que mes analyses de sang annuelles étaient tout à fait correctes et que ma forme physique s'améliorait. Aussi, j'ai pris un rendez-vous pour mon bilan de santé, pensant qu'il confirmerait ce bon état de santé.

Par contre, à l'inverse des trois précédentes situations, la dernière m'a inquiété. En arrivant à l'hôtel d'Istanbul, j'avais constaté un léger filet de sang dans le mucus d'un crachat. C'était fin juillet 2005 et la chaleur étouffante conjuguée à l'air conditionné dans l'avion m'avait provoqué un refroidissement. Je me souviens bien de ce moment où j'ai vu ce filet de sang. Je fus très surpris, ayant le pressentiment d'un danger. Bien que ce fut un moment très fugitif, son image est demeurée gravée dans ma mémoire. J'ai pensé immédiatement au symptôme du cancer du poumon. C'était vraiment un classique de mes cours d'introduction à la sociologie pour expliquer le «*fait social*», j'utilisais pour cela les résultats d'une recherche d'Earl Koos qui montraient un lien très fort entre la consultation d'un médecin lors de la perception des symptômes et la catégorie sociale : «*Les travailleurs manuels répugnent davantage à se percevoir comme "malades" que les membres des classes "supérieures". Ils prêtent donc moins d'attention à leurs différents symptômes. Ils se font soigner plus tardivement et pour des symptômes plus graves*» (Koos, 1954, p. 17). Parmi les dix-neuf symptômes retenus dans le questionnaire, l'un était celui du «*sang dans les crachats*» et j'avais donc fait un lien. J'avais progressivement occulté ce fait, c'était une attitude de «*déni*» qui, au regard de la typologie conçue par Elisabeth Kübler-Ross, apparaissait avant l'effet de sidération, lequel est conçu comme une réaction à l'annonce du cancer (Kübler-Ross, 1975).

En termes techniques, l'hémoptysie désigne le fait de cracher du sang ou du mucus teinté de sang en toussant ; c'est un signe grave, qui révèle l'existence d'une maladie sévère des voies respiratoires et requiert de consulter un médecin au plus vite. En principe, c'est une urgence. Je savais que ce symptôme pouvait être un indice important de la présence d'un cancer du poumon, d'autant plus que j'étais un fumeur régulier depuis plus de trente ans. Professionnellement formé à quelques rudiments de statistiques, je me souvenais également que pour qu'un lien soit probable, il fallait qu'il se reproduise au moins une fois, sinon davantage. Comme il ne s'était jamais représenté par la suite, ma crainte s'était rapidement dissipée et j'en avais conclu tout simplement qu'il s'agissait d'un saignement des gencives. C'est bien plus tard, après ma première radio, que j'ai commencé à faire des associations entre cet ensemble de signes et la maladie. Mais à ce moment-là, j'avais une telle forme physique qu'il était hors de mes pensées que je puisse avoir une maladie quelconque. Je savais qu'un fumeur a une chance sur deux d'avoir un cancer, et inversement, une chance sur deux de ne pas avoir la maladie (Wolsoshin *et al.*, 2008). Je n'ai retenu que le côté positif, c'était plus rassurant !

J'étais alors dans une attitude de *déni*, très puissante psychologiquement. Il ne s'agissait pas de refuser un diagnostic posé par les médecins, tout en sachant que leurs conclusions sont fiables. Face à un symptôme dont je savais l'importance, par profession, je ne me suis pas imposé à moi-même une visite médicale que j'aurais exigée d'un autre. Pourtant, je savais aussi combien comptait le « *délai de diagnostic* », j'avais fait cette étude trente années auparavant dans un Centre de lutte contre le cancer, mais j'attendais encore une autre preuve (Hoerni et Vedelago, 1978). C'était le premier symptôme fiable et, avec cet amaigrissement suspect dans les mois qui ont suivi, j'aurais dû faire un lien.

Deux facteurs se sont conjugués pour que je repousse une consultation médicale et que je développe une attitude d'attente, l'un psychologique et l'autre socioculturel. Le premier c'était la *peur* que ce filet de sang soit vraiment un symptôme du cancer. Je l'ai consigné dans mes prises de notes, dès la fin des traitements de la maladie et, quatorze ans plus tard, je ressens encore l'effroi que la vision de cette trace rouge a soulevé en moi à ce moment-là. Que cela soit un symptôme du cancer était inimaginable pour moi et, après ces fortes sensations, on relativise : « *Est-ce que j'ai bien vu ? Et si c'est exact, cela devrait se reproduire.* » Ce raisonnement me suffisait pour justifier mon attente, en espérant que ce symptôme ne se reproduirait pas. Sans d'autres manifestations, cela confirmerait le bien-fondé de mon attitude. Cet état psychologique correspondait finalement à la construction d'un *déni* de réalité qui, par ailleurs, était également conforté par des dispositions socioculturelles accordant moins d'importance à la précocité des symptômes des maladies.

Cette recherche d'Earl Koos montrait que la nécessité de consulter un médecin, suite à la perception d'une série de symptômes, était toujours inférieure dans les couches ouvrières par rapport aux couches sociales "supérieures" et aux couches sociales "intermédiaires", elle pouvait être quatre fois moins importante sur certains symptômes. Par exemple, en ce qui concerne le constat d'un amaigrissement, saignements de gencives, fatigue chronique, maux de tête tenaces, chevilles enflées, toux incessante, perte de l'appétit, douleurs dorsales tenaces, dans les couches sociales «supérieures» autour de 80 %

des personnes estiment nécessaire de consulter un médecin, alors que seulement 20 % pensent primordial de le faire dans les couches ouvrières. Ma socialisation primaire dans ce milieu d'ouvrier agricole m'avait fait intérioriser des représentations fonctionnelles des symptômes et des maladies. Celles-ci constituent un dysfonctionnement du corps qui se manifeste par des empêchements dans les comportements ordinaires et notamment pendant le travail. Souvent, certains symptômes ne sont perçus que comme le résultat du travail physique et non le signe d'une maladie.

Après le ressenti de cette *peur*, le travail cognitif s'est intensifié, m'amenant progressivement à élaborer une solide argumentation reposant sur des preuves empiriques et de me créer une *fiction théorique* justifiant l'inutilité de consulter un médecin. Tous ces signes étaient difficilement interprétables au moment où ils se produisaient, d'autant plus que le symptôme le plus important, la présence d'un filet de sang dans le mucus d'un crachat, ne s'était produite qu'une seule fois, de ce fait le doute s'est facilement installé quant à sa réalité ; la relation entre le fait et la signification s'était donc vite évanouie. Elle est devenue imprécise, insaisissable, apparaissant progressivement comme une illusion avant que l'oubli ne fasse son travail. Quant à l'amaigrissement, je l'avais perçu comme logique, compte tenu du régime que je m'étais imposé, et je n'en avais conservé que l'aspect positif. L'accumulation de tous ces signes ne pouvait pas, du point de vue de leur construction logique, créer de l'inquiétude, c'était tout le contraire, car ils se cumulaient pour produire une certaine réassurance. À chaque fois, j'avais de bonnes raisons, tout à fait rationnelles. De plus, aucune série d'arguments contraires n'était venue me dissuader de ne pas consulter.

La conséquence s'était donc rationnellement imposée : il n'existait pas de probabilité suffisamment forte pour que ce soit "vrai", aussi je n'avais aucune raison de m'inquiéter et il n'était pas nécessaire de rechercher un avis médical. C'était une sorte de « *construction fictionnelle de type épistémologique fondée sur des erreurs, des sophismes qui permettent de produire un discours sur soi cohérent* » (Vedelago, 2020, p. 93). Dans le déni, on refuse d'accepter, d'admettre ou de reconnaître l'évidence contenue dans l'annonce du cancer. Si tous les faits n'étaient pas établis ou très probables, les éléments empiriques trop ténus pour contredire mon raisonnement, il en était un qui demeurait très explicite, celui de ce « *filet de sang* », j'étais donc totalement dans une attitude de *déni* en occultant à moi-même ce fait. C'est ainsi que ce travail cognitif a eu pour effet d'atténuer les inquiétudes qui pouvaient naître en moi ou être suscitées par l'entourage.

C'est un processus qui n'avait rien à voir avec des symptômes annonciateurs de la maladie qui m'avait conduit à consulter. Au contraire, ceux qui auraient pu m'y encourager, je les ai refoulés selon le vocabulaire des psychanalystes. Six mois s'étaient donc écoulés depuis ce premier symptôme sérieux lorsque j'étais allé au Centre de bilan de santé. J'étais totalement rassuré et je m'attendais à recevoir quelques conseils de la part du médecin responsable du centre, pour arrêter de fumer. Quelle ne fût pas ma surprise : j'ai alors pris rendez-vous auprès d'une clinique pour un scanner, celui-ci m'a été fixé le 20 avril, soit 76 jours exactement après la première observation. C'était probablement, à cette époque-là, le délai moyen d'attente dans cette clinique, et mon comportement était donc tout à fait cohérent au regard de ce délai moyen. Je savais que le raccourcissement du délai de diagnostic était très important dans le cas du cancer, mais pourtant je n'ai pas insisté auprès de la secrétaire pour obtenir une date plus proche. Il me semblait que cela ne s'imposait pas car je n'en percevais pas l'urgence. Je me suis subitement rendu compte de cette urgence plus tard lorsque j'avais constaté la rapidité avec laquelle j'ai été pris en charge. J'ai réalisé, après coup, que le soupçon de cette maladie était une situation d'urgence pour les médecins et que j'aurais pu raccourcir ce délai de diagnostic.

Entre la date de ce premier scanner et celle initialement prévue pour l'opération, il s'était écoulé seulement 41 jours, soit la moitié du délai précédent, et durant cette période j'ai eu cinq consultations à l'hôpital pour préparer l'opération (fibroscopie, nouveau scanner, plusieurs entretiens avec le chirurgien et divers examens, TEP-Scan, test d'effort, entretien avec l'anesthésiste, etc.). J'étais impressionné par la rapidité de cette prise en charge, moins de 40 jours, alors que pour le premier scanner, sachant qu'il y avait déjà une suspicion de tumeur, il m'avait fallu deux fois plus de temps. Pourquoi n'ai-je pas insisté pour faire avancer le rendez-vous pour ce premier examen ? Ou pourquoi ce premier diagnostic, et surtout l'alerte de ce médecin m'incitant fortement à vérifier cette première observation, ne m'ont-ils pas inquiété davantage ? Certainement, parce que psychologiquement, j'étais toujours dans le processus de *déni* et cela d'autant plus que mon médecin traitant n'était pas du tout convaincu de l'existence de cette « *tache* », même si elle m'avait dit que malgré tout, « *on va faire un scanner pour vérifier* ».

Les interprétations de la radiographie du bilan de santé n'avaient pas suscité en moi un sentiment d'urgence, pour les deux médecins, il y avait un léger doute, elles n'étaient pas suffisamment affirmatives, et je n'ai donc retenu que ces hésitations qui me protégeaient à nouveau de la *peur*. C'est donc après l'opération et par comparaison que j'ai réalisé qu'il aurait été possible d'agir pour réduire le délai d'attente lors du premier scanner, en faisant valoir une situation d'urgence. Le *déni*, concept psychanalytique développé par Freud signifiant le refus d'un fait, suppose sa non-reconnaissance, car on ne peut refuser que ce que l'on connaît. Il s'agit d'un mode de défense consistant à rejeter la réalité d'une perception traumatisante, afin de diminuer l'angoisse de mort et particulièrement dans le cas du cancer.

Dans un premier temps, je me suis retrouvé dans une situation de *dissonance cognitive* (Festinger, 2017), dans la mesure où je constatais un symptôme et qu'en même temps je n'en tenais pas compte, c'était une situation contradictoire. Finalement, celle-ci sera réduite par l'absence de répétition dans le temps. Le fait que ce symptôme ne se produise qu'une seule fois m'arrangeait bien. Chacun sait que le cancer du poumon représente la première cause de mortalité chez les hommes, et le constat de sang dans des expectorations ne faisait qu'augmenter la gravité de l'éventuelle maladie. J'en avais peur, mais je ne voulais pas y croire. Je me suis donc construit un argumentaire en conséquence, sans imaginer que je pourrais être "rattrapé", en quelque sorte, par l'évolution de la réalité. J'établissais une dissociation entre mes connaissances et mon action, plus exactement ma non-action de contrôle de la signification du symptôme observé, estimant que le constat de ce dernier n'était pas suffisamment établi. Je ne souhaitais pas en discuter avec d'autres personnes, car elles m'auraient amené à voir dans ce symptôme un fait significatif qui aurait fait surgir l'angoisse. Mon raisonnement consistait à réduire le fait pour nier le risque, m'évitant ainsi de consulter un médecin pour clarifier la situation. Le *déni* est une manière de minimiser ou sous-estimer un fait en construisant un raisonnement à partir d'éléments démontrant plutôt une absence de signification de ce fait.

Ce n'était pas un déni actif, au sens où il y aurait eu une pure et forte affirmation, soit de la non-existence, soit de l'insignifiance de ce fait en tant que tel. Je pourrais le qualifier de *déni passif* dans la mesure où il renvoyait à un certain scepticisme du constat d'une seule occurrence du fait, ce qui ne pouvait être tenu pour preuve. Finalement, j'attendais que la maladie, si elle existait, se manifeste à nouveau. C'est par un processus cognitif que j'ai trouvé de « *bonnes raisons* » avec cette absence de répétition du symptôme (Boudon, 2003), pour réduire la situation de dissonance cognitive. Je pense que j'étais aussi sous l'emprise d'une croyance magique ou d'une pensée performative, au sens d'Austin (Austin, 1970). Me dire qu'il s'agissait probablement d'un symptôme du cancer, c'était m'annoncer à moi-même la maladie ! Ce déni était donc une stratégie cognitive pour contrôler ma peur suscitée par le risque du cancer. Dans le cas du cancer du poumon, il n'existait pas de programme de dépistage précoce, comme pour le cancer du sein et on peut supposer que le *déni* devenait une forme de protection dans un contexte où une telle action préventive n'est pas socialement organisée et où l'individu doit faire face seul à la première perception de ce risque. Quant à moi, étant fumeur, j'avais un niveau de risque plus élevé, mais ce *déni* me protégeait de ressentir la *grande peur* du cancer.

Dans un second temps, le doute, suite à la radiographie début février 2006, n'a pas levé totalement le *déni*. Certes, j'ai suivi les conseils des deux premiers médecins généralistes, mais sans aucun empressement pour avoir une confirmation ou infirmation rapide de l'existence d'un symptôme sérieux. Leur incertitude me laissait encore entrevoir une possibilité d'absence de maladie, et pourtant, ils m'avaient tous les deux incité de procéder au un contrôle de mes poumons. Mon degré de perception du risque était encore très faible, le doute n'était pas suffisant pour dissoudre ou du moins affaiblir, ou encore disloquer le déni et le raisonnement qui le soutenait. Dans cette situation, aucune partie, soignants et patient, n'avait intérêt à faire monter le degré d'urgence m'obligeant à demander rapidement, avec insistance et sur la base de mon ordonnance, un scanner auprès de la clinique. Les soignants ne pouvaient pas prendre le risque de se tromper en dramatisant les observations de cette première radiographie, de mon côté, je ne cherchais pas à anticiper une annonce pénible et angoissante. Dans cette situation, subsistait une part d'*indicible* qui était encore plus rassurante pour moi.

III. L'ANNONCE EFFROYABLE

L'information des malades cancéreux a longtemps été réduite à la question «*faut-il leur dire la vérité, faut-il les informer qu'ils ont un cancer?*» En effet, l'annonce d'un pronostic probablement fatal restait considéré comme nuisible, susceptible de hâter la mort. Il faudra attendre 1995 pour que «*le Code de déontologie impose une information du patient dont le premier qualificatif est de* "loyale", même s'il prévoit qu'"un pronostic fatal ne doit être révélé qu'avec circonspection" [...] *à titre exceptionnel et de préférence de façon temporaire comme le précisent les commentaires du code*» (Hoerni et Soubeyran, 2004, p. 16). L'annonce du cancer crée, un choc fondateur et, comme bien d'autres, j'ai ressenti cette fracture, cet arrêt dans la temporalité de mon parcours de vie. J'ai eu, à ce moment-là, le sentiment très fort d'un avant et d'un après qui s'est atténué par la suite au fil des années. L'expression des patients, lors des Etats généraux organisés par la Ligue nationale contre le Cancer en 1998 a mis en lumière le problème des conditions de l'annonce de la maladie par les médecins. Philippe Bataille consacre le premier chapitre de son ouvrage : *Un cancer et la vie* à l'annonce de la maladie et évoque les exemples d'annonces maladroites (Bataille, 2003, p. 33). En 2009, c'était au téléphone que Laurent Fignon, apprenait par le médecin ayant réalisé la ponction ganglionnaire, qu'on avait trouvé «*des cellules cancéreuses, des métastases...*» (Fignon, 2013, p. 40). Nommer la maladie fait passer brutalement du doute à la confirmation de celle-ci, laquelle évoque, très souvent, l'image de la mort pouvant provoquer un effet de sidération. Ainsi, la demande des patients, pour que soient améliorées les conditions de l'annonce, avait été entendue et traduite dans la mesure 40 du premier Plan cancer, 2003-2007 de l'INCa, nouvellement créée par le gouvernement de l'époque.

Entre ma première radiographie du 3 février 2006 qui créait le soupçon jusqu'au 11 mai, premier rendez-vous avec le chirurgien, aucun soignant n'a prononcé le mot «*cancer*», le radiologue a parlé de «*nodule*», mon médecin traitant d'un «*néo*» qui pourrait être malin ou bénin. À ma question «*est-ce un cancer?*» le pneumologue a répondu : «*C'est très probable car vous êtes un gros fumeur*». Le chirurgien m'a demandé ce qu'on m'avait dit, j'ai répondu «*qu'il* était *fort possible que ce soit un cancer, selon le pneumologue*». On va faire un TEP-scan, m'a-t-il suggéré, pour avoir une confirmation. Ainsi, pendant ces différentes rencontres avec les soignants, j'ai été le seul à prononcer le mot «*cancer*». Ce mot est tellement chargé émotionnellement que la communication entre les différents acteurs devenait psychologiquement complexe. Dans la situation que j'ai vécue, le radiologue aurait pu ne rien dire et laisser cette tâche au médecin traitant. En réalité, l'ampleur de l'attente et du niveau d'angoisse font qu'il n'y a pas de «*bon moment*», ni de «*bonne communication*» pour ce type d'annonce. On ne peut qu'accompagner le patient.

Certains mots ou expressions produisent sur nous de très grands impacts et cristallisent des effets psychiques très intenses. Lorsque le radiologue prononça le mot de «*nodule*» ajoutant : «*Il faudra l'enlever*», je l'avais instantanément associé à celui de «*cancer*» et je n'avais aucun doute alors, bien que le terme de "nodule" recouvre une réalité très large et non précisément limitée au cancer. En une fraction de seconde, neuf mois de *déni* se trouvaient immédiatement levés. J'ai ressenti ces paroles comme une injonction absolue. Physiquement, j'étais comme le boxeur recevant un coup de poing au foie et en a le souffle coupé. J'avais une sensation d'asphyxie, d'étranglement venant de l'intérieur, toute parole était empêchée. Aujourd'hui encore, il en demeure une trace, comme une cicatrice, perpétuellement gravée dans la mémoire à long terme : l'image d'un couloir sombre vers le cabinet de radiologie, le radiologue en blouse blanche, sans visage perceptible, me serrant la main et me disant : « *D'une manière ou d'une autre, il faudra l'enlever, voyez votre médecin traitant.* » Il ne pouvait pas être plus clair.

Les différentes composantes de cette situation en font un moment totalement unique, un film que je me suis repassé durant plusieurs années : les allers et retours du scanner, les arrêts fréquents sur la table d'examen, comme si le radiologue hésitait, recommençant et reprenant d'autres images, provoquaient en moi une certaine inquiétude : la tache serait-elle confirmée ? À la fin de l'examen, le technicien m'avait demandé de rester en salle d'attente, le radiologue souhaitant me voir. Dans ce contexte, l'attente devenait de plus en plus anxiogène et lorsque, le radiologue me fît cette *annonce* dans la pénombre d'un couloir voisin de la salle du scanner, le choc émotionnel a été extrême et la résonance du mot « *nodule* » provoqua en moi une cascade de liens : sang dans les poumons, cancer, fin de ma vie, mort, j'étais pétrifié, figé, tout s'est *noué* en moi. Il me serra la main et je le quittais ainsi. En un instant, le poids mortifère des représentations du cancer m'a projeté face à toute mon existence, à toute ma vie, sans aucune expression possible d'un élément quelconque, seulement cette impression confuse d'un *tout*, d'une clôture qui *cristallisait* l'expérience d'une vie. Le temps aussi s'est arrêté puisque je n'avais plus d'avenir, faisant de cette situation un moment atemporel, comme si j'étais privé de la sensation de l'écoulement du temps. Dans cet endroit excessivement sombre où je ne percevais plus qu'une main tendue sortant d'une blouse blanche, j'avais perdu tous mes repères spatiaux. Cette situation demeure encore dans ma mémoire, depuis quatorze 14 années, comme l'impression photographique de cet instant, et je crois qu'elle sera toujours ainsi, sa remémoration ne la recompose pas, elle en restitue à chaque fois une copie identique.

Ce jaillissement de l'*indicible*, ce qui était refoulé, innommable, depuis le premier symptôme significatif, surgissait nettement à mon esprit comme un possible inimaginable. D'ailleurs, je ne souhaitais pas le divulguer, du moins pas tout de suite. Attendre, réfléchir à qui le dire et comment l'annoncer, à qui le taire ? L'effroi qui me saisissait était dû à la violence symbolique de cette mort annoncée. Je savais que les taux de survie étaient de l'ordre de 10 % à 12 % à cinq ans et de 42 % à un an (Grosclaude *et al.*, 2013, pp. 177-183). J'avais donc six chances sur dix de mourir dans l'année. La première réaction à cette annonce a donc pris une forme physique, provoquée par cette très grande peur. J'en pâlissais, c'était la catastrophe à laquelle le fumeur pense toujours échapper qui s'abattait sur moi. J'ai quitté le radiologue en état de sidération, muni de l'enveloppe contenant le compte rendu pour mon médecin traitant.

Je savais déjà, par les représentations intériorisées du cancer, que j'allais me trouver confronté à une situation de détresse extrême, de souffrance psychique et somatique considérable. Cette confrontation soudaine à la mort provoquait une peur intense, une émotion si forte qu'elle me laissait sans voix, j'étais comme pétrifié. Il y a peu encore, c'était un événement qu'on cachait totalement, il n'était pas nommé mais évoqué par un euphémisme, afin d'atténuer l'horreur de cette mort : «*Il est décédé d'une longue et douloureuse maladie.*» Le fait même de son énonciation, par superstition ou pensée magique, ne pouvait qu'induire un effet performatif favorisant la réalisation des représentations négatives de la maladie. L'épreuve du cancer commence par ce choc émotionnel consécutif à un *effet de parole*, et le traumatisme provoqué se déroule dans le silence intérieur du sujet. J'allais devoir faire face à un adversaire insaisissable, dans une situation d'incertitude permanente, entre échec et réussite des traitements. Avant d'être un traumatisme physique, c'était d'abord un *traumatisme psychique*. C'est l'épreuve *absolue*, celle que l'on redoute parce que l'issue pourrait être définitive, à savoir celle de la mort, expérience de la *limite* en tant que *fin* de son existence ou de sa *finitude*. Elle représente dans l'imaginaire l'épreuve de la *radicalité* de l'existence : vivre et mourir. Le déroulement du diagnostic qui aboutit à l'*annonce* marque ainsi le moment de séparation, l'épreuve de la *limite* (Ferréol, 2021) le passage du *seuil* qui, une fois franchi, allait m'entraîner dans une nouvelle situation ou un nouvel état physique et psychique. Cette épreuve ne représentait pas un nouveau statut dans ma vie. Au contraire, je la ressentais confusément comme le passage potentiel vers le néant, le vide, le non-sens, car au-delà de cette limite, il n'y avait rien. Seuls des croyants fortement arrimés à leurs idéaux peuvent envisager avec espoir et bonheur ce passage au-delà de la limite fatale.

Ce choc émotionnel produit l'événement, il est absolument soudain, très bref. Sa durée objective est celle de l'instant, le temps que la parole soit prononcée, mais sa durée subjective est beaucoup plus longue, elle paraît interminable. Que se passe-t-il dans cet instant pour qu'une telle frayeur se fasse sentir ? Il faudrait examiner au niveau neurologique son effet dans le cerveau, des parties de la mémoire étaient certainement activées dans l'inconscient cognitif (Naccache, 2009) à partir des mots stimuli "nodule", "tumeur", l'ensemble des représentations sociales préexistantes associés au terme de "cancer". Le cœur de celles-ci, à savoir la mort, jaillissait à la conscience. Hors de notre contrôle cognitif, elle s'impose au sujet comme une obsession, quel que soit le degré d'avancement de la maladie, qui est d'emblée perçue comme grave. Au moment de l'annonce, il n'existe pas de cancer bénin ou potentiellement non mortel pour le patient et je ne pouvais pas me représenter un cancer qui ne soit pas lié d'une manière ou d'une autre à la mort. Pendant plusieurs années, je me suis réveillé chaque matin, sans exception, en pensant au cancer. Même après que l'on m'ait suggéré d'arrêter les contrôles, soit quatre ans et demi après cette annonce, l'épée de Damoclès était toujours au-dessus de ma tête.

En quittant la clinique, je me suis assis à la terrasse du premier café et j'ai fumé les deux cigarettes restantes de mon paquet, sachant qu'elles devraient être définitivement les dernières. Il me fallait récupérer de ce choc avant d'annoncer la maladie à mon épouse et aux enfants, car tout allait être modifié : mon emploi du temps, un arrêt maladie à venir, et globalement l'incertitude sur mon avenir avec les conséquences découlant sur ma famille. Tout se bousculait dans ma tête. J'étais hébété, abasourdi, stupéfié, assommé. Je restais là, assis, totalement déconnecté, sans réaction, anesthésié physiquement et émotionnellement, ne sachant que faire. Je me répétais mécaniquement : « *C'est arrivé, c'est arrivé* », comme une chose éventuelle que je ne voulais pas croire possible pour moi, j'étais comme spectateur de moi-même.

La *peur*, provoquée par cette annonce du diagnostic m'avait totalement sidéré, émotion archaïque des êtres vivants, elle correspond à une réaction de défense, face à un danger imminent ou une catastrophe annoncée. C'est une réaction de *survie* et, par conséquent, la plus forte des émotions. Elle n'est pas un vague et diffus sentiment d'insécurité devant une situation quelconque d'incertitude, mais une réponse de protection face à une menace de l'intégrité physique ou psychologique des personnes. Elle se distingue de l'angoisse et de l'anxiété qui sont des sentiments plus confus et dont l'objet est parfois imperceptible, ou inexistant. La peur constitue une rupture dans les relations de l'individu à son milieu et elle « *s'accompagne de modifications au plan cognitif, avec une interruption des activités automatiques, une focalisation de l'attention, une priorité donnée au traitement de l'information* » (Jodelet, 2011, p. 241). Le cancer n'est pas une maladie parmi d'autres, du moins dans les représentations, et son annonce évoque une sorte d'expérience *limite* cruciale : d'une certaine manière, c'est déjà « *vivre en mourant* » (Hitchens, 2013).

Les émotions dépendent des appréciations que l'on porte sur un objet, elles incluent les représentations et les croyances intériorisées vis-à-vis de cette maladie. La peur, comme expression physiologique, s'apparente à un comportement réflexe, ainsi le traitement de l'information contenu dans l'annonce, du mot « *nodule* » est instantané, simultané à la manifestation corporelle de l'émotion. Ces émotions sont alors immanentes, sans aucune distance par rapport à soi. Elles surviennent quand les exigences de la situation sont disproportionnées, au regard des possibilités du sujet. Il y a alors un « *décalage entre ses anticipations perceptives et cognitives et son répertoire de réponses disponibles. Tout se passe comme si une énergie inemployée se diffusait dans tout l'organisme, troublant aussi bien les régulations organiques et l'idéation que la vie de relation* » (Fraisse, 1968, p. 83). Autrement dit, les émotions et la peur en particulier, se produisent lorsque, face à l'apparition d'un événement, l'individu ne peut trouver immédiatement une réponse adaptée. En ce sens, la peur serait une émotion positive, protectrice, permettant l'attente d'une attitude plus réflexive sur la situation pour passer de la stupéfaction ou la passivité provisoire à l'action ; mais la peur peut aussi générer des comportements contre-productifs, incontrôlables. Elle peut produire de l'abattement et se prolonger par l'angoisse, la paralysie des capacités cognitives et de l'action.

Néanmoins, les résultats du scanner et l'annonce par le radiologue de l'existence de ce « *nodule* » me délivraient d'une angoisse profonde que j'avais rejetée en deçà de ma conscience après l'observation de ce filet de sang provenant de mes poumons. Je ne pouvais plus être dans le *déni* de cette réalité, je devais rendre les armes quant à l'argumentaire que je m'étais construit. Il était devenu impossible de me tromper moi-même, un élément concret confirmait maintenant l'existence de ce «*nodule*». J'étais donc ramené progressivement à la réalité, à la question pragmatique : que faire ? Il restera de cet effroi une *trace* d'angoisse qui perdurera, dans la *mémoire* (Ferréol, 2018) le plus souvent au moment des scanners de contrôle, mais aussi en d'autres occasions.

Bien que je sois resté sans voix lors de l'annonce faite par le médecin, le premier acte que je devais accomplir était de le dire à mon épouse en premier lieu, puis à d'autres personnes, les enfants, mon employeur, etc. La difficulté d'annoncer que j'avais un «*nodule*», très probablement cancéreux au poumon gauche, résidait dans le fait d'être fumeur et par conséquent d'être moi-même responsable de la cause de ma maladie. Toutefois, je savais par avance que je n'aurais pas de remarques sur ce point. Aussi, après avoir présenté à mon épouse les résultats du scanner, nous avons décidé d'examiner chaque situation et de procéder pas à pas. D'abord la prise de contact avec le médecin-traitant, le maintien de mon déplacement prévu en Italie, puis à qui et quand nous décidérions de le dire. Sur ce dernier problème, nous avons décidé d'attendre la confirmation par les autres examens : fibroscopie, biopsie, TEP-Scan, afin de donner une information sûre. Si j'ai ressenti cet effet de sidération, je n'étais plus dans des dispositions de doute ou d'incompréhension quant au diagnostic. Au contraire, je ne pouvais plus fuir la réalité, je suis alors entré dans une phase très active de coopération avec les soignants et de préparation physique à l'opération. Évidemment, ce passage à cette nouvelle attitude a été facilité par le soutien psychologique constant de mon épouse.

IV. LE CANCER COMME ÉVÉNEMENT

Dans notre imaginaire, le cancer du poumon, avec celui du pancréas, notamment, représente l'archétype de cette maladie. Ils sont perçus comme éminemment tragiques aboutissant, dans la plupart des cas, à une mort certaine. Quand l'annonce d'un cancer du poumon m'a été faite, je n'ai pas échappé à cette représentation, qui, finalement, en observant les statistiques, recouvrait une grande réalité. En effet, le taux de décès pour le cancer du poumon était alors de près de 60 % dans l'année du diagnostic : taux qui n'a pas beaucoup évolué ces dernières années. Dans la même période, le taux de décès pour le cancer du sein était de 3 % (Grosclaude *et al.*, 2013, p. 216). Certes, au moment de l'annonce, je ne faisais pas ces différences et j'avais du cancer une vision globale, comme la maladie la plus grave. À la lecture de ces statistiques d'espérance de vie, j'étais plutôt désespéré et fataliste.

Dans mon enfance et adolescence, j'ai eu quelques bronchites, rhinopharyngites, grippes bénignes. J'ai subi deux anesthésies générales : pour un nez cassé, pour une infection et formation d'abcès sacro-coccygien. J'ai été victime d'un accident de voiture dans un face-à-face avec un autre automobiliste sans effets corporels. Rien de tout cela ne m'a fait le même effet dramatique que la simple *parole* d'un radiologue m'annonçant que j'avais un «*nodule*» dans le poumon gauche. J'ai eu conscience, dès lors, que je vivais quelque chose d'exceptionnel. Les jours suivants, avec les différents examens à l'hôpital, j'entrais dans la communauté de ceux qui en avaient déjà fait l'expérience. Ce moment de l'*annonce*, ou perçu comme tel, demeure absolument extraordinaire, hors du commun, on sait qu'il ne se reproduira pas. C'était un épisode de ma vie que je pensais tragique, car marqué du sceau d'une mort imminente, perspective redoutable à laquelle, comme la plupart d'entre nous, je voulais absolument échapper.

Cependant, l'expérience d'un fait, ou d'un ensemble de faits, vécu volontairement ou non, ne peut être considéré comme un événement biographique. Les historiens distinguent l'événement de l'accident et du «*fait historique*» qu'on peut considérer comme l'équivalent en sociologie du «*fait social*», défini par Durkheim il correspond à «*une construction de l'esprit du savant* [...] *pour en faire l'expression superficielle de régularités, de répétitions plus profondes*» (Bastide, 1968, p. 160). Il dissout la singularité de l'événement au profit de la généralité de tendances temporelles inférées de l'observation de séries de faits, en étudiant la logique de leur succession.

L'*événement*, quant à lui, demeure unique et conserve une forme empirique. C'est une occurrence, quelque chose qui advient et qui est concrètement et immédiatement observable dans le temps et l'espace. Toutefois, tout ce qui survient dans l'espace social concernant des individus ne peut être considéré comme un événement. Les significations entre les différentes occurrences suivantes : une naissance, le choc frontal entre deux voitures, le déraillement d'un train, une maladie, la chute d'une échelle ou le décès d'un proche au cours d'un carambolage se recouvrent-elles totalement ? On pressent bien que tous ces faits peuvent être répartis dans des répertoires de sens distincts, entre ce qui serait, d'un côté, de l'ordre de «*l'événement*» et, de l'autre, relèverait de «*l'accident*» (Deleuze, 1971, p. 175).

Le mot "événement" provient du verbe latin *evenire* «*venir hors de*», «*arriver*», et du substantif *eventus* : «*avoir une issue*» ou «*un résultat*». Il peut être aussi un avènement : il est alors généralement attendu, il doit «*advenir*» ou «*avenir*». Bien différent de l'accident qui survient sans raison, l'événement peut aussi être provoqué, attendu, sous-tendu par de «*bonnes raisons*». Le mariage, la naissance, la mort constituent des événements et non pas des accidents, car ils sont prévisibles. L'accident ne l'est pas, c'est une totale effraction dans le cours des choses, une occurrence fortuite, un fait du hasard. C'est en le raccrochant aux représentations sociales, générales ou locales de cet objet, qu'on va le considérer comme un événement. L'accident est plutôt de l'ordre de l'éphémère, tandis que l'*événement* se déroulerait dans un temps plus ou moins déterminé à l'avance. Finalement, s'il y a des dimensions communes entre l'*événement* et l'*accident*, ces deux vocables se distinguent fondamentalement par leur extension. Le premier englobe le second : l'événement contient l'accident, mais l'inverse n'est pas possible, car l'accident est toujours aléatoire et imprévisible. Enfin, pour que l'*accident* soit considéré comme un *événement*, il faudrait qu'il s'inscrive dans un répertoire de sens qui lui accorde une grande portée ou une notable importance parmi les centaines de faits qui surviennent dans la vie quotidienne des individus. Il doit avoir un effet durable et constituer, pour la personne concernée, une grande rupture biographique. Subjectivement, cet accident constituera un événement dramatique au regard des significations que la personne donnera à ses conséquences.

Comme fumeur, l'apparition de mon cancer du poumon n'était pas du tout un accident : même si un fumeur possède une chance sur deux de ne pas être atteint par le cancer, il n'en demeure pas moins une probabilité importante de décéder à la suite de cette maladie. L'avenir du fumeur est en partie prévisible, et les effets sur sa santé ne surviennent pas de manière fortuite ou accidentelle. Le cancer, comme dimension biologique de l'événement, possède ces deux dimensions : il est, dans certains cas, potentiellement prévisible et il s'inscrit dans un répertoire de sens qui lui confère cette qualité extraordinaire dans le parcours biographique du sujet concerné et éventuellement une résonance publique. Non seulement « *l'événement maladie est ce qui est digne de faire l'objet d'un discours et d'une pratique, en tant qu'il vient modifier le cours des choses.* » (Fainzang, 2012, p. 37), mais aussi la réserve de *radicalité* qu'il contient est à relever. Il ne suffit pas qu'un fait surgisse ou fasse irruption dans la vie d'une personne, pour devenir un événement, il doit constituer au moins un arrêt, sinon un *turning point* (Hugues, 1996) dans son cours de vie. Contrairement à l'accident, il possède une certaine temporalité, sauf s'il entraîne des conséquences dans le temps. C'est donc l'inverse de l'"événement médiatique" qui, lui, est éphémère : un fait surgit, puis il est poussé hors du champ par un nouveau fait qui survient et ainsi de suite.

L'*événement-cancer* a été incontestablement pour moi le fait même de l'*annonce*, et très précisément le résultat d'un *acte de parole*. C'est la parole "autorisée", c'est-à-dire médicale, qui a créé l'événement et sa violence symbolique, liée à la radicalité de la perspective qui s'offrait à moi. La potentialité événementielle du cancer ou son "événementialité" provient de cette association symbolique avec la mort, lors de l'annonce faite au patient par le médecin. C'est pourquoi ce moment est toujours délicat et reste gravé dans la mémoire du malade (Vedelago, 2017). La mort est un événement unique pour les individus, fatal et sans retour. Elle constitue un événement considérable, pensé comme tragique, puisque cela induit sa propre disparition. Pour le sujet, il s'agit, en réalité, d'un non-événement car, au moment de sa réalisation, l'individu ne sera plus. Aussi l'événement ne résidait pas pour moi dans son accomplissement en tant que tel, mais dans la révélation soudaine de son éventualité très proche et, par conséquent, de ma finitude. Bien que les taux de survie aient nettement progressé pour certains cancers, il n'en demeure pas moins que le malade entre soudainement et brutalement dans une période de très forte anxiété quant à sa survie et, dès lors, dans l'imaginaire de sa mort. Ainsi, la forme de radicalité dans la soudaineté de cette expérience et l'irruption de la sensation immédiate de ma destinée négative m'ont fait vaciller. L'*événement-cancer* dans son origine résulte d'un *acte de langage* et j'ai ressenti cette révélation sur ma condition provenant d'une autorité morale, scientifique, extérieure, comme le réveil d'une dimension intérieure à moi-même, une expérience tout à fait immanente, mais *indicible.*

L'annonce du cancer comme forme de révélation particulière peut être illustrée par la métaphore de la photographie consistant dans la mise au jour d'images ou de représentations négatives latentes, qui dévoilent l'inévitable condition de mortel. Cette parole, qui s'imposait à moi du dehors, avait une brutale *résonnance* intérieure que réveillaient mes souvenirs d'interviews avec ces malades du cancer du sein réalisés quarante ans plus tôt au Centre de lutte contre le cancer de Bergonié à Bordeaux (Hoerni et Vedelago, 1978). Cette réalité n'était pas cachée ou ignorée, mais se manifestait brusquement à ma conscience dans sa vérité indiscutable, toujours repoussée dans une temporalité plus lointaine. L'impact de cette signification de l'*événement-cancer* dépend du moment où il survient dans la biographie de la personne. Je venais d'avoir cinquante-cinq ans, avec devant moi une dizaine d'années de carrière professionnelle alors que l'espérance de vie pour les hommes était de 78 ans. J'étais assez jeune pour tenir éloignée de ma conscience ma condition de mortel, et l'idée de mon décès éventuel, très proche, me rendait davantage cette situation inacceptable.

Le processus social de l'*événement-cancer* peut être illustré par la formule inversée de la présentation communément admise de l'effet papillon, à savoir : « *Un simple battement d'ailes d'un papillon peut-il déclencher une tornade à l'autre bout du monde ?* » Dans mon cas, il s'agissait d'une tornade qui allait déclencher des effets dans les plus petits aspects de ma vie quotidienne et cela de façon durable. Du point de vue mental, cela a été comme un blocage de la pensée produit par un trop-plein, un envahissement d'idées, d'images et de sensations. C'est un moment où tout s'est brouillé.

L'épreuve du *temps* marque de son empreinte le cœur de l'*expérience* du cancer que l'on doit saisir, à la fois de manière synchronique car, dans l'instant, elle peut nous anéantir, et diachronique, comme un processus qui nous entraîne et nous fait évoluer vers l'inconnu, rendant son analyse compliquée. Ainsi, l'objet qu'il nous faut comprendre s'est inscrit dans le *parcours* d'une vie, et cette entrée par l'*événement-cancer* dans ce parcours m'a amené à aller dans deux directions en amont et en aval : c'était remonter dans le temps de mon histoire, le passé, mais aussi envisager les prolongements de mon cours de vie ou l'avenir. En m'immergeant dans ma biographie passée, mais également en considérant mon avenir suspendu à un taux de survie, s'est développée en moi une très forte impression de l'écoulement du temps, passant de la sensation d'une succession d'instants éphémères, d'un « *présent perpétuel* » (Debord, 1967, p. 106) à celle de la durée, d'une continuité, non pas suspendue, mais ralentie.

L'*événement-cancer* surgit dans un espace-temps existant, comme un instant pendant lequel la rencontre se réalise entre un objet et un sujet, au sein de l'ensemble des dimensions qui constituent notre espace social, familial, professionnel, de loisirs, et aussi personnel ou intérieur. Dès le premier choc, toutes les dimensions du phénomène et de l'*expérience* future sont présentes.

Certes, tout cela est plutôt ressenti confusément, sans aucune clarté. Lorsqu'il se produit, on présuppose qu'il aura des effets dans l'avenir, mais on ne sait pas si cet événement changera notre vie, s'il sera un tournant, une *bifurcation, ou une rupture* (Bessin *et al.* 2010). C'est *a posteriori*, dans une perspective diachronique, qu'on peut le constater et interpréter ces modifications comme éventuellement liées au cancer. Du point de vue synchronique, ce que j'ai alors ressenti, c'est une suspension du temps, plus précisément, un ralentissement de son rythme, non une rupture ou une fracture mais plutôt une discontinuité, et surtout une sorte de chaos, un désordre, un état de confusion intérieure. La seule certitude que j'avais, c'était de basculer vers l'inconnu et le vide, comme si je sortais du chemin tracé par la routine.

Après le délai nécessaire pour me rendre aux premiers rendez-vous médicaux, soit moins d'une semaine suivant le choc de l'annonce, la structure des priorités de mes activités s'est modifiée. Les allers et retours dans les salles d'attente des services médicaux devenaient mes nouveaux lieux de rencontres. Les activités diminuaient et se restructuraient autour des ces obligations, et l'attente remplaçait l'accumulation des activités produisant une nouvelle sensation d'étirement du temps. Je commençais ainsi à me sentir en décalage avec mon passé très récent et l'agitation du monde, comme si je ne pouvais plus suivre l'*accélération* contrainte et continue du rythme de vie de l'époque contemporaine (Rosa, 2013). Surtout, l'urgence changeait de cadre de référence. Ce n'était plus celui de la temporalité condensée de l'activité professionnelle, et je ressentais alors une *dilatation* du temps, accentuée naturellement par mon arrêt de travail. Mais si mes références étaient liées au temps de ma survie, alors je vivais aussi une forte contraction de temps. Je supposais également que, dans mon espace public et social, des adaptations seraient nécessaires et les manières d'être avec les autres s'en trouveraient modifiées dans de nombreux secteurs. Cet événement créait des moments de désynchronisation des temporalités que je pouvais vivre dans les différents secteurs de ma vie sociale, familiale et professionnelle.

Selon mon cadre de référence personnel, l'annonce, puis la succession rapide de la prise en charge, me faisaient plutôt ressentir une *accélération* du temps due à cette contraction des intervalles ou de la durée, non seulement du fait des prises en charge, mais aussi de l'indétermination de ma fin de vie. Ce n'est jamais très rassurant pour son avenir d'avoir vécu dans la même période le décès de cette amie diagnostiquée d'un cancer du poumon le même jour que moi (20 avril) et déjà décédée le jour où je passais mon test d'effort (19 mai), en vue de mon opération. D'autres préoccupations concernant la préparation de ma possible disparition acquéraient alors un caractère d'urgence. Ces évocations me renvoyaient à un *futur* incertain mais, dans le même temps, le passé se contractait sous l'effet de cet événement extérieur qu'était la *parole* d'annonce de mon cancer. C'était comme si la feuille de mon histoire se repliait et qu'il ne restait plus dans les *plis* (Deleuze, 1988) que l'essence de mon identité. Toutes ces *pliures* représentaient ces faits et événements qui avaient laissé des traces dans ma mémoire et altéraient à nouveau mes rapports à mon passé, ainsi qu'à mon avenir.

L'événement-cancer inaugure une période d'incertitude et d'imprévisibilité pour soi, ainsi que pour les autres (famille, entreprise) à plus ou moins long terme. Le moment lui-même de sa survenue est contingent, aléatoire, tout simplement parce que les examens préventifs réguliers n'existent pas dans le cas de la plupart des cancers. La prévention, dans certaines tranches d'âge, des cancers du sein et du colon, par exemple, permet de connaître très tôt l'apparition du cancer et de réduire ainsi le délai de diagnostic, sa détection précoce augmentant ainsi l'efficacité des traitements. La contingence et l'imprévisibilité liées à l'incertitude de l'évolution biologique et de l'effet favorable ou défavorable du traitement de la maladie deviennent le nouveau facteur structurant du cours de vie. *L'événement-cancer* influence souvent en profondeur les comportements, les stratégies des malades, mais il faut considérer une grande diversité d'impacts, de variations, mineures ou majeures, comme le montrent les études sur l'après-cancer. (INCa, 2018).

Ce que j'ai ressenti très profondément de cet événement, c'est son *irréversibilité* (Grossetti, 2004). Le choc initial provoqué par l'annonce, puis l'expérience du cancer ne peuvent être effacés, on ne peut plus reprendre le cours de la vie, c'est définitif et on ne peut que se préparer pour une récidive éventuelle. Cette imprévisibilité et cette irréversibilité de l'événement, entraînent alors le sentiment très fort d'une perte de contrôle de son monde et surtout de son avenir, qui s'effondre et nous révèle notre vulnérabilité, notre impuissance. Il me laissait, à ce moment-là, comme figé, tétanisé, mais cette irréversibilité n'est pas une *irréductibilité* dans son interprétation ou dans sa subjectivation. Si l'on ne peut pas rejouer l'expérience, on peut réinterpréter continuellement son vécu. Ce qui nous fait entrer dans un processus de reconstruction de soi ou de restauration de soi, ce sera l'objet de la troisième partie.

En tant que fumeur, il revenait à ce moment-là dans mon esprit, de manière fugitive, la diversité des opinions sur les effets du tabac, les craintes vis-à vis des risques, les conseils et les suggestions pour arrêter de fumer. En filigrane de toutes ces remarques et observations, au cours de conversations antérieures, apparaissait cet avertissement prémonitoire, mais *indicible.* Ainsi, quand s'est réalisé l'événement dramatique, traduit dans ma conscience par cette expression : « *On te l'avait bien dit* », le pneumologue discutait avec moi après ma fibroscopie, sa fenêtre donnait sur l'école d'infirmières et en me montrant les élèves fumant dehors, il s'est exclamé alors : « *Et pourtant on les prévient du risque, mais rien n'y fait.* » Le cancer du poumon est donc *irréversible* mais il n'est pas *imprévisible,* car il est, en partie, l'aboutissement de nos comportements, tout le monde le sait, mais la chose importante ici réside dans le fait que certains prennent des dispositions pour l'éviter et d'autres pas.

*

* *

Après cet *événement-cancer*, je ressentais une certaine forme d'instabilité intérieure, d'état indéterminé, avec le sentiment d'être toujours à l'affût de ce qui pouvait survenir. Du fait de l'absence de symptômes du cancer, cet événement m'apparaissait fluide, insaisissable comme un simple acte de langage. Il n'avait pas de forme empirique concrète, la seule manifestation se concrétisait par une image sur des radiographies. Mon expérience du cancer n'était alors qu'une construction de mon imaginaire constituée d'images provenant de la compréhension des informations que je recevais et de mes représentations sociales préexistantes. La révélation de la maladie, par cet acte de parole, représentait un événement unique, qui laissait une trace et initiait un nouveau parcours de vie, peut-être éphémère, à partir de cette parole porteuse de mort. En ce sens, c'était un *événement-fondateur*.

RÉFÉRENCES BIBLIOGRAPHIQUES

AUSTIN John (1970), *Quand dire, c'est faire*, trad. fr., Paris, Seuil (1re éd. en anglais : 1962).

BASTIDE Roger (1968), « Sociologie de la connaissance de l'événement », *in* BALANDIER Georges, BASTIDE Roger, BERQUE Jacques et GEORGE Pierre, *Perspectives de la sociologie contemporaine : hommage à Georges Gurvitch*, Paris, PUF, pp. 159-168.

BATAILLE Philippe (2003), *Un cancer et la vie. Les malades face à la maladie*, Paris, Balland.

BESSIN Marc, BIDART Claire, GROSSETTI Michel (2010), *Bifurcations. Les sciences sociales face aux ruptures et à l'événement*, Paris, La Découverte.

BOUDON Raymond (2003), *Raison, bonnes raisons*, Paris, PUF.

CHAUMON Franck (2004), *La Loi, le sujet et la jouissance*, Paris, Michalon.

DEBORD Guy (1967), *La Société du Spectacle*, Paris, Buchet-Chastel.

DELEUZE Gilles (1971), *Logique du sens*, Paris, Seuil.

DELEUZE Gilles (1988), *Le Pli : Leibniz et le baroque*, Paris, Minuit.

FAINZANG Sylvie (2012), « La maladie, bonne à penser pour l'individu. Entre réfutation et revendication de la valeur de l'événement », *Mondes Contemporains. Revue d'Anthropologie sociale et culturelle*, n° 2, juillet-décembre, pp. 35-51.

FERRÉOL Gilles (sous la dir. de) (2018), *Traces et mémoires*, Louvain-la-Neuve, EME.

FERRÉOL Gilles (sous la dir. de) (2021), *Épreuves et Limites*, Louvain-la-Neuve, EME.

FESTINGER Léon (2017), *Une théorie de la dissonance cognitive,* trad. fr., Paris, Enrick B. (1re éd. en anglais : 1953).

FIGNON Valérie (2013), *Laurent*, Paris, Grasset.

FOUCAULT Michel (1983), « L'écriture de soi », *Corps écrit*, n° 5, février, pp. 2-23.

FOUCAULT Jérôme, SOLER Marion, BAUQUEIR Charlotte, PANNARD Myriam et PRÉAU Marie (2018), *Baromètre cancer 2015. Cancer et facteur de risque. Opinions et perceptions de la population française*, Institut national de cancer et Santé publique France, Saint-Maurice.

FRAISSE Paul (1968), « Les émotions », *in* FRAISSE Paul et PIAGET Jean (sous la dir.de), *Traité de psychologie expérimentale*, fasc. V, 13e éd., Paris, PUF, pp. 83-153.

GAULEJAC Vincent de (1996), *Les Sources de la honte,* Paris, Desclée de Brouwer.

GROSCLAUDE Pascale, REMONTET Laurent, BELOT Aurélien, DANZON Arlette, RASAMIMANANA-CERF Nicole et BOSSARD Nadine (2013), *Survie des personnes atteintes de cancer en France, 1989-2007. Étude à partir des registres des cancers du réseau Francim*, Paris, Institut de Veille sanitaire, pp. 177-183.

GROSSETTI Michel (2004), *Sociologie de l'imprévisible. Dynamiques de l'activité et des formes sociales*, Paris, PUF.

HITCHENS Christopher (2013), *Vivre en mourant*, trad. fr., Paris, Climats (1re éd. en anglais : 2012).

HOERNI Bernard et SOUBEYRAN Pierre (2004), « Histoire de l'information aux personnes atteintes de cancer », *Sociologie Santé*, n° 21, décembre, pp. 13-37.

HOERNI Bernard et VEDELAGO François (1978) « Aspects socio-psychologiques de l'hospitalisation et du traitement dans un centre anticancéreux de femmes atteintes du cancer du sein », *in* FRESCO Robert et EXTREMET Josette (sous la dir. de), *Journées médicales sur les problèmes psychologiques en rapport avec le cancer*, Paris, Masson, pp. 25-28.

HUGHES Everett (1996), « Carrières, cycles et tournant de l'existence », trad. fr., *in* CHAPOULIE Jean-Michel (textes rassemblés par), *Le Regard sociologique : essais choisis*, Paris, EHESS, 1996, pp. 165-174.

INCa (INSTITUT NATIONAL DU CANCER) (2018), *La Vie cinq ans après un diagnostic de cancer*, Boulogne-Billancourt, juin, e-cancer.fr.

INFO CANCER (2018), « Cancer du poumon, symptômes et diagnostic », https://www.arcagy.org/infocancer

JODELET Denise (2011), « Dynamiques sociales et formes de la peur », *Nouvelle Revue de psychosociologie*, vol. 12, n° 2, juillet-décembre, pp. 239-256.

KLEE Paul (1959), *Journal*, trad. fr., Paris, Grasset et Frasquelle (1re éd. en allemand : 1957).

KOOS Earl (1954), *The Health of Regionville : What the People Thought and Did about It*, New York, Columbia University Press.

KUBLER-ROSS Elisabeth (1975), *Les Derniers Instants de la vie*, trad. fr., Genève, Labor et Fides (1re éd. en anglais : 1969).

MARTUCCELLI Danilo (2006), *Forgé par l'épreuve*, Paris, Armand Colin.

MARTUCCELLI Danilo (2015), « Les deux voies de la notion d'épreuve en sociologie », *Sociologie*, vol. 6, n° 1, avril-juin, pp. 43-60.

NACCACHE Lionel (2009), *Le Nouvel Inconscient. Freud, le Christophe Colomb des neurosciences*, Paris, Odile Jacob.

ROSA Hartmut (2013), *Accélération. Une critique sociale du temps*, trad. fr., Paris, La Découverte (1re éd. en allemand : 2010).

VAN GENNEP Arnold (1981), *Les Rites de passage*, Paris, Mouton et Maison des Sciences de l'Homme (1re éd. : 1909).

VEDELAGO François (2017), « Réminiscences, traces et cognition : formation de protections contre l'angoisse après un événement traumatique », *in* FERRÉOL Gilles (sous la dir. de), *Traces et mémoires*, Louvain-la-Neuve, EME, pp. 167-176.

VEDELAGO François (2020), « Dimensions fictionnelles dans le discours sur soi du patient », *in* FERRÉOL Gilles (sous la dir. de), *Fictions et savoirs*, Louvain-la-Neuve, EME, pp. 89-101.

WOLSOSHIN Steven, SCHWARTZ Lisa et WELCH Gilbert (2008), « The risk of death by age, sex, and smoking status in the United States: putting health risks in context », *Journal of the National Cancer Institute*, vol. 100, n° 12, juin, pp. 845-853.

CHAPITRE 5

LE CANCER COMME ÉVÉNEMENT TRAUMATIQUE : LE MOMENT LIMINAL

L'intervention chirurgicale a été le point culminant dans mon parcours, ce moment très attendu où j'allais enfin savoir ce qu'il y avait exactement dans mon poumon. Quelle était l'étendue du cancer ? Quelles seraient les décisions médicales prises après l'analyse de la tumeur : d'autres traitements, ou bien serait-ce le début de la période de rémission ? C'était l'étape cruciale, non seulement du point de vue de la connaissance précise du cancer, mais aussi par l'importance de l'opération symbolisant le moment *liminal*. Les espoirs ou les déceptions pouvaient être très élevés, selon que les résultats seraient positifs et encourageants ou plutôt négatifs. Je savais naturellement que ces quelques heures seraient décisives et qu'il s'agirait d'une véritable *bifurcation* dans le cours ultérieur de ma vie. C'est le moment où de nouveau, après l'annonce, une nouvelle inflexion pouvait se produire : ce serait une éradication totale de la maladie, dans le cas contraire, il faudrait poursuivre les traitements.

*

* *

I. LE TOURNANT DÉCISIF

A. Vers l'opération

De l'opération, je n'avais volontairement rien lu à ce propos, je savais seulement ce que m'en avait dit mon épouse. Elle m'avait indiqué qu'elle était différente des deux précédentes que j'avais déjà subies. L'intervention serait plus longue ainsi que l'observation post-opératoire. Il serait nécessaire que je reste plusieurs jours à l'hôpital, la récupération ne serait pas immédiate et, probablement, nous ne pourrions pas partir en vacances en Irlande à la fin du mois de juillet. Cela ne m'inquiétait pas. J'avais arrêté depuis plusieurs semaines de lire des articles au sujet du cancer du poumon car ils étaient trop pessimistes. Je n'ai pas demandé davantage de détails au chirurgien qui m'avait assuré que le meilleur traitement était l'opération. J'avais spontanément une totale confiance dans les professionnels de santé. C'est plus tard, en commençant l'écriture de cet ouvrage, que j'ai lu quelques documents sur les lobectomies, notamment les notices réalisées par la *Ligue contre le cancer* et *Cancer info*. Je n'ai jamais regretté que mon épouse ne m'en ait pas dit davantage, je préférais me préparer en faisant du sport et m'en tenir à une vision très naïve de cette opération qui, pour moi, consistait tout simplement à ouvrir la cage thoracique, enlever le nodule et refermer. Je me questionnais parfois sur un point technique : comment le chirurgien allait-il travailler sur ce poumon gauche proche du cœur sans toucher tous ces vaisseaux sanguins et l'organe lui-même ? Mais rapidement je redevenais plus rationnel en reconnaissant l'expérience accumulée depuis longtemps en la matière. C'était peut-être un moyen de fixer mon angoisse sur un objet concret et peu inquiétant, compte tenu du professionnalisme élevé des intervenants. J'avais déjà subi deux anesthésies générales précédemment desquelles je m'étais bien rétabli.

L'anesthésiste m'a proposé une prise en charge pour réduire la douleur postopératoire par une injection péridurale spécifique. C'était une nouvelle technique. J'ai dit oui. Diminuer la douleur, c'est ce qu'on souhaite naturellement. Il m'a informé que le risque de décès était très faible, dans mon souvenir c'était 1 à 2 % ou 1 à 2 ‰, comme mon récit le montre, je sortais de ces entretiens souvent l'esprit confus sur ce qui avait été dit, mais cela me paraissait normal car c'était très technique, compliqué, et je savais que c'était la meilleure solution, cela me suffisait. Quelques jours avant l'opération j'avais participé à une réunion du Conseil d'administration de la Fédération aquitaine des réseaux de santé composée de plusieurs médecins, ces derniers m'avaient encouragé avec un air grave. C'est après l'opération que j'ai réalisé qu'ils savaient la douleur que j'allais ressentir après l'opération.

Pendant toute cette phase de préparation, j'étais rassuré par le processus médical rodé, la clarté des explications sur le moment, mais dont j'oubliais une grande partie, dès l'entretien terminé. C'est quelques années plus tard, en consultant la documentation, lorsque je prenais des notes sur cette expérience, que je me suis rendu compte que j'étais passé à côté d'une grande quantité d'informations, sur la maladie, l'annonce, la préparation de l'opération, les conseils des associations comme la Ligue contre le cancer, la phase post-opératoire, la reprise de l'activité professionnelle, etc. Pour moi il n'y avait qu'un objectif : être opéré et, pour cela, courir afin d'améliorer ma condition physique, pour mieux me remettre de l'opération.

Toutefois, l'angoisse est devenue de plus en plus permanente pendant l'attente de l'opération et j'avais parfois quelques difficultés à m'endormir. Une nuit, l'angoisse ayant atteint un degré très élevé, j'ai eu le sentiment que je ne *survivrai* pas longtemps après l'opération. Mon imaginaire était empli par ceux, parents et amis, qui m'avaient précédé ; je n'étais pas révolté, mais rempli d'une immense tristesse de quitter définitivement ma famille. Je me suis levé pour mettre en ordre mes affaires ! J'étais désemparé, abattu, abandonné à moi-même, habité par un profond moment de solitude et de détresse. Je pensais, en boucle : « *Après l'opération, j'aurais 10 % de chance de survie à cinq ans, ce n'est pas beaucoup, peut-être quelques mois encore et ce sera bientôt la fin !* », j'étais proche du *moment liminal*, fatal. Mais la situation m'est apparue ridicule, absurde et sans solution. Debout dans mon bureau à trois heures du matin, je ne savais pas quoi faire, par où commencer, alors que le lendemain j'avais un cours à assurer. Je me suis donc recouché. Je crois que j'avais atteint un niveau très élevé d'anxiété et je commençais à perdre quelques repères temporels à l'approche de l'opération.

Pour contrôler ces angoisses je devais me concentrer essentiellement sur le programme de ma journée et celle du lendemain, ma course journalière était le moment que j'attendais avec impatience. Chaque matin, je déterminais l'horaire le plus commode entre les cours, les examens universitaires et les examens médicaux. Mon frère, médecin-généraliste, m'avait dit que « *c'est au fond du microscope qu'on connaîtra exactement la nature de cette tumeur, en attendant tu peux courir sans problème, c'est une bonne préparation pour l'opération* ». Ayant toujours eu un bon sommeil et étant très rarement malade, je n'étais pas enclin à la consommation de médicaments ou autres produits de soutien. Le sport constituait pour moi un bon régulateur psychologique. Néanmoins, malgré cette activité physique, les nuits étaient souvent courtes pendant cette période d'attente de l'opération et de l'analyse de la tumeur.

Faut-il tout savoir sur le déroulement de l'opération et ce qui va nous arriver ? Je me garderais bien de donner une réponse générale. Dans mon cas, je n'ai pas regretté de ne pas en avoir connu les détails. Des informations basiques me semblaient suffisantes, et j'avais l'impression de savoir où j'allais lorsqu'on est venu me chercher le lundi matin 12 juin, à 9 heures précises, pour entrer dans la salle d'opération. Il n'y a pas eu de moment d'attente, je suis passé rapidement de mon lit à la table d'opération, quelques paroles ont été échangées pour occuper mon esprit avec des consignes de l'anesthésiste. Je me souviens particulièrement de la pendule qui indiquait presque 9 h 10 et je n'ai pas eu le temps d'examiner avec attention cette salle, je n'en garde que le souvenir du carrelage, propre, vide, de l'inox, un peu comme une cuisine de collectivité.

L'intervention est le moment majeur puisqu'il s'agit d'un acte thérapeutique très important qui nous fait passer du statut de personne malade à celui de personne traitée et en voie de guérison par cet acte d'éradication des organes atteints. On est tous plus ou moins fascinés par les images de bloc opératoire avec les infirmières et les médecins qui s'activent autour du corps du patient. Plusieurs séries télévisées sur ce thème ont eu beaucoup de succès. On sait que notre vie est entre les mains de ces soignants. De l'opération, je n'en ai rien su, sinon qu'elle a été beaucoup plus longue que celles que j'avais subies plusieurs années auparavant. La représentation que j'en avais était issue en partie de ces expériences, et ces trois actes : ouvrir, extraire, refermer, organisaient l'imaginaire de mon opération, cela m'est apparu après coup, d'une grande naïveté et très simpliste.

B. L'éradication du cancer

Pendant plusieurs heures, les équipes médicales se sont donc affairées sur mon corps, mais de cette période je n'en ai rien su, sauf le commentaire final du chirurgien qu'il me livrera quelques jours plus tard lorsque j'ai repris pleinement conscience : « *Tout s'est bien passé, la tumeur se présentait sous une forme oblongue d'environ 3 cm, j'ai extrait le lobe pulmonaire supérieur gauche, et j'ai fait un large curage ganglionnaire.* » Enfin il m'indiqua que la "pièce" avait été envoyée au laboratoire pour une analyse systématique. Un peu plus tard j'ai lu le bref rapport du professeur Jacques Jougon, le chirurgien qui coordonnait l'équipe d'intervention : l'équipe n° 1, celle du chirurgien, composée d'un médecin associé et de deux intervenants paramédicaux et l'équipe n° 2, celle de l'anesthésiste assistée d'un intervenant paramédical, soit au total six personnes. On pouvait aussi lire que le chirurgien était entré dans la salle d'opération à 9 h 50 et ressorti à 14 h 45, l'opération en elle-même avait duré près de cinq heures. Ce type d'intervention était utilisé seulement pour 15 % à 20 % des patients, il s'agissait d'une lobectomie supérieure du poumon gauche associée à un « *curage ganglionnaire* », ou l'ablation des ganglions lymphatiques situés sur ce même côté.

L'intervention, avec la période d'endormissement a duré 8 heures, ce qui m'a fait réaliser, quelques jours plus tard, l'ampleur toute particulière de cet acte chirurgical et m'a conduit à l'élaboration d'une nouvelle représentation de l'opération, en l'affectant d'une très grande charge symbolique. Durant plusieurs heures, ma vie a été suspendue à la qualité du travail de cette équipe. Dans les représentations que j'ai construites après coup, c'est-à-dire sur un processus et les actes que j'ai subis sur mon corps mais dont je n'ai rien su, l'idée inconsciente de la mort devait cheminer ! La parenthèse qui s'est ouverte avec l'entrée dans la salle d'opération s'est parfaitement bien refermée et, dorénavant, elle représente l'instant qui a départagé deux grandes périodes de ma vie : l'avant et l'après-traitement d'un cancer. Mais cette parenthèse est pour moi vide, ce rien symbolise le moment du *passage* d'une vie à une autre. Pour le patient, l'opération représente un danger qui a été surmonté par l'équipe d'intervention au sein de laquelle règne la figure tutélaire du chirurgien. La cicatrice et la paralysie d'une corde vocale seront les deux choses concrètes qui me resteront comme marques corporelles, d'ailleurs quelques amis ont pu apprécier les qualités esthétiques de cette œuvre !

Mais ce vide sera comblé par le travail de mon imaginaire, comme si je ne pouvais pas continuer de vivre avec cette absence, ce trou, cette béance. Le premier souvenir de mon retour à la conscience est celui du chirurgien penché sur moi, j'étais allongé sur le ventre, et soulevant ma paupière je l'entendais me demander avec insistance : « *Est-ce que vous m'entendez ? Tout s'est bien passé* ». Je lui ai demandé alors : « *Est-ce un cancer ?* » Il m'a répondu : « *Oui, mais il faut faire d'autres analyses.* » Je ressens encore cette impression de réassurance en écoutant sa réponse. Je crois que le fait d'en avoir la confirmation a réduit l'incertitude et donc l'angoisse liée à cette attente produite par tous les examens antérieurs. Mais surtout je crois que j'ai eu l'impression très fugitive qu'en enlevant cette partie du poumon, il avait éradiqué le cancer lui-même. C'était vers 17 heures, peu de temps avant d'être conduit en salle de réanimation où mon épouse, présente à l'hôpital depuis le matin, a pu me voir.

Ma question dès mon réveil peut paraître inattendue, mais c'était la préoccupation première qui parvenait à mon esprit. En effet, je savais qu'on ne saurait vraiment la présence ou non d'un cancer « *qu'au fond du microscope* » lorsque, durant l'opération, seraient pratiqués et connus les résultats des analyses cytologique et/ou anatomopathologique. Même si, dès le TEP-scan, je savais qu'il s'agissait d'un cancer, je voulais en avoir la confirmation par celui qui était allé voir à l'intérieur de mon thorax ! Je crois qu'il fallait que je maîtrise cette information très rapidement, ne pas l'attendre, mais aller la chercher. Peut-être aussi mon attitude répondait-elle à une représentation naïve de la maladie, ou à un espoir impossible, à savoir qu'il suffisait d'enlever la tumeur pour éradiquer le cancer. Comme l'écrivent Cohen et Legrand : « *C'est comme si l'acte chirurgical venait concrètement autant que métaphoriquement enlever le mal qui grandit et se propage dans le corps* » (Cohen et Legrand, 2011, p. 199).

Mon second souvenir correspond à celui de la première radiographie après l'intervention, dès mon arrivée en salle de soins intensifs et de réanimation. Du fait de l'anesthésie locorégionale particulière ayant pour but de prévenir la douleur chronique post-opératoire, je devais être sous surveillance et c'est à ce moment-là que mon épouse a pu me voir, revêtue de la tenue adéquate, pour entrer en zone de réanimation. J'étais encore complètement endormi, mais tout à coup j'ai ressenti des manipulations, on m'avait soulevé le torse, des personnes s'affairaient autour de moi, mais je ne pouvais ouvrir les yeux, ébloui par une lumière très blanche et très intense, du moins je l'ai perçue ainsi. J'entendais : « *Encore un peu !* », « *Allez, relevez-vous !* », « *C'est bien !* », ils ou elles me criaient dans les oreilles, comme si j'étais sourd « *On va vous faire une radio.* » J'ai le vague souvenir d'une plaque que l'on voulait me placer dans le dos pour la radiographie. Je venais tout juste de sortir de la salle d'opération que déjà on devait me faire une radio ! Et pendant près d'un mois, chaque jour, cela s'est reproduit pour contrôler l'évolution postopératoire et notamment la «bonne migration» du lobe pulmonaire gauche restant.

Le troisième souvenir correspond au moment d'une toilette, je n'avais plus de repère temporel, j'ai ressenti qu'on me manipulait, on me parlait, on me bougeait, on me levait les jambes et le corps entier, j'ai vu l'image de deux femmes au-dessus de moi. Elles m'ont dit qu'elles faisaient une toilette et plus rien. Elles me parlaient sans cesse mais j'aurais aimé qu'elles se taisent et me laissent tranquille, dormir, dormir ! Lorsque j'ai essayé d'ouvrir les yeux, j'ai été ébloui par une lumière extrêmement puissante, je ne voyais rien dans cette pièce, pas de cloisons, pas d'autre lit, mais j'entendais des gens qui parlaient très fort, qui hurlaient, « *Attention ! Poussez-vous !* ». Je me souviens d'un chariot passant très rapidement à ma droite et qui s'en est allé.

J'étais comme dans un nuage, en apesanteur, je ne voyais pas le sol, ni les murs, ni de cloisons, il n'y avait ni haut, ni bas, ni côtés, exactement comme en voiture lorsqu'on allume les phares dans un brouillard très épais. Je n'avais pas la sensation de mon lit, sauf deux fois lorsqu'on m'a relevé pour faire la radio. Cela semblait difficile pour les infirmiers et très douloureux pour moi. Une seconde fois, un médecin est venu me voir pour me dire que j'allais retourner dans ma chambre. Il avait des documents dans les mains et j'ai vu la barre de mon lit. Nous étions tous dans un espace sans sol, très bruyant et toujours dans une lumière très blanche et éblouissante. J'ai pensé ensuite à ces images de piété qu'on me donnait quand j'étais enfant où l'on représentait des anges dans le ciel.

La dernière image dans cette salle de réanimation est celle de ce médecin au pied de mon lit, il regardait les graphiques et criait : « *On va vous ramener dans votre chambre, vers midi, tout va bien.* » J'ai encore un souvenir net, mais très bref, du couloir lorsqu'on m'a ramené dans ma chambre, on me parlait mais ça me gênait car je voulais dormir, dormir. Je me suis retrouvé dans mon lit et les seuls mots que j'ai retenus étaient : « *Prenez cette poire et, quand vous avez mal, pressez plusieurs fois.* » C'était le mardi à 14 heures, au total cela faisait une trentaine d'heures pendant lesquelles j'avais vécu les événements les plus importants de ma vie, sans en avoir aucun souvenir précis. Sur les 20 heures passées en salle de réanimation je ne me souviens en réalité de presque rien, à part ces quelques flashs. J'avais l'impression que c'était très bruyant mais, en réalité, je n'en sais rien, c'est peut-être moi qui étais devenu très sensible à la lumière et aux différentes sonorités dans la pièce. Je quittais cet endroit avec un sentiment d'irréel.

Entre mon lever le lundi matin et le retour à un état de conscience un peu stabilisé le mercredi matin, 48 heures se seront écoulées, perçues comme un temps suffisamment long pour me laisser l'impression d'être revenu dans ma chambre après un « *passage de l'autre côté du tunnel* ». L'opération a été le moment le plus intense dans l'ensemble du processus. Lors des brefs moments d'éveil, je ne pensais qu'à ma douleur. Mais c'est vraiment le jeudi que j'ai commencé à sortir de ce brouillard et ce sommeil continu, en reprenant pleinement conscience de mon nouvel état physique, et de mes repères spatiaux et temporels. Ce parcours, qui va de la préparation de l'opération elle-même à l'après-opération, s'apparente à un « *rite de passage* » (Van Gennep, 1981) d'un état à un autre, enfant/adulte ou d'entrée dans une communauté comme, par exemple la franc-maçonnerie. C'est au moment du premier et très bref réveil et de l'étape en ré-animation, que j'ai eu une conscience floue de perdre tout contrôle sur moi-même. J'avais le sentiment fugitif de n'être qu'un corps à la dérive qui sombrait en permanence dans le sommeil. Ce « *trou noir* » de l'anesthésie donne le sentiment d'un « *dépouillement de soi* » temporaire, d'une perte de tout repère. Progressivement, je revenais à la conscience concrète de l'unité de mon corps, je me disais furtivement « *Ouf! Je suis en vie* », et l'idée d'une nouvelle existence sans le *mal* a commencé à prendre forme. Cette intervention chirurgicale considérée dans l'ensemble de ses étapes a effacé les quatre autres que j'avais subies tout simplement du fait de sa durée, de la douleur postopératoire et de ses enjeux. Il me reste ce sentiment d'une période brève, de ma vie, pendant laquelle je n'ai pas existé, comme si j'étais devenu un *rescapé* après un saut dans le vide.

II. LE SENTIMENT DE FRAGILITÉ

On m'a ramené dans ma chambre mais j'ai tout oublié de ce trajet. Je me souviens de la pompe à morphine, dès que j'avais mal je pouvais la presser. Mais le plus léger mouvement générait une douleur immense, c'était continuellement très douloureux comme si, pour reprendre l'expression de Bourdieu, elle était « *incorporée* ». Plus tard, cette douleur me fera passer définitivement dans le monde des non-fumeurs, tant l'idée d'inhaler la fumée a été associée physiquement à celle-ci et à la représentation qu'elle pourrait se répandre dans mon corps à travers l'incision qui avait été faite au sein de mon poumon.

Cette seconde nuit après l'opération a été aussi très difficile. J'étais épuisé, j'avais très mal, je ne pouvais pas bouger, j'étais encore dans un état de conscience très ralenti, comme un boxeur complément *groggy*, assommé, avec un mal à la tête constant malgré la morphine. Ce n'est que le mercredi matin que j'ai retrouvé une perception un peu plus claire de ma situation. J'avais deux drains dans le dos, pour évacuer le sang et le liquide inflammatoire, l'un au niveau des épaules et l'autre en bas du dos. J'avais aussi une canule nasale, avec deux petits tubes en plastiques placés dans les deux narines, il s'agissait d'un traitement d'oxygénothérapie, me fournissant un supplément d'oxygène, pour aider au fonctionnement normal de mon poumon et demi et à ma récupération. Une perfusion était posée pour m'hydrater et m'alimenter. C'est aussi à ce moment-là que j'ai retrouvé mon épouse près de mon lit, ce qui a été naturellement réconfortant.

Entre le lundi matin 9 heures et le mercredi matin, j'ai été presque tout le temps inconscient de ce qui se passait autour de moi. Une nette rupture biographique, comme si je venais de sortir d'un trou noir ou d'un tunnel. Il y avait l'avant, lundi matin 12 juin 2006 et l'après, mercredi matin 14 juin 2006. Ce *passage* constituait une béance, un vide entre deux périodes de ma biographie. D'ailleurs, pendant plusieurs années, l'opération a constitué un de mes repères temporels fondamentaux comme les naissances de mes enfants ou la date de mon mariage et, quand je voulais resituer un fait dans mon histoire, instinctivement je me demandais : était-ce avant ou après mon opération du poumon ? Nous verrons, dans la partie suivante, que cette distinction s'est estompée au cours du temps, ce que je pensais être une rupture devient alors une forte inflexion avec, toujours, les fils d'une continuité biographique.

Dans ma chambre, chaque jour a été marqué par une étape supplémentaire dans la récupération post-opératoire, dans le but de préparer ma sortie de l'hôpital. La première chose consistait en des séances de kinésithérapie immédiatement après l'opération, afin d'éviter un encombrement des bronches. Je n'imaginais pas que, quelques heures après que j'ai eu la cage thoracique ouverte et compte tenu de la douleur, la kinésithérapeute allait me masser aussi fortement les côtes pour me faire expectorer des résidus et les sécrétions bronchiques et pour m'apprendre à respirer et cracher après l'intervention. En effet, les jours suivants, j'ai éliminé de nombreuses mucosités, mais pas sans douleur ! Je pressais de temps en temps sur la pompe à morphine et on venait, également, me demander d'estimer ma douleur sur une échelle allant de 1 à 10. Bien sûr j'étais au plus haut. Chaque jour une radio de la cage thoracique était effectuée en m'expliquant qu'il s'agissait de surveiller la survenue d'effets secondaires possibles, par exemple la présence d'air dans la cavité thoracique ou la présence de liquide, de saignements ou une infection. Les soignants surveillaient aussi “la migration” du lobe restant qui devait remonter et venir se coller sur la paroi du thorax.

Le jeudi, à mon réveil, j'étais très fatigué, je ne pouvais rien faire, je souffrais en permanence, et les heures passaient très lentement. Pour la première fois, j'ai quitté mon lit avec l'aide des soignants pour m'asseoir un moment sur le fauteuil à côté. Ce n'était pas parce que je le souhaitais, mais par obligation. Il me fallait recommencer à bouger un peu, en faisant très attention aux deux drains plantés dans mon dos et à la perfusion. Lorsque j'étais assis, mon épouse qui était présente à ce moment-là a observé que celle-ci s'était débranchée et elle a appelé l'infirmière. En voyant le sang couler autour de mon bras, j'ai commencé à paniquer, mais tout est rentré dans l'ordre rapidement. Ensuite, j'ai pu recevoir des visites de la famille et des amis, par contre je ne pouvais pas parler normalement, je n'avais plus de voix, mes cordes vocales ne vibraient plus l'une contre l'autre, plus aucun son ne pouvait être produit, j'articulais bien sûr, mais pas de voix ! On m'a rassuré en me disant que c'est courant après une intubation aussi longue, qu'il fallait laisser le temps aux cordes vocales de reprendre leur place, éventuellement quelques séances d'orthophonie seraient peut-être nécessaires pour faciliter le retour de la voix.

Le vendredi, je me déplaçais de mon lit au fauteuil pour déjeuner. C'était déjà un temps plus long que la veille. Les visites de la famille, des amis et des collègues se succédaient. J'ai reçu également la visite de la responsable du Département de l'université où j'enseignais, qui en partant, m'a demandé si je pourrais reprendre mes cours le 15 septembre. Cette question m'a beaucoup surpris, cela était évident pour moi. Dans trois mois, il ne faisait aucun doute que je pourrai aussi reprendre mes footings, de même que le voyage programmé fin juillet en Irlande aurait lieu. En fait, j'ai repris les cours près d'un an plus tard, en mai 2007. Toutefois, cette assurance était un peu de façade, car depuis deux jours je prenais vraiment conscience de ma *fragilité* en constatant avec inquiétude que, non seulement je n'étais pas immortel, mais aussi qu'un événement imprévu pouvait modifier, au moins momentanément, l'ordonnancement de ma vie. Le sentiment de fragilité provenait du fait que dans mon imaginaire l'événement aurait pu aller plus loin, être plus tragique, et que ma vie à cet instant donné avait été suspendue au bon déroulement d'une opération médicale sur laquelle je n'avais aucune prise. J'avais pris conscience que, malgré toutes les protections mises en place, on n'est jamais totalement à l'abri. C'était l'irruption d'un réel qui venait briser « *cette volonté qu'a l'homme de ne pas mourir, et donc de la construction de l'espoir-croyance-certitude que l'on ne meurt pas* » (Rensi, 1996, p. 52), ou ce que l'auteur appelle encore « *l'altération optimiste de la réalité* ». La suspension de mes besoins vitaux, en oxygène, en énergie, en maîtrise de la douleur, dépendant du bon fonctionnement de divers instruments extérieurs (sondes nasales, pompe à morphine, perfusion, drains), me signifiait la perte irrémédiable de mes illusions d'invulnérabilité.

Le samedi, j'ai eu l'impression que mon état s'améliorait au sens où je pouvais rester éveillé plus longtemps, recevoir des visites plus longues de mon épouse et de mes enfants. Ma fille est restée quelques heures avec moi, des collègues, des amis. La question de la sortie commençait à se poser pour les responsables du service, et une infirmière est venue me donner quelques indications sur les jours à venir. Selon leur planning, le dimanche on devrait m'enlever les drains et, le mardi, je pourrai sortir de l'hôpital. Elle m'a questionné sur ce que je pensais faire à ma sortie, si je voulais rentrer chez moi ou aller en centre de rééducation. C'était une chose à laquelle je n'avais pas encore réfléchi, je ne savais que répondre. Spontanément, je lui ai dit que je pensais rentrer chez moi, c'était une évidence. Je l'ai sentie hésitante, j'en ai été surpris, alors qu'elle venait de me proposer cette alternative. Elle me demanda s'il y avait des escaliers et, lorsque je l'ai informée que la maison était sans étage, mais avec différents niveaux de quatre ou cinq marches, je l'ai vue hésitante, dubitative, disant finalement : « *On va voir cela.* » Je pensais que mon idée de retourner chez moi était la bonne et, subitement, quelques marches posaient problème ! Je me demandais pourquoi elle n'avait pas été plus claire sur sa conception du projet de sortie. J'ai alors téléphoné à un ami, pharmacien, pour lui demander son opinion. Il m'a enjoint de changer d'avis et d'aller en maison de rééducation, car je ne pourrai pas marcher en sortant de l'hôpital et qu'il faudrait encore plus d'une semaine pour commencer à récupérer. Je suis tombé d'accord avec lui.

Mon changement d'avis a semblé poser problème car, je l'ai compris ensuite, le temps de retrouver une place disponible prolongeait mon séjour à l'hôpital. Le chirurgien est venu me voir : clairement, il voulait s'assurer que j'avais vraiment changé d'avis afin de réserver une place en maison de repos. Il espérait que cela serait possible dans les jours suivants. Finalement, j'ai pu sortir deux jours plus tard, le jeudi. Évidemment, je ne pensais pas à tous ces aspects pratiques et organisationnels et j'ai eu cette impression, à tort ou à raison, que mes incertitudes avaient peut-être été la cause d'un petit problème dans l'organisation de ma sortie. Si, en tant que sociologue de la santé, je savais naturellement que la *durée de séjour* est une variable très importante dans la gestion de l'hôpital pour contrôler les coûts, à ce moment-là, en tant que patient hospitalisé, j'étais incapable de raisonner selon ce point de vue. La douleur m'empêchait non seulement de bouger et de penser à autre chose, mais aussi d'imaginer la problématique de sortie dans son ensemble et les conséquences en chaîne de mon premier choix, puis de mon changement d'avis.

La durée moyenne d'hospitalisation prévue pour ce genre d'opération était de sept jours. La date de sortie prévue par l'infirmière correspondait donc absolument aux normes organisationnelles, et je suis finalement sorti dans la fourchette de séjour prévue entre sept et dix jours. Plus tard, cette micro-situation d'incompréhension illustrait toute la complexité des relations entre les professionnels et les patients au sein de l'organisation hospitalière. On était en présence de deux temporalités bien différentes avec des attentes également décalées. Dans mon état physique et psychique très affaibli, j'étais essentiellement centré sur le présent. Je ne me posais pas la question de la sortie, car je ne savais même pas quand je pourrais marcher puisque je n'avais pas encore mis un pied par terre. Le vécu de l'opération et de mes capacités postopératoires se trouvait en total décalage avec les connaissances comptables et médicales qui déterminent la fin de la phase de surveillance hospitalière et la possibilité de sortir sans risques. Comme patient, mes attentes étaient bien différentes. Je n'avais aucun désir de sortir, c'était impensable, j'étais *rassuré* dans mon lit d'hôpital et on voulait déjà m'en faire partir ! On me demandait de choisir alors que je n'avais pas les éléments pour cela. J'attendais plutôt que les soignants, connaissant ces situations, me disent ce qui était souhaitable pour moi. Je ne me percevais pas du tout en situation d'*autonomie*, capable de faire des choix pertinents, cela d'autant plus que je ne m'étais pas informé avant sur l'ensemble du déroulement de l'opération et de ses suites.

J'ai déjà souligné, dans les descriptions précédentes, que l'information minimale m'avait largement suffi. Cependant toutes n'ont pas la même valeur elles peuvent être d'ordre psychologique (réduire l'angoisse) ou d'ordre pratique et administratif concernant l'entrée et la sortie, etc. La question de l'information est importante car elle renvoie à la capacité de choix du patient ou de son *autonomie*. Mais surtout la capacité à choisir, décider en situation de fragilité diminue même si l'information a été préalable. Dans l'exemple précédent, je ne suis pas certain que davantage de précisions m'auraient aidé pour que je fasse, immédiatement, un choix plus raisonné. On imagine alors les difficultés des soignants : prendre le temps pour délivrer toute l'information utile, laisser le temps de la réflexion et répéter cette situation avec chaque patient. Le coût psychologique pour les professionnels est énorme. De plus, dans ces types de situations, je ne suis pas sûr que le patient souhaite réellement être plus autonome dans ses choix de soins et de rééducation. Pour ce qui me concerne, je dois dire que les conditions d'hospitalisation dans ce service étaient excellentes et, quatorze années plus tard, j'ai toujours beaucoup de gratitude envers l'ensemble de son personnel. En tant que malade, je me laissais porter par mon environnement, qu'il soit hospitalier ou familial et affectif car l'*autonomie* demande un effort (Vedelago, 2018) !

Finalement, on m'enlèvera les drains le lundi suivant, huit jours après l'opération. J'en ressens encore, en écrivant, la sensation de ce tuyau qui se déplace à l'intérieur de mon corps lorsque doucement on le retire. J'ai pu alors me lever pour aller jusqu'à la salle de bain, soit environ cinq mètres, mais cette marche m'a épuisé ! Toutefois, le degré de douleur a commencé nettement à diminuer, elle est devenue supportable, à condition de bouger très lentement pour la contrôler. Le chirurgien est passé me voir, il m'a confirmé que c'était une bonne idée d'aller en centre de rééducation et que toutes les radiographies montraient une évolution favorable.

J'ai commencé à aller nettement mieux. Le mardi, je pouvais marcher dans le couloir, environ une centaine de mètres, mais après je devais m'allonger car je fatiguais très rapidement. Le mercredi, la veille de mon départ, j'ai fait une vraie promenade, j'ai pu descendre et remonter les deux étages… par l'ascenseur bien sûr. Le jeudi matin, mon épouse est venue me chercher pour ma sortie de l'hôpital et m'accompagner dans un centre de rééducation situé sur le Bassin d'Arcachon. Une fois les salutations faites au personnel et les formalités administratives assurées, nous sommes partis pour rejoindre notre voiture et là, surprise, je ne pouvais pas marcher au même rythme qu'elle. Quelques mètres et j'étais totalement essoufflé, je n'avançais plus et j'ai du lui demander de m'attendre, de marcher plus lentement, je ne pouvais pas suivre, voilà que les choses étaient inversées ! Je n'avais pas réalisé l'épuisement dans lequel j'étais après cette opération. Je pensais récupérer comme lors de mes deux précédentes anesthésies générales, mais cela n'avait rien à voir. J'ai pris alors conscience de l'importance vitale des poumons, de la respiration et de la désorganisation physiologique, physique totale qu'avait générée cette opération : l'ouverture du thorax, la manipulation des organes à l'intérieur, l'ablation d'un lobe… Mon corps allait au ralenti, il était quasiment à l'arrêt.

Les organes n'ont pas tous la même valeur subjective pour les patients et, globalement pour les individus, l'ablation d'un sein ou des deux a des implications psychologiques importantes pour les femmes, par rapport à elles-mêmes et aussi dans leurs relations sociales. Cette opération constitue une réalité qui va bien au-delà du fait simplement objectif et biologique. Dans le cas de l'ablation d'un poumon, la situation objective est tout à fait différente : en premier lieu, elle n'a aucune visibilité extérieure, et, de fait, elle n'a aucune valeur sensuelle, esthétique ou autre pour les personnes et dans les relations sociales, le poumon n'a pas une haute valeur symbolique. Bien que le cycle respiratoire soit de quatorze inspirations-expirations par minute ou de 21 000 fois chaque jour, nous n'en avons pas une conscience aiguë. Pourtant la respiration est notre moteur vital. Si quelqu'un ou quelque chose nous la bloque, ne serait-ce qu'une minute et maintient cet arrêt, la panique commence à nous envahir, l'étouffement n'est pas loin, à chaque instant elle représente notre vie. Mais on ne voit rien des traces de cette opération, il n'est pas question d'image de soi vis-à-vis des autres, d'identité, il n'y a pas de stigmates. On est exclusivement dans un rapport de soi à soi.

Si on peut rapporter l'importance symbolique des seins à l'image de soi, l'enjeu est principalement identitaire. L'ablation d'un poumon représente immédiatement la vie et donc la peur de mourir, s'il dysfonctionne. C'est en quittant l'hôpital, en constatant que je ne pouvais plus marcher sans avoir cette sensation, qui entretient cette peur de la mort, que j'ai pris conscience de cette spécificité cruciale des poumons. J'ai alors réalisé leur importance vitale en contraste avec leur activité réflexe, en deçà de notre conscience. On peut pratiquer l'ablation de certains organes et continuer de vivre, mais on ne peut supprimer les deux poumons. On appréhende notre corps par nos sensations physiques, nos émotions, des images et des croyances; avec cette sensation d'étouffement à tout juste 55 ans, je me sentais très faible, je vieillissais d'un coup et dans mon imaginaire j'avais 90 ans.

III. DIMENSION TRAUMATIQUE DE CETTE EXPÉRIENCE

C'est ainsi que j'ai quitté l'hôpital pour rejoindre le Centre de soins de suite et de réadaptation au Cap Ferret, sur le Bassin d'Arcachon, spécialisé en rééducation cardio-respiratoire. J'emportais avec moi mon dossier médical, une ordonnance de doliprane pour réduire la douleur et un médicament anticoagulant. Le chirurgien m'avait informé : « *On ne fait pas de chimiothérapie, ni de radiothérapie, la chirurgie devrait suffire. On fera un premier contrôle dans six mois puis on verra.* » Je suis parti avec mon incertitude et l'optimisme du médecin sur mon avenir. N'ayant plus de traitement, j'entrais immédiatement dans la période de l'*après-cancer*, débutant généralement selon l'INCa « *deux années après le diagnostic* [...], *c'est-à-dire au-delà de la phase aiguë de traitement* [...]. *Ce recul de deux ans permet en particulier de s'intéresser à des localisations à pronostic intermédiaire ou mauvais* ». Ce délai permettait ainsi de bien se situer « *dans le cadre du temps de survie.* » (INCa, 2014, p. 23). En deux mois, je suis passé très rapidement du statut de malade du cancer à celui de survivant, mais à ce moment-là je n'avais aucune conscience de ces distinctions, je ne connaissais pas l'usage précis de ces notions « *après-cancer* », « *survivant* » dans le parcours du malade. Au cours des échanges avec les médecins, j'avais appris une chose très importante, c'est qu'en deçà de 0,8 ou 1 cm, il était difficile de détecter une tumeur avec un scanner, il pouvait donc y avoir des cellules cancéreuses restantes, mais non détectables. Si j'en avais terminé avec les traitements, je quittais l'hôpital avec *confiance* à l'égard du chirurgien, mais en même temps, restée une *incertitude* quant à l'avenir.

Pendant les quatorze années qui ont suivi, je n'ai jamais eu d'autres signes de la maladie, ce qui n'était pas cependant une assurance pour l'avenir. Je ne sais pas si ce type d'expérience du cancer est fréquent, mais ce n'est pas celui qu'on évoque le plus souvent dans les médias. Dans les conversations on me demandait toujours comment s'étaient passée la radiothérapie ou la chimiothérapie et je pouvais toujours noter l'étonnement, parfois le doute, de mes interlocuteurs. Un cancer du poumon traité seulement par la chirurgie, c'était surprenant. Ainsi, j'avais parfois l'impression que, sans les signes provoqués par la chimiothérapie et la radiothérapie : douleurs, perte des cheveux, nausées, fatigue, problèmes de peau, etc., je n'avais pas eu un "vrai" cancer. Par exemple, les effets de mon opération ne me semblaient pas différents de ceux d'un pontage coronarien pour lequel on ouvre également la cage thoracique. Les douleurs thoraciques et musculo-squelettiques postopératoires, très aiguës les premiers jours suivant la chirurgie sont équivalentes dans les deux situations et peuvent durer un an ou plus. Plus tard, je me demandais en quoi cette expérience du cancer pouvait être spécifique par rapport à celle d'une opération coronarienne, d'autant plus que dans les deux cas les patients subissent un profond traumatisme. Mon expérience du cancer correspondait alors aux effets *traumatiques* d'un acte de parole qui m'annonçait la maladie et d'une longue opération chirurgicale suivie d'une période post-opératoire douloureuse.

A. Discontinuité et continuité dans l'épreuve traumatique du cancer

De façon générale, le *traumatisme* se définit comme un choc émotionnel ou une action violente ayant provoqué des blessures psychiques ou physiques. Dans le premier cas, on parlera de *traumatisme psychique*, dans le second, de *traumatisme physique*. Une troisième situation peut se présenter lorsque, pour le même événement, le choc physique et l'ébranlement psychique sont concomitants ou en décalage. Cependant, on doit distinguer trois choses : la cause, la blessure physique ou psychique strictement appelée le *trauma*, et enfin un ensemble d'effets ou de phénomènes secondaires qui peuvent l'accompagner et auxquels s'applique la notion de *traumatisme*. Le plus souvent, l'emploi de ce terme contient également la notion de *trauma*. Toutefois en psychanalyse, ces deux notions ne sont pas totalement confondues, ce qui distingue la perspective psychanalytique de l'approche médicale et psychiatrique.

Cette définition générale repose sur une représentation chronologique du traumatisme allant de l'événement ou de la cause aux conséquences ou aux symptômes plus ou moins immédiats. La représentation du traumatisme, pour Freud, est différente de la représentation chronologique : «*L'étiologie des névroses est un traumatisme infantile de nature sexuelle*», il y a eu séduction de l'enfant par un adulte dans l'enfance qui n'a donné lieu à aucune extériorisation. C'est après coup, lors d'un deuxième événement, souvent insignifiant, que «*la trace de l'événement de l'enfance est réactivée et produit un afflux d'excitation interne qui dépasse les capacités habituelles du sujet : les symptômes des névroses apparaissent*» (Lachal, 2010, p. 10). Dans cette approche, le *traumatisme* n'est que la forme des effets d'un *trauma* antérieur inconnu qu'il s'agira de faire apparaître en interprétant les traces laissées dans la mémoire d'un événement passé; on a donc une démarche inverse, partant des symptômes présents à la recherche d'un événement ou d'un trauma passé. Mon approche est à l'opposé de la démarche psychanalytique qui considère la maladie comme le symptôme d'un trauma de l'enfance qu'il s'agirait, à l'instar de Guy Corneau, de découvrir pour connaître ainsi «*des sources psychologiques de* [son] *cancer*» (Corneau, 2010, p. 88). Dans l'un des premiers ouvrages autobiographiques, *Mars*, l'auteur suisse Fritz Zorn analyse son cancer comme une maladie de l'âme : «*Je crois aussi que le cancer est, en premier lieu, une maladie de l'âme...*» (Zorn, 1979, p. 156).

Le DSM ou *Manuel diagnostique et statistique des troubles mentaux*, publié par l'*American Psychiatric Association*, décrit le psycho-traumatisme «*sous la forme de troubles présentés par une personne ayant vécu un ou plusieurs événements traumatiques ayant menacé son intégrité physique et psychique ou celle d'autres personnes présentes, ayant provoqué une peur intense, un sentiment d'impuissance ou d'effroi, et ayant développé des troubles psychiques liés à ce traumatisme*» (Tarquinio et Montel, 2014, p. 21). Tous les chocs physiques ou émotionnels ne peuvent être considérés comme traumatiques. Ces derniers doivent posséder un degré très élevé d'impact qui, d'une manière ou d'une autre, met en jeu la vie physique ou psychique de l'individu. Dans le cas du cancer, on retrouve ces différentes dimensions : l'intégrité physique et psychique menacée, pour la victime ou des personnes exposées, et un événement ayant provoqué une peur intense, un sentiment d'impuissance ou d'effroi. Si on peut considérer l'événement-cancer comme étant globalement une épreuve traumatique, cela demeure encore très imprécis, il faut absolument prendre en compte, du point de vue méthodologique, la temporalité du processus traumatique. En réalité, le traumatisme est un *choc* psychique et/ou physique, violent et immédiat au moment de l'annonce, l'équivalent d'une *onde* qui se propage au niveau psychique. Par analogie avec la physique, on pourrait dire que le traumatisme du cancer se présente comme une *onde de choc* dont on peut estimer le point d'impact dans le temps, mais la fin des perturbations produites demeure floue.

Souvent, lorsque j'évoquais le traumatisme de l'*annonce* de mon cancer, il me venait des souvenirs de cette ferme où j'ai passé une grande partie de mon enfance. Je comparais les effets de l'*annonce* à ceux provoqués par les cailloux que je jetais dans la mare près de la maison pour "faire des ronds dans l'eau", ou ce phénomène physique de l'encyclie qui consiste à produire des ondes circulaires et concentriques à la surface de l'eau et allant s'échouer sur la rive. Si l'on attendait un peu, on pouvait observer l'eau se troubler lentement lorsque les cailloux touchaient le fond, faisant remonter les dépôts de limon. Cette métaphore de l'encyclie illustre la propagation dans l'espace et le temps des effets du choc initial ainsi que ses répliques possibles ultérieurement.

Dans le cours ordinaire de sa vie, tout individu fait l'épreuve de changements, de mouvements, d'évolutions, de passages plus ou moins importants ; on peut dire qu'il vit de manière *continue* des micro ou macro transitions d'un état psychique à un autre, ou d'une situation à une autre. Le changement est permanent, mais les mécanismes psycho-sociaux de régulation mis en place lui assurent une certaine stabilité par la création de routines dans ses attitudes et ses comportements. Ainsi, avec une longue *focale* (Becker, 2016), on les observerait selon une plus ou moins grande finesse et précision et, au-delà de la continuité apparente, ressortirait une infinité de points de transition.

Un choc est aussi une rupture de la temporalité, un arrêt et l'entrée subite dans une autre situation, c'est une transition brutale, sans progressivité, sans intermédiaire qui donne l'impression d'une forte discontinuité, d'une rupture. C'est pourquoi une attention particulière peut être apportée à ce moment précis dans les dispositifs mis en place pour atténuer les effets de cette annonce. Cependant, on peut toujours trouver, entre deux points, un point intermédiaire et, selon la puissance du microscope, on peut observer une légère continuité dans l'épreuve de cette discontinuité. Comme je l'ai déjà évoqué plus haut, depuis ma première radiographie je connaissais cette éventualité : l'état de choc émotionnel, dû à l'*effet de parole* de l'annonce, résulte de cette confrontation incontournable, sans retour, pour toujours, avec la réalité du cancer. L'échappatoire symbolique qui était encore contenue dans l'idée d'éventualité n'existe plus : il faut *faire face* ! (Cousson-Gélie *et al.*, 2009).

Ce passage au statut de malade est souvent décrit comme une *rupture biographique*, il y a comme « *un avant et un après* » lorsque l'annonce est faite. Cependant, on doit distinguer ici le cours de la vie et ses activités diverses de ce qu'on peut appeler de manière très large son *identité*. L'arrêt de travail est une rupture, momentanément du moins, avec son activité puisqu'on ne la pratique plus. C'est une décision radicale mais, en tant que sujet, on se *reconnait* toujours dans son histoire. En réalité, on ne perçoit pas sur le moment les *micro- transitions* existantes qui se créent en permanence. Je pense, pour ma part, qu'il n'y a pas eu de rupture identitaire, comme on peut le lire fréquemment dans des analyses psychosociologiques, mais une situation de *discontinuité-continuité*, c'est-à-dire une superposition de ces deux sensations. La notion de rupture est une approche grossière du phénomène elle empêche de percevoir les microscopiques transitions qui s'opèrent de manière continue dans l'interface, avant et après l'*annonce*, au sein de l'intimité du sujet. Il faut *déplier* (Deleuze, 1988) ce moment du passage à partir de la *mémoire* du sujet pour trouver ce point entre deux points ou un espace identitaire plus petit qui relie encore deux dimensions et donc établit une continuité, même si elle nous apparaît légère. Le *choc* n'est que la manifestation phénoménologique externe, visible, comme l'épicentre d'un tremblement de terre, pour reprendre cette fois-ci une métaphore terrestre. Il constitue la projection à la surface des forces du centre de la Terre. Dans ce passage d'un statut à un autre, il y a plutôt un *étirement* de la trame identitaire du sujet qu'une rupture. L'annonce du cancer et le choc traumatique n'étaient en réalité, me semble-t-il, que l'accélération, à un moment donné, d'un processus au sein duquel la probabilité de la maladie était déjà bien anticipée par le futur malade que j'allais être, au sens d'un statut formellement désigné.

Ainsi, j'aurai une approche diachronique du choc traumatique du cancer qui s'étalera sur huit années, la période pendant laquelle j'ai pu observer ces "vagues" et "répliques" du traumatisme. Mais comme je viens de le préciser, les deux processus d'*altération de soi* (ce qui n'est pas une crise) et de *restauration de soi* (ce qui n'est pas une nouvelle identité), se recouvrent, et l'analyse du choc traumatique se fera dans ces deux dimensions. Dans l'immédiateté de l'événement-cancer, je distinguerai trois moments différents d'intensité dramatique : celui de l'annonce, le degré le plus fort; celui de l'opération; et enfin la perte de la voix par la paralysie de la corde vocale. Le vécu traumatique s'éprouve dans l'immédiateté de l'événement, dans mon cas au moment de l'annonce et de l'opération, mais des troubles peuvent en découler ultérieurement.

B. La peur de la mort

L'événement qui suscite la peur de la mort dégage une haute valeur traumatique, indépendante du type de cancer, que ce soit le cas du cancer du poumon au taux de survie moyen à cinq ans estimés à 14 % (INCa, 2010) ou celui pour un cancer du sein (87 %). L'intensité de cette peur peut être du même niveau, du fait du contenu de la dimension fortement subjective de celle-ci. Cependant, elle n'est pas le produit d'un fantasme, de l'imaginaire du patient en lien avec l'expérience vécue dans sa petite enfance, elle a un fondement tout à fait objectif. C'est la parole de l'annonce qui provoque ce choc traumatique intense. Pour moi, la maladie a été immédiatement vécue comme une catastrophe car je savais déjà, par les représentations que j'avais intériorisées, que j'allais être confronté à une situation de détresse extrême, de souffrance psychique et somatique très forte.

Plus tard, des souvenirs sont apparus dans mon imaginaire et, comme la plupart des personnes ayant eu un cancer, de nombreuses figures dans mon entourage familial se détachaient, égrenant ainsi la longue liste des décédés d'un cancer. Quelques années auparavant, j'avais rendu visite à un cousin de mon père en train de mourir à l'hôpital. Il ne m'avait pas reconnu et j'étais très triste d'assister à sa fin de vie. Il me reste en mémoire son visage d'une pâleur et d'une rigidité cadavérique, comme l'image d'un mourant. Parmi tous les membres de ma famille (cousins, cousines, oncles et tantes) décédés d'un cancer avant l'annonce de ma maladie, c'est le seul que j'ai vu au moment terminal. On n'oublie jamais. J'ai repensé naturellement à ces femmes traitées pour un cancer du sein dans un Centre de lutte contre le cancer et auprès desquelles, pendant plusieurs semaines j'avais fait des entretiens alors que j'étais étudiant en thèse de sociologie, dans les années 1970. Elles n'étaient pas en phase terminale, mais l'impression mortifère dans la pénombre de ces chambres et la tragédie qui s'y déroulait avait construit mon image de cette maladie. Plusieurs de mes oncles et tantes ont été vaincus par le cancer entre le milieu des années 1990 et le début des années 2000, tant en France qu'en Italie. Quant au cancer du poumon, il avait emporté deux de mes oncles en Italie, non pas à cause du tabac, mais du fait des conditions de travail dans des fonderies et des usines de fabrication de meubles, d'autres étant décédés de cancers de l'estomac.

Dans ma jeunesse, la mort faisait partie de ma vie familiale. Enfant, je ne savais pas toujours précisément ce qui s'était passé, et je ne comprenais pas tous les discours des adultes lors des différentes visites familiales. Je n'avais pas vraiment peur de la mort, mais j'avais une très profonde angoisse dans certaines situations qui demeurent associées à des moments et à des lieux précis. Par exemple, j'ai le souvenir d'une discussion, chez une tante, à propos de sa fille décédée d'une tumeur au cerveau, mais à dix ans, je n'avais aucune idée de la signification du terme, "tumeur". Toutefois, je ressentais la gravité du moment qui allait s'imprimer définitivement en moi. Il y a eu aussi le décès de ma sœur à l'âge de quatre mois, née avant moi et dont mes parents évoquaient souvent le souvenir car nous allions nous recueillir sur sa tombe tous les dimanches. Plus tard, c'est un jeune frère qui est décédé d'une maladie cardiaque à l'âge de 18 mois. Quant à mon père, il était déjà décédé 23 ans avant que je ne sois diagnostiqué de mon cancer et ma mère la semaine qui a précédé mon opération du poumon.

Cette présence de la mort n'avait pas développé en moi une peur permanente et, bien que je sois devenu fumeur, l'éventualité de ma propre mort ne faisait qu'effleurer occasionnellement mes pensées. Certes, j'étais mortel, mais cela m'était réservé pour plus tard, bien plus tard, certainement pas à 55 ans ! J'avais plutôt un sentiment d'immortalité, comme beaucoup, car j'avais encore de nombreuses années de vie devant moi, ce qui repoussait ma mort à une date encore inimaginable. Depuis le milieu du siècle dernier, la progression importante et continue de l'espérance de vie (qui s'élève actuellement à 82,5 ans) accentuait fortement ce caractère tragique du cancer, du fait que l'âge médian au diagnostic s'élevait à 68 ans. Mais au cours de toutes ces situations de forte intensité émotionnelle, j'avais certainement intériorisé une image mortifère du cancer, sans que l'on ait prononcé ce mot maléfique au cours de mon enfance. Avec cette *annonce* qui me concernait, j'étais instantanément mis "au pied du mur", ou au défi de résister à la réalisation de cet événement fatal et sans retour.

La peur a un objet déterminé puisque c'est une réaction d'anticipation et de protection face à une menace totale dans le cas du cancer, mais qui pourrait être limitée à une part de nous-même dans d'autres situations et, lorsque la menace s'atténue, elle débouche sur l'angoisse. Par ce glissement, l'objet de la peur devient moins virulent, les traitements redonnent de l'espoir, alors que l'angoisse demeure et elle n'est plus spécifique à l'objet premier, qui était le cancer. Elle va s'alimenter alors à d'autres sources, d'autres objets "oubliés" de notre histoire, créant ainsi ce sentiment diffus de vulnérabilité et de fragilité. Ainsi pour moi, la peur s'est atténuée par l'effet positif du traitement qui me laissant entrevoir que la mort s'éloignait un peu, mais l'angoisse, dont les manifestations sont plus floues, était devenue un sentiment permanent, lié à la perception soudaine de ma *finitude*. Mon existence avait une *limite*.

Au début de ce siècle, le cancer avait encore l'image dominante d'une maladie incurable et, en particulier, les cancers du poumon dont le taux global de survie était assez faible à cette époque-là, autour de 14 %. C'est aussi dans cette période, en 2004, que les tumeurs sont devenues la première cause de mortalité en France devant les maladies cardiovasculaires et principalement chez les hommes (Aouba, *et al.*, 2007). Chez les femmes, en revanche, ces dernières demeurent toujours aujourd'hui la première cause de mortalité (Boulat et *al.*, 2019). Cette progression de la maladie accentuait sa dimension tragique et confortait la représentation d'une maladie particulière, très spécifique, caractérisée par son association étroite avec la mort, la douleur et la souffrance.

Je pense que la chirurgie cardiovasculaire avec ses pontages coronariens, ses transplantations, etc., possède, comme la lobectomie que j'ai subie, des traitements au moins aussi longs et douloureux exigeant un suivi post-opératoire. Les conséquences d'un accident vasculaire cérébral (AVC), par son caractère soudain et paralysant, entraînent dans près de 30 % des cas un stress post-traumatique. La perception du risque de mourir d'un cancer ou d'une maladie cardiovasculaire n'est pas liée à la probabilité calculée de mourir de l'une ou l'autre de ces maladies. Selon les auteurs d'une étude réalisée en 1990 pour le Comité français d'éducation pour la santé (CFES) et portant sur la perception des risques de maladie, « *57 % des Français redoutent le cancer, mais ils ne sont que 40 % à exprimer des craintes vis-à-vis des maladies cardiaques* » (Haut Comité de la Santé Publique, 1994, p. 284). Dans la même période, la mortalité par cancer était de 27,3 %, contre 33,5 % pour les maladies cardiaques. Dans une autre étude de 1992, pour le *Baromètre Santé* mis en place par le CFES et l'INSERM, sur les risques et les maladies les plus craints, les accidents de la circulation arrivaient largement en tête et étaient redoutés par deux tiers des répondants (66,9 %) alors qu'ils ne représentaient qu'un très faible pourcentage des décès (1,8 %), devant le cancer avec 57 %, seconde cause de mortalité. Les maladies cardiovasculaires, quant à elles, très nettement la première cause de mortalité (à cette époque-là), venaient en troisième position avec un niveau de crainte de seulement 40 % (*ibid.*, p. 159 et p. 269).

Aujourd'hui, alors que les traitements du cancer ont très fortement progressé, c'est toujours la maladie que l'on redoute le plus. Dans un sondage récent (IPSOS, 2015), le cancer est la maladie que les Français craignent le plus (86 %), devant la maladie d'Alzheimer (72 %) ou encore les maladies cardiovasculaires (49 %). Enfin, une grande majorité éprouve de la peur rien qu'en y pensant (67 %) et près des trois quarts estiment qu'ils auront une probabilité importante d'avoir un jour un cancer. Une étude réalisée en 1973 montrait que les deux tiers des femmes en Grande-Bretagne pensaient que le cancer était la maladie qui tuait le plus de gens (62,7 %), suivi par les maladies cardiovasculaires (17,7 %) et la bronchite (10,6 %) (Aïach, 1980, p. 186). On le voit, cette maladie possède une place particulière dans les représentations des individus qui lui accordent un poids en terme, de fréquence, de mortalité et de risque, allant au-delà de sa place réelle comparativement aux autres maladies, notamment cardiovasculaires.

Ces réactions ont un soubassement émotionnel et affectif particulièrement fort et s'expliquent, par la dimension symbolique de la mort, très spécifique, liée au cancer. Pierre Aïach montre que le cancer et les maladies cardiaques s'opposent très précisément sur ce point : « *Le cancer semble souvent provoquer une peur généralisée. Les maladies du cœur, par contre, paraissent bénéficier d'un statut* "privilégié". » Le cancer est devenu synonyme de mort et de souffrance, il frappe indistinctement tous les individus, à n'importe quel endroit du corps. C'est la maladie contre laquelle on ne peut se prémunir et dont on ignore la cause. Par opposition, les maladies cardiovasculaires « *ne traînent pas en longueur (la crise cardiaque, l'infarctus sont les termes qui reviennent en permanence) et ne font pas souffrir* [...]. *Lorsque l'idée de souffrance est évoquée, elle semble concerner davantage* "ceux qui restent" *que* "celui ou celle qui s'en va" » (*ibid.*, p. 188).

Depuis le début du XXe siècle, le cancer comme maladie, symbole du fléau (Pinell, 1993), a succédé à la peste au Moyen Âge et à la tuberculose au XIXe : « *La crainte consubstantielle des infections s'atténua dès les années 1950, époque où l'on crut à l'extinction d'origine anthropique des maladies dues à des microbes (bactéries, virus et parasites)* » (Gualde, 2005, p. 101). La Ligue contre le cancer naît le 14 mars 1918, sous le nom de Ligue franco-anglo-américaine contre le cancer. C'est en 1927 qu'elle deviendra la « *Ligue française contre le cancer* ». Dès 1919, elle inaugure des campagnes d'informations avec le slogan : « *Le cancer est un des plus redoutables fléaux* [et] *tue en France 40 000 personnes par an* » (Huchette, 2005, p. 313). L'idée de fléau propose une image globale fondée sur une dramaturgie de la maladie qui se poursuit encore aujourd'hui dans les représentations sociales. Le cancer est fortement lié à la mort, quel qu'en soit le type, la durée de survie du malade et la spécificité du cas (Soum-Pouyalet, 2005, p. 303). Alors pourquoi la mort par cancer fait-elle davantage peur que celle concernant les maladies cardiovasculaires, ou d'autres maladies graves ?

Ce n'est pas la mort en tant que telle qui est redoutée, mais comment on en meurt. On aimerait « *une forme idéale et standard de la mort, qui est la mort "naturelle". C'est une mort* "normale" *puisqu'elle arrive* "au terme de la vie" » (Baudrillard, 1976, p. 247). Pour chacun, cet horizon du possible de vivre va jusqu'à la vieillesse, c'est-à-dire jusqu'à ce que, naturellement, le corps s'épuise et que l'on soit dans une attitude d'attente de sa *finitude*.

Au début du XIXe siècle, la tuberculose était pensée comme une tumeur. Étymologiquement le terme provient du latin *tuberculum* qui signifie «*formation de tubercule*» ou d'excroissance et désigne par conséquent, une grosseur pathologique. Susan Sontag dans *Les M*étaphores du cancer montre que les descriptions de la tuberculose et du cancer furent longtemps identiques autour de la consomption et de la "consumation" du corps. Ce n'est qu'en 1882 qu'on découvrit que la tuberculose était une affection bactérienne, c'est ainsi que les métaphores attachées aux deux maladies se dissocièrent (Sontag, 1978). À la différence de la tuberculose, le cancer n'est pas la maladie d'un organe mais il va s'étendre sournoisement, à tout le corps. Lentement, il ronge, corrode, à l'image de la gangrène. Ainsi les cellules cancéreuses se diffusent et envahissent progressivement tous les organes et l'ensemble du corps. D'ailleurs, les termes "cancer" et "gangrène" sont utilisés métaphoriquement de façon équivalente pour désigner des situations de désintégration sociale. Ainsi, la diffusion de la drogue constitue le «*cancer de nos sociétés*», on peut parler d'une organisation ou d'un état «*gangréné par la corruption*». Récemment, alors que le Congrès mondial contre la maladie s'ouvrait le lundi 31 octobre 2016 à Paris et que la Ligue demandait la mise en place d'un plan de lutte à l'échelle internationale, un journal de grande diffusion titrait : « *Le cancer : la maladie gangrène le monde, surtout l'Asie, l'Afrique et l'Amérique du Sud*» (*20 minutes*, octobre 2016). On sait qu'un titre est toujours choisi pour son effet «*accrocheur*» auprès du lecteur : il doit «*résonner*» dans les représentations de ce dernier. Cette association entre le cancer et la gangrène est très ancienne, Jacques Lebrun cite la *Deuxième épître de saint Paul à Timothée* qui caractérisait l'expansion du cancer comme une maladie qui « étend sa corruption peu à peu comme la gangrène » (Lebrun, 1984, p. 30).

Mais le terme de gangrène vient du latin *gangraena*, signifiant *putréfaction* des tissus. Cette maladie est aussi symbole de la mort par nécrose des cellules, mais par un processus inverse à celui de la multiplication rapide et non maîtrisable des cellules. De plus, dans le cas du cancer, cette forme de *pourriture* du corps n'est pas l'effet d'un agresseur externe, ni d'une infection, mais c'est une auto-destruction du corps : celui-ci se détruit, se suicide par lui-même. C'est comme si la décomposition du corps commençait de son vivant dans une extrême agonie, on s'imagine vivre un processus terrifiant de mort insoutenable et impensable.

Edgar Morin, dans *L'Homme et la mort*, cherchant à comprendre le sens de tous les rituels constituant un ensemble de pratiques qui reflètent les perturbations profondes qu'une mort provoque dans le monde des vivants, soutiendra cette hypothèse : « *Nous pressentons un centre de perturbations spécifiques à la mort… Nous découvrons alors que* l'horreur de la décomposition du cadavre *les commande. De cette horreur sont issues toutes les pratiques auxquelles eut recours l'homme, et ceci dès la préhistoire pour hâter la décomposition* […] *ou pour l'éloigner* » (Morin, 1970, p. 36). Ce sont les caractéristiques de la maladie cancéreuse qui symbolisent et donnent à imaginer les significations anthropologiques les plus archaïques et profondes de la mort au cours de l'histoire de l'homme. La décomposition horrible d'autrui est non seulement perçue comme contagieuse, mais elle préfigure ce que sera notre propre mort.

La comparaison entre la mort par cancer et par maladies cardiovasculaires fait apparaître une distinction majeure, celle de la temporalité de l'agonie. Le cancer est lent, « *il mourut des suites d'une longue maladie* », il est insidieux et mystérieux. Dans les maladies cardiovasculaires, la mort semble moins horrible. L'infarctus et l'AVC, par exemple, sont considérés et perçus comme des accidents de l'appareil circulatoire par leur soudaineté. Elles donnent l'image d'un dysfonctionnement mécanique. Le corps, du point de vue des maladies circulatoires, est souvent représenté dans les discours profanes comme la circulation des fluides et de l'énergie dont le cœur est la "pompe aspirante" ou la machine hydraulique et, à ce titre, il est un organe essentiel. L'accident cardiovasculaire apparaît, tout simplement, comme une rupture, une cassure due à l'usure dans le fonctionnement et non comme une maladie qui ronge. D'ailleurs, si les conditions sont favorables, on peut remplacer cette machine défectueuse. À l'opposé des représentations de putréfaction du corps, les maladies cardiovasculaires renvoient l'image d'un corps propre.

La mort par cancer est toujours horrible ; l'accident cardiovasculaire, quant à lui, peut survenir soudainement, brutalement avec parfois une issue rapide. Il peut vous surprendre dans votre sommeil, c'est la *bonne* mort, celle qu'on ne voit pas venir. On s'endort et on ne se réveille pas, sans douleur, sans souffrance, sans conscience de sa disparition. Elle se rapproche de cette image de la mort "normale" décrite par Baudrillard et, comme le dit l'adage populaire, « *il est parti de sa belle mort* », ce qui signifie le plus souvent de façon naturelle et à un âge avancé. Chaque société contient dans sa culture des représentations d'une « *bonne mort* » ou « *belle mort* » et, pour celles du corps, on accorde une forte charge symbolique au muscle cardiaque. Il est le siège de l'amour, l'intelligence, la générosité, le courage et la joie. Il désigne l'intériorité de l'individu, la partie la plus secrète et la plus profonde de la personne, on garde quelqu'un dans son cœur, il devient l'équivalent de l'âme. Ceux qui ne meurent pas selon ces formes, les morts violentes, les noyés, les pendus, les suppliciés, les suicidés, les accidentés de la route, les cancéreux, les morts prématurés, subissent la « *male mort* » ou la « *mauvaise mort* ». Le cancer en est le symbole, il demeure toujours un mal sournois et dévorant qui ronge ses victimes de l'intérieur pour les achever avec d'atroces souffrances, cristallisant toutes sortes de croyances et de superstitions associées à la mort présentes dans l'inconscient collectif.

C. Ma corporéité anéantie

La peur de la mort n'est qu'une idée, une émotion, une anticipation, puisque par définition on n'en constate pas soi-même sa réalisation : elle n'a pas de matérialité et, pourtant, elle crée le traumatisme. L'opération, pour sa part est une violence exercée sur le corps : en coupant, ouvrant, taillant, curant, couturant, toutes ces actions malmènent l'intégrité corporelle et pourraient s'apparenter à un «*choc traumatique*» du fait de la mise à mal physique du patient. L'intégrité du corps est inviolable, sauf en cas de nécessité, et avec le consentement de la personne selon l'article 16-3 du Code civil : «*Il ne peut être porté atteinte à l'intégrité du corps humain qu'en cas de nécessité médicale pour la personne ou à titre exceptionnel dans l'intérêt thérapeutique d'autrui. Le consentement de l'intéressé doit être recueilli préalablement, hors le cas où son état rend nécessaire une intervention thérapeutique à laquelle il n'est pas à même de consentir.*» Mais en réalité, l'opération ne peut pas être considérée comme un «*choc traumatique*», ce qui serait tout à fait paradoxal pour le traitement d'une maladie. Au contraire, il s'agit d'un acte thérapeutique, réparateur au regard de l'effroi provoqué par l'annonce de cancer. La chirurgie demeure le traitement du cancer le plus fréquent : à cinq ans du diagnostic initial, près de 80 % des malades ont subi une intervention chirurgicale pour le traitement de leur cancer primitif. La radiothérapie et la chimiothérapie viennent ensuite et représentent respectivement 54 % et 44 % (INCa, 2018, p. 44). Mais souvent les patients bénéficient d'une combinaison de traitements qui peut se dérouler sur un ou deux ans et même davantage.

Un événement traumatique se caractérise fondamentalement par le fait d'être confronté directement à la mort ou à la peur de mourir, ou encore lorsque l'intégrité physique a été menacée. La décision d'opérer du chirurgien, même s'il fallait mon accord formel, me permettait d'anticiper et de me situer dans un avenir tout à fait prévisible. C'est probablement parce que j'avais été bien informé du déroulement de la double anesthésie (l'anesthésie péridurale thoracique associée à l'anesthésie générale), et ajoutée à cela l'expérience de deux anesthésies générales antérieures, que je n'ai ressenti qu'une légère appréhension lorsque je suis entré en salle d'opération. L'étape préparatoire avec l'anesthésiste m'avait rassuré et j'avais le sentiment de commencer un processus contrôlable et contrôlé. Ainsi, l'opération était l'inverse d'un «*choc traumatique*» puisqu'elle ne suscitait pas un sentiment d'impuissance ou d'effroi, mais bien au contraire l'espoir de guérison. En revanche, je ne m'attendais pas à en sortir "détruit", au regard de mon image corporelle. Alors que, deux jours auparavant, je courais autour du stade, j'étais incapable de tout mouvement, je ne percevais plus mon corps. Ébloui pas la lumière et irrité par le bruit, je n'étais que douleur, et ma corporéité était à reconstruire.

Pendant ces 24 heures, les très rares moments de faible conscience que j'ai eus dans cette salle de réanimation m'ont donné la sensation de flottement. Je n'avais aucune représentation de l'espace de cet endroit et je n'en ai jamais eu. Je n'ai pas su s'il y avait d'autres lits, d'autres malades autour de moi. J'ai très peu de souvenirs de mon corps sauf par deux fois quand on m'a fait une radio et le moment d'une toilette. Si le temps de l'opération demeure un moment de vide, dont je ne peux rien dire, pendant les 24 heures passées en salle de réanimation, j'avais l'impression d'être en apesanteur. Je conserve depuis quatorze années cette sensation d'avoir été sans corps dans ce nuage éblouissant de lumière, assourdissant de bruits divers où s'ajoutait une immense douleur, sans pouvoir imaginer précisément son incarnation corporelle, c'est ma tête qui explosait de douleur. Le «*choc traumatique*» que j'ai vécu était l'inverse de certains traumas *physiques* comme le vécu d'attentats, de viols, ou de catastrophes naturelles car ce n'étaient pas les atteintes corporelles qui, ici, constituaient l'essentiel du traumatisme, mais elles accompagnaient seulement l'*acte de parole* qu'est l'annonce du cancer. Pour moi cette atteinte corporelle avait une valeur salvatrice, elle était d'ordre positif à la différence d'autres formes d'agressions corporelles.

Cette prise en charge, du diagnostic à la fin du traitement, représente une période très brève de deux mois, quoique très intense, car après l'annonce de cette maladie mortelle «*la vie continue!*». Selon l'expression courante, j'étais immergé dans les contraintes quotidiennes professionnelles, familiales, avec l'angoisse des examens et la peur de la mort. C'est donc en quittant l'hôpital, le traitement terminé, que j'ai pris conscience de l'impact sur les différentes fonctions corporelles de l'intervention chirurgicale. Outre la douleur permanente à chaque cycle respiratoire, mes poumons me sont apparus comme ayant une importance fondamentale. Ils devenaient pour moi l'organe le plus important, et contrairement à la formule de René Leriche «*la santé, c'est la vie dans le silence des organes*» (Canguilhem, 1966, p. 52), la douleur était signe d'espoir! Et toutes ces limites physiques, respiratoires et gestuelles constituaient autant d'obstacles qui me donnaient une pleine conscience de mon corps, le faisant exister en tant qu'entité propre et me montrant en même temps tout ce qu'il faudrait reconstruire. Tous les modes d'agir, marcher, courir, parler, sauter, danser, les soins du corps, toutes ces «*techniques*» propres à chacun, pour reprendre l'expression de Marcel Mauss, étaient à rétablir (Mauss, 1968, p. 372). Il s'agissait de retrouver, non seulement les fonctionnalités de cet ensemble physiologique, mais aussi sa *corporéité*, les dimensions subjectives et les sensations du vécu de mon corps.

Mais, à l'évidence, tout cela n'est pas spécifique au cancer : dans la chirurgie cardiaque notamment, nous observons le même type d'intervention corporelle. Dès qu'on opère en ouvrant le thorax, quel que soit le motif, le patient vivra cette douloureuse expérience. Dans ma situation la seule manifestation concrète de la maladie concernait les conséquences physiques de l'opération et les soutiens au fonctionnement physiologique : le tuyau dans le nez pour m'apporter l'oxygène et m'aider à respirer ou encore la pompe à morphine (PCA : analgésie contrôlée par le patient) pour contenir la douleur, selon les dires des soignants et, le plus inattendu, les deux drains dans le dos pour éliminer les diverses sécrétions. Sans ces manifestations physiques, le cancer diagnostiqué en son début demeurait très abstrait. L'opération et la reconstruction postopératoire ont été la seule concrétisation de l'annonce de la maladie, sinon elle en serait restée à un acte de parole d'un médecin. Je n'ai pas eu les effets secondaires habituels qui apparaissent avec les autres traitements courants à l'époque comme la radiothérapie et la chimiothérapie et cela m'a permis de ressentir la force symbolique du mot « *cancer* ». En même temps, l'impact corporel de l'opération se combinait bien avec la dramaturgie du cancer (Ogien, 2017). C'était différent des autres traitements anti-cancer et particulièrement de la chimiothérapie, qui sont une épreuve pour le corps, ces traitements ne faisant pas bien la différence entre les cellules cancéreuses et celles qui, naturellement, se renouvellent rapidement. C'est en quittant l'hôpital que j'ai eu une conscience plus nette de l'organe représenté par le poumon puis durant l'année de récupération progressive d'une grande partie de mon souffle. Je ressentais son influence sur l'ensemble du fonctionnement de mon corps. Le moindre mouvement impliquait ma respiration, les battements de mon cœur, le plus petit déplacement, la moindre parole exigeait l'activité de mes poumons.

D. D'une séquelle opératoire au handicap de la voix

Dans le paragraphe précédent, j'ai décrit l'état corporel dans lequel je me trouvais après l'opération, c'était une atteinte globale, perçue dans l'immédiateté de la phase postopératoire. L'ensemble de mon corps était fortement malmené : la fonction respiratoire, la douleur au thorax, l'impossibilité de bouger et les sens perturbés. Des traces physiques et physiologiques persistent encore aujourd'hui : légère diminution de la capacité respiratoire due à la réduction du poumon gauche et paralysie de la corde vocale gauche. Cette dernière séquelle n'est pas liée au cancer, mais elle en a été le résultat inattendu et accidentel, de l'opération elle-même. On m'avait expliqué qu'une intubation aussi longue était toujours traumatisante et qu'elle pouvait entraîner une modification temporaire de la voix ou même me rendre aphone quelques jours ou semaines, du fait d'une légère inflammation des cordes vocales. En cas de persistance, quelques séances d'orthophonie permettraient à cette corde vocale de reprendre sa place normale et contribueraient ainsi au retour de la voix. Finalement, alors que l'ensemble de mes fonctions corporelles se rétablissait, certes lentement, mais de manière continue, cette "dysphonie" persistait sans aucune amélioration.

À l'évidence, comme l'avait supposé le chirurgien thoracique, ainsi que la phoniatre, il s'agissait d'une paralysie récurrentielle de la corde vocale. Le nerf récurrent, nerf moteur de la corde vocale, ne fonctionnait plus produisant une paralysie de la corde vocale gauche en position basse. Ainsi, dès que je voulais parler, l'air s'échappait directement de mes poumons sans produire aucun son. Le diagnostic était maintenant clair : cette paralysie était définitive et une injection intra-cordale serait nécessaire pour donner davantage de volume à la corde vocale paralysée afin que celle toujours en fonctionnement vienne la toucher pour éviter la déperdition ou la fuite d'air permettant ainsi de retrouver la voix. Pendant onze mois, je suis demeuré aphone après l'opération du poumon et en arrêt maladie car pour un enseignant, la voix est son principal instrument de travail. Après l'échec de la rééducation, le chirurgien ORL a fait le choix d'une *injection intra-cordale* de silicone, de préférence au collagène, lequel peut être absorbé par le corps et aurait nécessité d'autres interventions. Le risque avec la silicone est que celle-ci se déplace légèrement au cours des années, entraînant une dysphonie. J'ai donc été opéré de cette corde vocale à la fin du mois de mars 2007, j'ai subi une nouvelle anesthésie générale, celle-ci n'avait rien à voir avec la précédente. Quelques heures après, j'avais repris mes esprits et, après une nuit d'observation, je sortais en bonne forme de l'hôpital. Le chirurgien m'avait assuré une durée de cinq ans avec ce produit, sans certitude pour la suite. Cela fait maintenant quatorze années que l'intervention a été réalisée et rien n'a bougé. Mon arrêt maladie a pris fin en mai 2007, j'ai pu retrouver mes activités, avec une restriction concernant la prise de parole en public. C'est donc réellement à partir de septembre 2007 que j'ai pu reprendre pleinement mon poste de travail avec le statut de travailleur handicapé.

Si la perte de la voix, pendant près d'une année, constituait une expérience étrange, ma vie n'était pas en jeu. En revanche, les conditions d'exercice de mon métier et la qualité de mes relations sociales pouvaient en être durablement affectées si l'opération ne réussissait pas. C'était une nouvelle inquiétude qui s'ajoutait à l'inévitable et permanent questionnement sur l'éventualité d'une récidive de la maladie. D'autant plus que le retour à une voix strictement normale n'était pas possible. En effet, après cette intervention, même si sa qualité s'est améliorée, la corde vocale demeure paralysée et immobile (ANAES, 2002, p. 24). Au moment de l'épreuve du cancer, on se perçoit et on se vit globalement autour d'un seul axe : le cancer et celui-ci donne sens aux autres faits ou plutôt les "absorbe" dans son système de représentation. Dans ma situation j'avais un cancer qui n'avait pas eu de conséquence sur ma corporéité, les manipulations de mon thorax et les séquelles sur ma voix donnaient une consistance corporelle à cette maladie abstraite, imperceptible et sans douleur. La seule manifestation concrète de mon cancer était l'image d'un nodule rouge, brillant, et visible sur l'image d'un TEP-SCAN (scanner), autrement dit une représentation construite à partir d'informations diverses, soit déjà intériorisées, soit récemment apprises.

La voix est une production interne de l'individu, elle met celui-ci en relation avec l'extérieur, intermédiaire entre l'intérieur et l'environnement de l'individu. Elle est d'abord le produit physique d'une mécanique corporelle qui implique plusieurs organes : larynx, poumons ainsi que la cavité buccale, la langue et la dentition, elle est une expression de l'ensemble du corps. On doit séparer le son de la parole, qui relève du langage, permettant l'expression d'une idée grâce à une articulation particulière des sons : « *La voix est ainsi à la jonction de deux structures : organique et linguistique* » (Abecassis, 2004, p. 26) mais le son lui-même est premier, réflexe sous la forme du cri. Avant la parole, il exprime la faim, la douleur, la frustration. L'écoute d'une voix, ce sont aussi des sensations de plaisir, le ravissement d'un chant qui s'élève et « *dépossède l'auditeur de tout, y compris de lui-même, au point qu'il en oublie l'inconfort de son siège, la fatigue de sa journée, qu'il cesse pratiquement de voir* l'éventuelle laideur des décors ou des costumes… » (Poizat, 2001, p. 15). En même temps, le plaisir de l'expression ou de l'écoute de la voix, ou encore la jouissance de celle-ci, selon certains psychanalystes, fait l'objet de régulation sociale : les moments, les modalités, le niveau sonore, les lieux d'expression où l'on peut s'adonner à ce plaisir sont strictement encadrés.

La voix identifie son auteur. Nous reconnaissons quelqu'un à sa voix avant de comprendre ses paroles. Nous savons même, immédiatement, dans quel état d'esprit il se trouve, sa joie ou sa peine, par la simple émotion acoustique que nous procure sa voix. Depuis notre origine, notre naissance, elle est notre signature : « *La voix "parle" déjà avant le langage, qui commande à son tour la parole qui le particularise dans l'espace et dans le temps* » (Abecassis, 2004, p. 11). Elle n'est ni strictement de l'ordre de sa propre corporéité, ni de l'ordre de la représentation ou du discours « *Elle est fondatrice de la limite, la voix spécifie la limite qui sépare et contre-distingue le corps et le discours... Il n'y a pas d'une part, une entité, lieu corps ou présence et, d'autre part, une entité : savoir, discours ou représentation* » (Vasse, 1974, pp. 185-186). Elle est médiation et fondatrice de l'interaction sociale, elle est une condition de l'altérité en tant que support physique du « *discours concret et transindividuel* » qui permet d'invoquer l'autre. Davantage encore, la voix fonde le *sujet* par sa projection et son expulsion du corps dans le même moment où elle instaure l'*autre* par son interpellation.

La première expression de l'individu se fait par la voix, le cri du nouveau-né, c'est aussi la première perception auditive que nous avons de lui avant la parole quelques années plus tard. Depuis sa naissance, elle fonde l'*unité* de l'être. Bien avant de se voir dans un miroir, l'enfant s'entend, et tout son corps vibre selon la puissance de ses cris, son premier *miroir est sonore* (Anzieu, 1976, p. 175). La perte de la voix, la réduction au silence est alors une petite mort sociale, et plus que l'ablation de mon lobe pulmonaire, cette absence me manifestait davantage la présence de la maladie.

*

* *

L'opération, avec ses conséquences physiques et psychosociologiques, rejoint l'effet de l'annonce pour constituer l'épreuve du cancer comme un *fait social total*. Cette expérience s'est *nouée* totalement pendant ces quelques semaines autour de la peur imminente de ma propre mort, pour donner un caractère traumatique à cette épreuve dont les effets se feront ressentir encore durant plusieurs années. L'impact était si intense que pendant une brève période, j'avais l'impression d'une nette rupture biographique, mais cette perception s'est atténuée pour le sentiment d'une temporalité biographique plus complexe marquée par la dualité *discontinuité-continuité*

RÉFÉRENCES BIBLIOGRAPHIQUES

ABÉCASSIS Janine (2004), *La Voix du père*, Paris, PUF.

AÏACH Pierre (1980), « Peur et images de la maladie : l'opposition Cancer/Maladies cardiaques » *Bulletin du cancer*, vol. 67, n° 2, février, pp. 183-190.

ANAES (AGENCE NATIONALE DE L'ACCRÉDITATION ET DE L'ÉVALUASTION) (2002), *Recommandations pour la pratique clinique, paralysies récurrentielles de l'adulte*, Paris.

ANZIEU Didier (1976), « L'enveloppe sonore du soi », *Nouvelle Revue de psychanalyse*, vol. 6, n° 13, printemps, pp. 161-180.

AOUBA Achille, PÉQUIGNOT Françoise, Le TOULLEC Alain et JOUGLA Éric (2007), « Les causes médicales de décès en France en 2004 et leur évolution 1980-2004 », *Bulletin épidémiologique hebdomadaire*, n° 35-36, 18 septembre, pp. 308-314.

BAUDRILLARD Jean (1976), *L'Échange symbolique et la mort*, Paris, Seuil.

BECKER Howard (2016), *La Bonne focale. De l'utilité des cas particuliers en sciences sociales*, trad. fr., Paris, La Découverte (1re éd. en anglais : 2014).

BOULAT Thierry, GHOSN Walid, MORGAND Claire, FALISSARD Louis, ROUSSEL Sylvie et GRÉGOIRE Rey (2019), « Principales évolutions de la mortalité par cause sur la période 2000-2016 en France métropolitaine », *Bulletin épidémiologique hebdomadaire*, n° 29-30, 12 novembre, pp. 576-584.

BOURDIEU Pierre (1979), « Les trois états du capital culturel », *Actes de la Recherche en Sciences sociales*, vol. 30, n° 1, novembre, pp. 3-6.

CANGUILHEM Georges (1966), *Le Normal et le pathologique*, Paris, PUF.

COHEN Patrice et LEGRAND Émilie (2011), « L'expérience du cancer et la complémentarité des soins », *Sociologie santé*, vol. 33, n° 1, mars, pp. 193-214.

CORNEAU Guy (2012), *Revivre ! Face au cancer, trouver le sens et le chemin de la guérison*, Paris, J'ai lu (1re éd. : 2010).

COUSSON-GÉLIE Florence, LANGLOIS Emmanuel et BARRAULT Marion (2009), *Faire face au cancer : image du corps, image de soi*, Boulogne-Billancourt, Tikinagan.

DELEUZE Gilles (1988), *Le Pli : Leibniz et le baroque*, Paris, Minuit.

GUALDE Norbert (2005), « Les épidémies et l'immunité de l'humanité », *Sociologie Santé*, vol. 22, n° 1, juin, pp. 101-116.

HAUT COMITÉ DE LA SANTÉ PUBLIQUE (1994), *La Santé en France. Annexes*, Paris, Documentation française.

HUCHETTE Nathalie (2005), « Le cancer : menace de mort et/ou maladie ? », *Sociologie Santé*, vol. 22, n° 1, juin, pp. 313-331.

INCa (INSTITUT NATIONAL DU CANCER) (2010), *Cancer du poumon prise en charge thérapeutique du cancer du poumon non à petites cellules*, Boulogne-Billancourt, www.e-cancer.fr.

INCa (INSTITUT NATIONAL DU CANCER) (2014), *La Vie deux ans après un diagnostic de cancer. De l'annonce à l'après-cancer*, Boulogne-Billancourt, e-cancer.fr.

INCa (INSTITUT NATIONAL DU CANCER) (2018), *La Vie cinq ans après un diagnostic de cancer*, Boulogne-Billancourt, e-cancer.fr.

IPSOS (2015), *Journée mondiale contre le cancer*, Conférence de presse, Fondation ARC, février.

LACHAL Christian (2010), « Le traumatisme et ses représentations », *Journal français de psychiatrie*, vol. 1, n° 36, juin, pp. 9-12.

LAVOISIEN Jean-François (1793), *Dictionnaire portatif de médecine, d'anatomie, de chirurgie, de pharmacie*, Paris, Chez Théophile Barrois le Jeune, Librairie quai des Augustins.

LE BRUN Jacques (1984), « Cancer serpit. Recherches sur la représentation du cancer dans les biographies spirituelles féminines du XVIIe siècle », *Sciences sociales et santé*, vol. 2, n° 2, juin, pp. 9-31.

MARTUCCELLI Danilo (2015), « Les deux voies de la notion d'épreuve en sociologie », *Sociologie*, vol. 6, n° 1, mars, pp. 43-60.

MAUSS Marcel (1968), *Sociologie et anthropologie*, Paris, PUF (4e éd.).

MEMMI Dominique (1998), « Introduction : la dimension corporelle de l'activité sociale », *Sociétés contemporaines*, vol. 3, n° 31, juillet-août, pp. 5-14.

MORIN Edgar (1970), *L'Homme et la mort*, Paris, Seuil.

OGIEN Ruwen (2017), *Mes mille et Une Nuits. La maladie comme drame et comme comédie*, Paris, Albin Michel.

PINELL Patrice (1992), *Naissance d'un fléau. Histoire de la lutte contre le cancer, 1890-1940*, Paris, Métailié.

POIZAT Michel (2001), *L'Opéra ou le cri de l'ange. Essai sur la jouissance de l'amateur d'opéra*, Paris, Métailié.

RENSI Giuseppe (1996), *La Philosophie de l'absurde*, trad. fr., Paris, Allia (1re éd. en italien : 1937).

SONTAG Susan (1978), *La Maladie comme métaphore*, trad. fr., Paris, Seuil (1re éd. en anglais : 1977).

SOUM-POUYALET (2005), « Cancer et contamination. Quand les comportements et les discours rappellent l'épidémie », *Sociologie Santé*, vol. 22, n° 1, juin, pp. 299-311.

TARQUINIO Cyril et MONTEL Sébastien (2014), *Les Psychotraumatismes. Histoire, concepts et applications*, Paris, Dunod.

VAN GENNEP Arnold (1981), *Les Rites de passage*, Paris, Mouton et Maison des Sciences de l'Homme (1re éd. : 1909).

VASSE Denis (1974), *L'Ombilic et la voix. Deux enfants en analyse*, Paris, Seuil.

VEDEAGO François (2018), « L'injonction à l'autonomie de l'usager au risque du sujet », *in* FERRÉOL Gilles (sous la dir. de), *Système de santé et politiques de soins : vers de nouveaux défis ?*, Louvain-la-Neuve, EME, pp. 77-91.

ZORN Fritz (1979), *Mars*, trad. fr., Paris, Gallimard (1re éd. en allemand : 1977).

CHAPITRE 6

L'ÉPREUVE LIMINALE ET L'ALTÉRATION DE SOI

L'annonce du cancer m'a fait entrevoir une expérience particulière. Le traitement, quant à lui, m'a confronté très directement à la crainte de mourir ou à l'épreuve de la *limite* de ma vie ou encore celle de ma finitude. Cette expression renvoie à l'*objet* d'une épreuve particulière, ici la mort. On peut aussi inverser l'expression et considérer "la limite de l'épreuve" comme la frontière du *supportable* de cette épreuve. Les notions utilisées précédemment pour caractériser le parcours de malade du cancer : événement-fondateur, *temporalité, rupture, épreuve, discontinuité, continuité, limite, bifurcation*, m'ont semblé trouver une cohérence avec la théorie des *rites de passages* de Van Gennep. L'expérience de la finitude peut aussi être comprise comme un *passage* d'une situation ou d'un état à un autre. Dans le même temps, il est nécessaire de distinguer le niveau bio-médical du cancer de celui des représentations intériorisées. Traité pour un cancer, on peut tout à fait imaginer sa mort prochaine, bien que médicalement cela soit peu probable. Mon expérience me conduira à faire ressortir le poids spécifique des représentations de la maladie sur mes conduites.

*

* *

I. LE TRAITEMENT DU CANCER COMME ÉPREUVE LIMINALE

A. Limite et situation liminale : histoire et intérêt d'une notion

1. L'épreuve de la limite

L'idée de *limite* ne signifie pas forcément la fin de quelque chose. Elle est aussi synonyme de frontière, d'une ligne qui marque une séparation éventuellement franchissable. La notion contient donc le couple intériorité/extériorité, il y a un au-delà à la frontière. Du point de vue étymologique, le terme de "limite" provient du latin *limes, limitis*, qui définissait les chemins bordant un domaine ou un sentier entre deux champs et, sous l'Empire romain, il désignait les routes frontalières, puis les fortifications qu'on y avait érigées. La limite physique peut préexister, une rivière ou une montagne par exemple, mais elle peut aussi avoir été créée par l'action humaine. Du point de vue subjectif, elle peut être extérieure et s'imposer à nous ou, inversement, une caractéristique innée ou acquise de l'individu. Ainsi, la *limite* contient l'action et ses dimensions subjectives, elle les enferme dans un espace physique, normatif ou symbolique, condition de l'altérité et de l'interaction, elle est aussi potentiellement conflictuelle dans la pratique de l'excès, lorsque l'action va au-delà de la limite ou la transgresse. Mais se confronter, voire franchir la limite ne doit pas être considéré seulement du point de vue de l'épreuve, cela peut aussi être un facteur de plaisir ou de jouissance, et les deux peuvent se rejoindre, comme dans le cas des addictions.

Une recherche à partir du terme "limite" montre qu'il n'est pas employé comme concept en sociologie, on le trouve dans son usage courant comme synonyme de frontière. Son équivalent en sociologie pourrait être celui de norme ou de règle, et le franchissement de celles-ci correspondrait au concept de *déviance*. Son usage est fréquent en épistémologie, domaine qui étudie les objets spécifiques des sciences et de leurs limites, ainsi qu'en géographie, science de l'espace ou des espaces et de leur délimitation, de même qu'en mathématique et en psychopathologie avec la notion d'état-limite ou *trouble de la personnalité limite* (Marty, 2017), mais il n'apparaît pas dans les dictionnaires des concepts de la sociologie.

La notion de *limite* renvoie à une séparation entre deux choses, deux espaces, entre le connu et l'inconnu. C'est une frontière qui peut prendre des formes matérielles, symboliques ou normatives différentes selon les référentiels scientifiques et idéologiques. L'épreuve des limites suppose qu'elle soit étudiée en fonction des objets spécifiques de l'action et des domaines scientifiques correspondants. La limite ne marque pas toujours la fin de quelque chose et le début d'une autre. En mathématiques, par exemple, c'est ce vers quoi on tend sans jamais l'atteindre, c'est l'infiniment petit, le zéro ou presque rien, et l'infiniment grand. Mais pour l'individu, elle marque la *fin* de son existence ou la mort. Au-delà, il n'y a rien, c'est le néant. Elle n'ouvre pas un nouveau commencement, sauf pour les croyants qui adhèrent à des référentiels religieux transcendantaux et surnaturels. En géographie, la *frontière* était un concept central employé dans son sens littéral, concret, d'une ligne qui délimite une étendue, des territoires, des lieux, mais avec la mondialisation qui repose sur la mobilité, la frontière qui cloisonne n'en est plus le modèle pertinent. C'est pourquoi, explique Denis Retaillé, les paradigmes géographiques communs conviennent si mal à la réalité du monde en n'étant adaptés qu'à des représentations sédentaires. Il propose d'adopter plutôt le concept d'*horizon*. Ce dernier, n'ayant aucun bord, apparaît adaptable à l'évolution actuelle du monde (Retaillé, 2011).

Les limites ou les frontières peuvent être franchies, supprimées, repoussées, dépassées par l'activité humaine ou l'innovation technique, ainsi que par des comportements de transgression. La frontière ne se réduit pas à l'épaisseur d'un trait, mais souvent elle correspond à un espace. On ne pénètre pas directement dans un autre territoire, mais on traverse une zone neutre qui n'appartient à personne, elle est non habitée, située entre deux frontières ou par exemple entre deux lignes de front, ce qu'on désigne en anglais par l'expression de *no man's land*. Les limites, quels que soient les référentiels pratiques, scientifiques ou encore idéologiques, ne peuvent pas être considérées comme des bornes infranchissables, sauf dans certaines situations particulières lorsqu'on érige des murs ou des dogmatismes puissants, mais généralement elles sont poreuses, ce sont des barrières mobiles qui ont une fonction d'interface entre des disciplines scientifiques, des groupes et des individus, mais aussi pour les individus eux-mêmes passant d'un statut à un autre.

En sociologie politique, les frontières définissent l'espace de pouvoir et de souveraineté depuis l'invention de l'État-nation; pour les individus, les limites séparent la vie privée de la vie publique et contribuent à la formation de groupes d'appartenance. Elles marquent notre espace relationnel par des conventions informelles d'attention, de respect, de reconnaissance, de tact, en créant de la distance sociale, fondement de l'altérité. En psychologie, également, elle renvoie à des troubles de la personnalité, avec la notion de *borderline*, lorsqu'elles sont incertaines, floues, peu intériorisées. Le psychosociologue Didier Anzieu (Anzieu, 1985), avec l'élaboration du concept de *moi-peau*, propose une théorie des «*frontières du moi*» ou des *limites* autant intrapsychiques qu'intersubjectives.

2. *Situation de marge et* **liminality** *: retour à Van Gennep*

Cependant, on voit apparaître de plus en plus dans des études nord-américaines de sciences humaines, ainsi qu'en France pour caractériser la situation des malades atteints du cancer (Rollin, 2015, p. 317), les termes de "liminalité" ou de "liminarité", traduction du terme anglais *liminality*, mais ils n'appartiennent pas au vocabulaire de la langue française. Ce sont des néologismes créés pour traduire *liminality*, qui par sa phonétique évoquent le mot de "limite". En réalité, ce terme anglais est de la même origine latine que limite, frontière, seuil (*limen*, *limes*) en français (Scheid, 1987, p. 587). On comprend qu'il était facile de créer le néologisme de "liminalité" pour traduire *liminality*, alors qu'il existe dans notre langue les adjectifs de liminaire et liminal se rapportant au seuil ou à la frontière et marquent le passage à un état différent.

Cette notion est considérée comme un cadre ou un concept majeur de l'expérience du cancer, et sans chercher à être exhaustif on peut citer à titre d'exemple : Little, *et al.*, 1998 ; Soum-Pouyalet, *et al.*, 2011 ; Blows, *et al.*, 2012 ; Pietilä *et al.*, 2018 ; Quentin, 2019 ; Dauphin, 2019 et Dawson, 2019. Quelques années plus tôt, dans le champ du handicap Marcel Calvez (Calvez, 1994) avait mis en relief la préférence pour la notion de *liminalité*, plutôt que celle de déviance dans l'ouvrage de l'anthropologue américain Robert Murphy (Murphy, 1990). On peut également relever l'article de Stiker (Stiker, 2007) dans ce même domaine. Tous ces auteurs se réfèrent aux travaux d'Arnold Van Gennep sur les *rites de passage*. Ce dernier est l'inventeur de cette notion en anthropologie, originellement en français «*rites liminaires*» (Van Gennep, 1981, 1re éd. : 1909).

Après ces quelques références bibliographiques, comment sommes-nous passés du terme français "limite" à l'anglais *liminality*, pour revenir de nouveau au français sous le néologisme de "liminalité"? Il semble que l'anthropologue canadienne Francine Saillant soit la première à avoir employé à propos du parcours des cancéreux la notion de *liminality* et elle l'a traduit en français par *liminalité*, en considérant que « *la condition de "survivant possible" est une expérience de liminalité prolongée dans le passage de la vie à la mort* » (Saillant, 1988, p. 307). Elle a repris la notion des travaux de l'anthropologue Victor Turner (Turner, 1969) qui lui-même s'était inspiré de l'ouvrage d'Arnold Van Gennep sur les « *rites de passage* » paru une soixantaine d'années auparavant. Ainsi, selon ce dernier, « *le schéma complet des rites de passage comporte en théorie des rites préliminaires (séparation), liminaires (marge) et postliminaires (agrégation)* » (Van Gennep, 1981, p. 19). Mais cette intuition n'a pas eu le développement que l'auteur escomptait en sociologie. Du moins en France, elle fut quelque peu discréditée par Marcel Mauss dans *L'Année sociologique*. *Les Rites de passage* était « *une randonnée à travers l'histoire et l'ethnographie* » (Journet, 2001, p. 82). Elle a été reprise dans les études d'anthropologie nord-américaine parce que ce modèle contenait une dimension sociologique avec les notions de séparation, de marge et d'agrégation qui appartiennent au domaine de la dynamique sociale, et la notion de *rite de passage* a acquis un certain succès « *en anthropologie religieuse* [pour] *devenir par la suite une catégorie de sens commun* » (*ibid.*, 2001, p. 84).

Cette dernière remarque peut être appliquée à propos de son emploi dans l'expérience du cancer et, pour cela, on peut réexaminer le sens de cette notion, au sein du texte de Francine Saillant et il sera poursuivi chez des auteurs récents. On pourra mesurer l'adaptation subie par la définition initiale de son inventeur qui est, en définitive, un affaiblissement de sa pertinence théorique et, sans aucun doute, de sa portée descriptive. La chercheuse canadienne applique la notion de liminality à l'expérience du cancer à la fin de son ouvrage. Après avoir suffisamment analysé l'expérience du cancer à partir des discours et des productions symboliques, comme l'indique le titre de son ouvrage *Cancer et culture. Produire le sens de la maladie*, elle indique qu'« *il est maintenant temps de dire un mot à propos du statut même de l'expérience du cancer* » (Saillant, 1988, p. 305).

Si la notion de « *liminalité* » clôt l'ouvrage de cette chercheuse, son étude commence par la notion de *survivant*, reflétant justement ce qui apparaît dans cette période, à savoir l'augmentation des taux de survie des malades permettant de vivre au-delà de cinq ans : « *L'expression "vivre avec le cancer" est bien caractéristique de la réalité contemporaine de cette affection. Longtemps rattachée à l'image de la fatalité, on tend de plus en plus dans les cercles professionnels à considérer cette maladie comme une maladie chronique comparable aux autres* » [souligné par nous] (*ibid.* p. 38). Ces conditions, dues aux progrès thérapeutiques, ont permis l'émergence d'une nouvelle catégorie de patients, les « *survivants possibles* ». Ainsi, dès le milieu des années 1980, le cancéreux n'était plus identifié à une mort imminente, du moins au Canada, mais comme un « *survivant* » possible, espérant vivre et même guérir. Ce terme prolonge les métaphores guerrières à propos de cette maladie par l'usage analogique avec les vétérans ayant survécu à la guerre au Vietnam. Mais l'analogie entre l'augmentation de la survie des patients et le survivant d'une guerre ne me semble pas pertinente ici car, dans cette situation, ce dernier a quitté le champ de bataille et, pour lui, la guerre était terminée. Or, pour le cancéreux les traitements finis, la maladie n'a pas forcément disparu. Dès lors, on comprend bien, pour l'auteur, la préoccupation théorique de construire et de *nommer* cette nouvelle position entre la phase de la maladie aiguë et l'incertitude de la guérison, sans pour autant être proche de l'issue terminale qui se trouve repoussée par le progrès de la médecine. La notion de liminalité évoquerait alors l'idée d'un entre-deux, position caractérisée par le fait de n'appartenir ni au statut de malade, ni à celui de guéri, mais à un nouveau statut, celui de «*survivant possible*» (*ibid.*, p. 307) marqué par l'incertitude, l'instabilité, la «*liminalité*» qui serait un allongement de cet entre-deux, dans ce «*passage de la vie à la mort*» (*ibid.*, p. 307). Pour la chercheuse, finalement la mort est toujours au bout du parcours de cancéreux, seule se modifie la temporalité entre le diagnostic et l'aboutissement final. Cela dit, il est toujours possible pour des groupes sociaux de souhaiter créer le statut de «*survivant possible*» du cancer et développer des efforts dans ce sens, au risque de faire perdurer des formes de stigmatisation de ce nouveau public.

Aujourd'hui, trente ans après l'introduction de cette notion pour caractériser le parcours des cancéreux, d'autres progrès médicaux ont été réalisés : à titre indicatif, la survie nette à 15 ans des personnes atteintes d'un cancer du sein dans les années 1990 et de moins de 75 ans au moment du diagnostic s'élevait aux deux tiers (65 %). La médiane de diagnostic pour les cancers du sein étant de 67 ans environ, cela signifiait que pour la moitié des personnes diagnostiquées d'un cancer, on pouvait se projeter dans la vie jusqu'à 82 ans. Ces améliorations continueront dans les années à venir avec les progrès des connaissances et de nouveaux traitements, notamment à partir des recherches sur les CAR T-cells (INCa, 2020, p. 80). Sachant cela, on peut comprendre le renouveau dans les années 2000 de la notion de «*liminalité*» pour caractériser le développement de ce statut concomitamment avec l'allongement de ce «*passage de la vie à la mort*» (Saillant, 1988, p. 307). Mais il s'agit d'une interprétation très large de la théorie des rites de passage de Van Gennep qui conduit à réduire considérablement la portée du concept de «*liminalité*».

B. Le traitement et la phase aigüe de la maladie comme situation liminale

Il est utile de reprendre succinctement le schéma des rites de passage de Van Gennep que nous avons présenté par ailleurs (Vedelago, 2021, pp. 191-192). Après avoir décrit plusieurs rituels, Van Gennep réaffirme son intuition, il propose, en conséquence, de nommer *rites préliminaires* les rites de séparation du monde antérieur, *rites liminaires* les rites exécutés pendant le stade de marge, et *rites postliminaires* les rites d'agrégation au monde nouveau (Van Gennep, 1981, p. 29). Ce schéma comprend en réalité cinq moments : 1) le monde (ou état) antérieur; 2) la séparation avec les *rites préliminaires*; 3) le stade de marge, ou état liminal, avec les *rites liminaires*; 4) l'agrégation au nouveau monde, avec les *rites postliminaires*; et enfin 5) le nouveau monde (ou état). Dans ce processus qui va d'un état antérieur à un nouvel état, le stade de marge avec ses rites liminaires n'est qu'un moment encadré par la phase de séparation (préliminaire) et la phase d'agrégation (post-liminaire). Comme le relève Nicolas Journet, l'intérêt de l'étude des rites de passage par Arnold Van Gennep était d'avoir observé que «*les actes religieux et magiques, modernes comme anciens, sont exécutés selon un certain ordre*» (Journet, 2001, p. 85), et certains se distinguent, en ce sens qu'ils accompagnent chaque changement de lieu, d'état, de position sociale et d'âge : ce sont les rites de passage.

Par analogie, Francine Saillant estime que «*l'expérience du cancer peut être considérée globalement comme une expérience de liminalité. En effet, le diagnostic de cancer confirme au porteur l'état de transition plus ou moins prolongé qui définira sa condition nouvelle. L'hospitalisation et les soins médicaux caractérisent la phase de séparation initiale de cette expérience de transition ou de passage et plusieurs autres auteurs ont insisté sur l'intensité de l'ambiguïté qui est vécue par les porteurs de cancer, étant donné la situation d'incertitude qui est la leur*» (Saillant, 1988, p. 306). La référence au schéma de Van Gennep est explicite, mais son application au parcours du cancéreux demeure très imprécise et éloignée du déroulement du processus qu'il a défini. Saillant part du constat empirique que «*l'hospitalisation* [...] *caractérise la phase de séparation*». Dans ce cas, elle devrait être située au début du processus correspondant à la phase n° 2, «*rites préliminaires de séparation*» d'avec le monde antérieur. Mais où situer le moment du diagnostic? Logiquement, il se place avant l'hospitalisation et il correspondrait à la phase n° 1, «*l'état antérieur*». Cela n'est pas possible car il constitue justement la rupture et il concorde nettement avec la phase n° 2, celle de la *séparation* avec son ensemble de «*rites préliminaires de séparation*». Il y a donc une confusion, dès le début du processus, entre la phase de séparation et le «*stade de marge*» avec ses «*rites liminaires de passage*».

En résumé, pour l'auteure, la phase de *liminalité* se situe après le traitement et les soins correspondant à ce que l'on désigne couramment par la période de rémission. Du fait de l'allongement de la «*survie*», elle conçoit le cancer comme l'équivalent d'une maladie chronique dont les «*survivants possibles*» sont caractérisés par des sentiments d'ambiguïté et d'incertitude, ce qu'on désigne aussi par «*la peur de l'épée de Damoclès*». Car, au fond, «*toute expérience de chronicité, dans le contexte des sociétés occidentales, n'est-elle pas expérience de liminalité prolongée?*» (Saillant, 1988, pp. 307-308).

Cette extension indéfinie du stade de marge et des *rites liminaires* ôte tout intérêt aux séquences décrites par Van Gennep. Très probablement, les traductions du français à l'anglais tout d'abord, puis de l'anglais au français, en créant des néologismes, ont affaibli la force conceptuelle que peut avoir la notion de *limite*, ainsi que de ses adjectifs connexes "liminaire" et "liminal", et du même coup son intérêt sociologique. Il n'existe plus que la période du traitement, conçue comme moment de séparation, et la période de rémission sans *limite* (sauf la mort) qu'elle nomme «*liminalité*». Mais ce sentiment d'incertitude qui définit la notion de « *liminalité* » n'est-il pas éprouvé par le plus grand nombre de personnes lorsque ces dernières s'approchent inexorablement vers leur mort, quelle qu'en soit la cause ? Dix ou vingt années après le diagnostic et sans récidive, l'incertitude par rapport à une récidive du cancer n'est pas forcément vécue avec la même intensité et selon les mêmes attitudes que pendant la phase de rémission. Il faut également considérer que les taux de survie, comme ceux des cancers du sein et de la prostate, quinze ans après le diagnostic et dans la tranche d'âge 65-75 ans, s'élèvent autour de 65 %, ce qui conduit à une espérance de vie entre 80 et 90 ans. On a l'impression que beaucoup de chercheurs qui considèrent maintenant le cancer comme une maladie chronique l'étudient encore de manière synchronique, et non diachronique. La différence n'est pas faite entre la phase aiguë de la maladie et la période de guérison dix ou quinze ans après le traitement, comme si les chercheurs eux-mêmes ne pouvaient considérer la maladie que comme une phase aiguë qui se prolonge (*liminalité prolongée*).

J'adhère à la position développée par les anthropologues anglais Andrews et Roberts qui, après avoir décrit le concept de *liminality* chez Turner et sa reprise de l'auteur français Van Gennep, dans l'*International Encyclopedia of the Social & Behavioral Sciences*, concluaient ainsi leur article : « *De plus en plus, cependant, le concept a pris un ensemble de sens beaucoup plus lâche qui a parfois réduit ce qui pouvait être compris comme "liminal" à un sentiment assez vague d'*être *"sur le bord" ou "entre les deux" découplé des fondements sociaux associés (et requis) du concept* » (Andrews et Roberts, 2015, p. 136). Enfin, pour clore cet historique, j'indiquerai que le premier sociologue a avoir fait une recension en France de l'ouvrage de Victor Turner, pouvait traduire, bien avant Francine Saillant, la notion de *liminality* par celle de « *situation de marge* », sans créer le néologisme de "liminalité" (Terrenoire, 1980, p. 347) tout en étant davantage fidèle à la pensée de l'auteur des « *rites de passage* ».

C'est pourquoi je propose de revenir strictement au schéma de Van Gennep en partant de l'état antérieur, à savoir la santé (n° 1). Du même coup, le diagnostic et l'annonce de la maladie entrent dans le processus du parcours et deviennent la phase de séparation, c'est-à-dire les « *rites préliminaires* » de préparation à l'étape des soins (n° 2). Cela permet de replacer l'hospitalisation et les soins au centre du processus, correspondant ainsi à la « *situation de marge* », ou des « *rites liminaires* » d'accompagnement du passage (n° 3) et non pas comme la phase de séparation initiale. Logiquement, la période de rémission, ou la condition de « *survivant possible* » (Saillant) se trouve associée à la phase des « *rites postliminaire* » d'agrégation ou d'intégration (n° 4). Cette durée de la rémission introduit en fait une *nouvelle limite* et le passage à l'état nouveau, terminant ainsi le processus d'ensemble par la guérison (n° 5), celle-ci n'étant qu'un nouvel état de santé. Il s'agit là d'un schéma idéal-typique du parcours complet de l'expérience du cancer, la rupture de ce processus par la mort pouvant intervenir au cours de la phase de traitement (phase *liminaire*) ou de celle de rémission (*postliminaire*), la rechute constituant un retour à une phase antérieure. On peut rassembler dans un tableau ces différentes phases du processus.

Positionnement de la phase de « *liminalité* » dans le parcours du patient de cancer

1) État antérieur	2) Phase de séparation	3) Stade de marge	4) Phase d'agrégation	5) Nouvel état
Santé	Diagnostic et annonce du cancer, séparation et « *rites préliminaires* »	Hospitalisation et soins, « *rites liminaires* »	Rémission, « *rites postliminaires* » d'agrégation ou d'intégration	Guérison ou nouvel état de santé

L'intérêt de cette reconstruction des séquences du parcours du cancéreux en fonction du schéma de Van Gennep est de faire ressortir l'hospitalisation et les soins comme l'état *liminal* par excellence, à la *limite* de la vie, de l'épreuve traumatique du cancer. Si on réduit l'état *liminal* à un sentiment d'incertitude et à une position d'ambiguïté, permanents et sans *limite*, attachés à la condition de survivant, on s'interdit alors toute possibilité d'analyse plus fine de l'expérience du cancer et post-cancer. La notion de *liminalité*, non seulement n'acquiert pas de pertinence théorique, mais elle perd aussi son utilité descriptive qu'elle avait dans le projet initial de Van Gennep, puisque la totalité de la période du cancer et de l'après cancer se fonde dans la « *liminalité* » ou « *la limité prolongée* ». Ainsi, on peut lire dans un article récent de la revue *Sociology of Health & Illness* que la caractéristique de cette expérience et des traitements du cancer « *conduisent souvent à un état liminal omniprésent caractérisé par de multiples incertitudes liées à la fois à une éventuelle récidive du cancer et à la récupération d'effets secondaires* » (Pietilä, 2018, 639). La notion est aussi employée dans la situation des malades en soins palliatifs pour décrire « *cet espace expérientiel caractérisé par un sentiment d'isolement et une perte de connexion avec le monde des vivants* » (Willig, 2019). Dans ce dernier usage, la notion s'avère pertinente, elle correspond en effet au passage à un nouvel état, accompagné de ses rites, qui est celui de la mort. Dans cette *situation liminale*, le malade sait que sa mort n'est plus une éventualité, mais une certitude. L'intérêt de s'en tenir à la définition initiale de l'état *liminal*, celui d'un passage lié au vécu traumatique, autrement dit celui d'un franchissement du *seuil* permet de se focaliser pleinement sur l'analyse des effets cognitifs de ce moment-là, de leurs inscriptions dans la mémoire puis de leurs conséquences ensuite. On peut alors constituer la *liminalité* comme un concept explicatif des différentes formes que peuvent prendre les sentiments d'incertitude et d'ambiguïté ou plus globalement de l'après-cancer.

C. Le seuil de vigilance : traces et significations

Tous les termes, anglais ou français, que je viens d'approfondir proviennent de la même racine latine : *limen, limes, limitis, liminaris*, mais, en plus des notions de limite et de frontière, il en est une autre provenant de la même racine latine, à savoir celle de *seuil* (Scheid, 1987). C'est cette dernière notion qui sert d'appui dans la description de Van Gennep pour définir les rites de passage et qui me paraît utile de reprendre dans le parcours du malade du cancer. Cette dernière notion n'évoque pas d'emblée l'idée de barrière comme les précédentes, mais plutôt celle de passage et c'est tout son intérêt. Elle signifie davantage l'entrée dans un nouvel espace. Elle exprime l'idée d'une limite marquant le passage qui, si elle est franchie, conduit vers un état différent ou l'entrée dans une nouvelle situation. De cette origine latine découlent également deux adjectifs : le premier, *liminaire*, qualifiant de façon générale ce qui concerne le "seuil" et, au figuré, synonyme d'"initial" ; le second, *liminal*, précisant une limite plus spécifique. J'emploierai le plus fréquemment l'adjectif "liminal", de préférence au néologisme et substantif "liminalité" qui figent le sujet dans un état et nous renvoie à une approche plus ontologique des effets de la maladie.

Sur un plan scientifique, l'adjectif liminal indique la limite inférieure ou supérieure d'un phénomène physique, biologique ou psychologique, dont les effets ne sont plus perceptibles dans le premier cas, ou à ne pas dépasser dans le second. Ainsi, on peut qualifier des sons de «*liminaux*» ou des lumières de «*liminales*», en atteignant tout juste le *seuil* pour provoquer des sensations, des perceptions ou encore un état de conscience de ces faits. Lorsque ces excitations sensorielles restent en deçà d'un certain *seuil*, elles demeurent imperceptibles, on dira qu'elles sont «*sub-liminales*». Il s'agit d'une famille de termes, substantifs ou adjectifs, ayant la même origine et que l'on peut rassembler sous le concept de *limite*, sans oublier que la limite ne marque pas toujours la fin de quelque chose, mais aussi le début d'autre chose comme le propos liminaire à une conférence. Les adjectifs liminal et liminaire, *liminaris* en latin, signifient tout ce qui concerne le seuil et, au sens figuré, l'idée d'initial.

La notion de *seuil*, en tant qu'elle départage, est ambiguë : elle est à la fois ligne et marge, représente une strie sans épaisseur, une valeur minimale à partir de laquelle se manifeste une propriété ou un phénomène, ou encore un *no man's land* dans lequel on «*flotte entre deux mondes*» (Van Gennep, 1909, p. 24). La ligne symbolise cette frontière, séparation, délimitation entre deux espaces, deux états; comme limite ou seuil, c'est un temps de transition où s'expriment des «*principes antagoniques à l'état pur*» (Bourdieu, 1980, p. 348) : la vie ou la mort, l'espoir ou le désespoir. L'épreuve de la *limite* pour les malades du cancer constitue une expérience semblable mais aussi le fait social qui produit une *ligne* imaginaire, un espace séparé et délimité entre deux grands groupes, ceux qui l'ont surmonté et ceux qui n'ont pas éprouvé (ou pas encore) cette expérience. L'annonce instaure ce «*seuil,* limen, [imaginaire] *dangereux où le monde se renverse, où s'inverse le signe de toute chose*» (*ibid*., 1980, p. 383). Elle est une période de lutte et de détresse, un moment de pivotement où la logique de désespoir s'impose avec une force particulière, marquée par les moments critiques ou les nœuds émotionnels.

Comme je l'ai décrit dans le chapitre précédent, ces 48 heures écoulées entre ma perte de conscience et le réveil dans ma chambre constituent le *moment liminal* par excellence, car il m'a fait entrer dans un nouveau rôle social, celui de malade du cancer, progressivement submergé par un flot d'images et de réminiscences. Comme le décrit Tannahill dans son roman *Liminal*, c'est le moment « *entre la conscience et la compréhension. L'intervalle entre la main qui touche l'eau bouillante et la douleur de la brûlure. Entre sens et sensation* » (Tannahill, 2019, p. 19). C'est dans cet instant de flottement, hésitant entre la vie et la mort, que les défenses de la mémoire et de la conscience vont commencer à s'ouvrir ou se fissurer, laissant s'échapper ultérieurement une abondance d'images et de souvenirs. Dans le processus de traitement chirurgical, on retrouve le processus des rites de passage définis par Van Gennep : les *rites préliminaires* avant le traitement, qui vont de l'annonce de la maladie à l'injection péridurale spécifique contre la douleur et l'anesthésie générale dans la salle d'opération, puis les *rites liminaires* ou du *seuil* qui accompagnent le malade pendant son passage vers la nouvelle situation, et enfin les *rites postliminaires* de restauration dans un nouveau rôle social. Pendant la seconde phase, les rites accomplis sont essentiellement le fait des soignants, quant à moi j'étais sur le *seuil*, en train de quitter un état, sans être encore entré dans un autre. Cette situation de marge, ce *no man's land* en utilisant une métaphore terrestre, correspond au temps d'une mort simulée, le passage par le néant, le vide, le nonsens, pour se réveiller au commencement d'un nouveau rôle social.

Pendant cette période, qui va du choc de l'annonce à la fin du traitement, se sont gravées dans ma mémoire des paroles très fortement signifiantes (nodule, cancer, opération, réanimation, etc.) des émotions, des actes, qui ont constitué un socle de *traces* mémorielles qui, dans certaines situations, sont plus ou moins réactivées et associées au cancer. Par exemple, un amaigrissement m'alerte et me rend attentif ou *vigilant* sur l'existence d'un symptôme de la maladie. L'expérience traumatique de ce *moment liminal*, spécifique au cancer, produit des effets *a posteriori* ou post-traumatiques, et en même temps des dispositions psychologiques *sub-liminales* d'alerte, comme si un *seuil cognitif de vigilance* s'était créé, et que j'ai appelé *seuil de vigilance*. Des situations, des rencontres, des paroles, des faits de l'actualité ou des impressions peuvent créer un effet de *déclic* ou d'*accroche* des traces de mon expérience du cancer. Selon la situation rencontrée, tout cela revient à ma conscience, comme un réflexe, puis retombe dans l'oubli temporaire. Il y a de nombreuses années que je ne pense plus au cancer en me levant le matin, sauf en période d'écriture, mais un fait quelconque, une information médiatique sur le cancer, un décès, etc., réactivent ce *seuil*, me rappelant qu'une récidive est toujours possible. La création de ce seuil cognitif constitue un élément nouveau de mon identité ou une *altération* de celle-ci, du fait de son inscription cognitive ou de son encryptage ou encodage dans la mémoire épisodique, lieu de stockage des données autobiographiques et des événements personnels. C'est une condensation de souvenirs indélébiles de cette expérience, mais qu'on essaie de chasser lorsqu'ils reviennent à la conscience car ils représentent la radicalité de la mort qu'on évoque le moins possible. Si le traitement chirurgical a été un succès, persistait, succédant à la peur initiale, l'angoisse, qui s'alimentait aux connaissances des statistiques de survie d'un cancer du poumon dont le chiffre arrondi à 13 % de survivants cinq ans après le diagnostic n'était pas du tout rassurant.

II. L'ALTÉRATION DE SOI

A. L'étonnement d'être hors de soi

Après l'expérience de ce "pic" liminal, lors de mon hospitalisation je suis allé dans un Centre de soins de suite et de réadaptation, spécialisé en rééducation cardio-respiratoire. La vie y était organisée autour de deux activités principales : la poursuite des soins médicaux avec la surveillance des poumons et en particulier la fin de la migration du lobe restant, celui-ci devant occuper progressivement une partie du volume laissé libre par le lobe enlevé, ensuite les activités physiques de récupération : gymnastique, vélo, marche qui me prenaient une grande partie de la journée. C'est là que j'ai commencé à prendre un peu de recul après l'enchaînement des événements de ces deux derniers mois. Après le "choc" lié à l'annonce de la maladie et la réorganisation de mon emploi du temps, suite à la succession des différentes consultations et examens médicaux qui s'ajoutaient aux activités en cours, c'était le premier moment calme et favorable à un début de réflexion sur cet événement. Les visites des personnes avec qui j'évoquais mon parcours étaient l'occasion de commencer à construire un début de récit sur cet événement. Un des souvenirs étonnants de cette période se rapporte à la première visite du médecin. Lors de mon arrivée, celui-ci s'est exclamé, tout en feuilletant mon dossier et en discutant avec moi : «*Ah! Mais vous êtes guéri, vous!*» Encore aujourd'hui, je me demande s'il pensait réellement ce qu'il disait. Vu mon incrédulité, il m'a alors expliqué que ce type de cancer, s'il n'avait pas été opéré, aurait produit, silencieusement, d'autres nodules dont la croissance m'aurait été fatale quelques années plus tard. Jusqu'à maintenant, il n'a pas eu tort, mais je dois dire que je ne l'ai pas cru sur parole!

Le fait le plus marquant de cette période, après cet accueil par le médecin, a consisté à téléphoner à deux très bons amis, pour leur annoncer que je venais d'être opéré d'un cancer du poumon. Ils ont été surpris par mon absence de voix et du râle qui s'échappait de ma gorge, comme quelqu'un qui souhaite masquer sa voix avec des inspirations très fréquentes, car le fait de parler m'essoufflait énormément. Quoiqu'il en soit, ils ont réussi à me comprendre, mais ils m'ont dit plus tard qu'ils avaient ressenti immédiatement une certaine frayeur et que mon appel évoquait plutôt quelqu'un à l'agonie. Mon épouse aurait pu les appeler, mais cela ne me convenait pas, il fallait que je le fasse moi-même et rapidement. C'est un de ces moments qui reste en mémoire, comme un flash provoqué par une très forte pulsion : je ne supportais pas l'idée que j'aurais pu mourir sans les avoir informés auparavant de mon cancer, j'en étais très angoissé. J'ai ressenti ensuite, momentanément, une sorte d'apaisement, mais plus tard, j'ai regretté ces appels parce que je ne m'étais pas contrôlé, quelque chose s'était passé qui m'avait échappé à ce moment-là. Il y a des actes dont on se demande plusieurs années après pourquoi on n'a pu les contrôler. Comment ai-je pu passer à l'acte? Je ne pouvais pas mourir sans leur avoir parlé. Plus tard, j'ai fait un rapprochement avec cette nuit avant l'opération au cours de laquelle, pensant à ma fin proche, je m'étais levé pour mettre de l'ordre dans mes affaires. En communiquant moi-même cette information, je montrais, je *me* montrais, que j'avais survécu. Néanmoins, ces appels étaient sans aucun doute la manifestation de mon angoisse de mourir, et l'efficacité du traitement qui ressortait de l'optimisme des médecins ne l'avait pas atténuée.

Convalescent et de retour à la vie sociale ordinaire, le premier acte que j'ai accompli a été fortement discordant par rapport à mes comportements habituels, totalement inattendu et inapproprié dans sa forme vis-à-vis de mes interlocuteurs. J'allais commencer ainsi à observer que mes comportements et mes attitudes subissaient des variations inhabituelles depuis le diagnostic de ma maladie. C'était probablement le premier syndrome d'un *stress post-traumatique*, bien que celui-ci se manifeste, le plus souvent, un mois après le traumatisme. Quelque chose s'était passée, produisant ces modifications inopinées mais, et c'est le plus notable ici, je ne me suis pas rendu compte immédiatement de ce décalage. Cela s'est reproduit fréquemment, quelques semaines ou quelques mois plus tard. Je notais un décalage entre mes ressentis et la claire conscience d'un changement et, lorsque mon analyse était quasiment immédiate, cela ne modifiait pas le comportement ou l'épreuve affective. Plusieurs mois et années après mon opération, j'étais souvent en retard sur la compréhension de ce que je ressentais et les conduites que j'avais ; je pouvais constater une émotion, un rêve, une idée, un comportement, mais je ne pouvais pas expliquer pourquoi ils se produisaient. C'est *a posteriori* que j'ai pu faire des hypothèses interprétatives, c'est comme si j'étais toujours en train de courir après moi-même.

Tous les soirs depuis l'annonce de la maladie, je m'endormais en pensant au cancer et je me réveillais, invariablement, chaque matin en reprenant le cours de mes idées de la veille. Pendant quatre années et demie après l'opération, correspondant à la période de rémission (2006-2010), les journées commençaient et se terminaient de la même façon ! Jusqu'à cette date-là (2010), bien que les médecins qui me suivaient lors de mes « *contrôles* » ne m'aient jamais dit que j'étais guéri, je me considérais entre la « *rémission totale et la guérison* », ce qui n'a aucun sens, mais qui, du point de vue symbolique, m'indiquait que j'avais franchi une étape vers la guérison. Cela me rassurait, je commençais alors à sortir de cette emprise du cancer sur mon imaginaire.

En 2015, en relisant mes notes prises un an plus tôt, j'ai remarqué que je ne ressentais plus les mêmes émotions que j'avais eues en écrivant ce passage : « *Bientôt huit années que j'ai été opéré d'un cancer du poumon, en juin 2006, et depuis la fin du traitement j'ai appris à me taire et à vivre avec l'idée permanente du cancer, en espérant secrètement qu'il ne resterait de cet événement qu'un souvenir évanescent. Mais, bien que guéri, la vie quotidienne suscite de nombreuses et diverses sollicitations qui me ramènent inévitablement à l'expérience de la maladie.* » Je ne me suis pas reconnu dans cette phrase, et j'ai repensé au titre du film de Guy Debord *In girum imus nocte et consumimur igni*, palindrome latin qu'il avait traduit ainsi : « *Nous tournons en rond dans la nuit et nous sommes dévorés par le feu* » (Debord, 1978, p. 238). J'ai eu l'impression que je me complaisais dans ce labyrinthe de références à l'événement et qu'il s'agissait d'un « *rôle joué* » (Goffman, 1973) par un autre. Je ne ressentais plus cet enfermement dans le rôle de cancéreux qui transparaissait dans ces deux phrases. L'oubli n'était-il pas en train de faire son œuvre, menant ainsi à l'indifférence ou à l'effacement progressif de l'expérience ? Je ne m'imaginais plus comme condamné à n'être qu'un « *survivant* », un miraculé, qui devrait porter continuellement la représentation sociale de l'ex-cancéreux.

J'ai eu l'impression qu'une nouvelle distance s'était établie entre l'expérience que je voulais retranscrire et mes sentiments à l'égard de celle-ci. À ce moment-là elle reflétait une étape dans mon parcours, sans que j'en aie eu conscience au moment où elle se produisait. La signification ne m'apparaîtra que plus tard avec le ressenti de ce décalage par rapport à ce passage dont l'analyse me permettra d'en saisir le sens. J'ai eu soudainement l'intuition que je me "complaisais" dans cet imaginaire du rôle social de survivant du cancer et que j'y trouvais des satisfactions symboliques. Finalement, à la relecture de ces lignes, s'accomplissait une seconde *rupture* après celle de l'annonce, mais cette fois-ci il s'agissait d'une sorte de "deuil" qui consistait dans la *perte* de ce rôle de « *survivant* » et qu'il m'avait fallu huit années pour *dénouer* cet enfermement. Si on considère le cancer comme une expérience globale, objective et subjective, vécue par le malade, alors l'« *après-traitement* » et l'« *après-épreuve* » du cancer n'ont pas la même temporalité. Ce qui correspond, dans ma situation, à environ trois mois pour la première phase et huit années pour la seconde.

Régulièrement, dans des comptes rendus d'expérience et des témoignages, on peut lire et entendre ces expressions : « *Après un cancer, on est plus le même* », « *On est un autre* », « *Il y a un avant et un après* », « *Plus rien n'est comme avant* ». Moi-même, on me questionnait sur ce nouvel état après le cancer : « *Tu dois te sentir un autre ?* », « *Tu dois voir la vie autrement après ?* ». « *Maintenant, tu dois voir les choses différemment* », etc. J'avais également cette idée, certainement le résultat d'une représentation intériorisée avant la maladie, et j'ai eu naturellement cette impression après l'annonce de mon cancer et mon opération. Mais ce qui m'a surpris, une fois les traitements terminés, c'est surtout que je voulais continuer de croire à cette idée de rupture et qu'il y avait, de fait, un « *avant et un après* » le cancer. Pendant quelques années, le 11 juin 2006 m'a servi de repère. Par exemple, pour me remémorer la date d'un voyage, je me demandais d'abord s'il avait eu lieu avant ou après mon cancer. Toutefois, plus je m'éloignais de cette date et moins elle demeurait un repère fiable, la frontière entre l'avant et l'après devenait de plus en plus floue. Après un tel événement traumatique, il devait y avoir eu une *rupture* dans ma vie, mais de quelle nature était-elle ? Je ne reconnaissais pas certains de mes comportements, mais étais-je un autre pour autant ? Je n'avais pas l'impression d'avoir vécu ou de vivre une crise d'identité. Je suis, à présent, plus nuancé que Patrice Cohen et Émilie Legrand pour qui « *l'identité est irrévocablement bouleversée et, dans une majorité des cas, le cancer constitue* [...] *une rupture biographique* [...]. *Par conséquent, un travail de reconstruction de soi et de son identité sociale* [...] *devient nécessaire pour composer avec cette nouvelle réalité identitaire* » (Cohen et Legrand, 2011, p. 205). Pendant cette période d'environ huit années après le traitement que j'ai appelé l'*après-épreuve*, ou aussi période de *restauration de soi* et qui sera l'objet de la partie suivante, l'effet fondamental de cette expérience liminale a été d'*altérer* l'équilibre psychosocial existant, construit depuis ma jeunesse. *Altération* et *rupture* me semblent renvoyer à deux problématiques distinctes, le dernier terme signifiant plutôt une cassure, une dislocation, ou encore une destruction qui renvoie à un effet radical et fait appel, pour définir la phase d'« *après-cancer* », à cette métaphore du bâtiment, fréquemment employée, à savoir celle de la « *reconstruction* ». À ce dernier terme, je préfère celui de *restauration* comme pour une œuvre artistique qui évoque davantage la fragilité du sujet. Mais, surtout, la reconstruction ne présuppose pas la reprise d'un état antérieur, alors que la *restauration* s'appuie sur celui-ci et c'est l'argument principal car la mémoire des expériences passées est indispensable à la projection dans le futur ou l'après-cancer.

B. Du sentiment de rupture à l'altération de soi

Beaucoup de personnes ayant eu cette expérience de la maladie, ressentent une forme de *rupture*. De même, je pensais que cette date allait marquer un point de repère tranché dans ma biographie, mais très rapidement, après le premier contrôle, je me suis rendu compte que le cours de mes activités retrouvait progressivement sa routine. Professionnellement, si les cours m'étaient impossibles, je pouvais continuer mes activités de recherche et en particulier celles liées à la publication de *Sociologie Santé* qui se déroulait sans aucune obligation de sortie par le moyen d'internet. S'il y avait eu un ralentissement de mes diverses activités, et une sorte d'étourdissement dû à cette expérience, je n'étais pas soudainement devenu un autre !

Le terme de rupture m'est apparu peu à peu excessif, et plus précisément empreint d'une très forte subjectivité. Il reflétait mon ressenti d'alors, mais il ne pouvait pas décrire au plus près le processus réel de modification qui s'était produit en moi. Parler de « *rupture* » me semblait prendre au pied de la lettre le discours de l'acteur de l'événement, l'effet de l'annonce produisant une distorsion de la réalité provoquée par l'envahissement émotionnel. Il est trop radical, il « *désigne le fait de se rompre* » et il exprime au sens propre « *la séparation brutale en deux ou plusieurs morceaux d'une chose résistante, sous l'effet d'une force trop intense ou d'un effort trop prolongé* » (Rey, 2000, p. 1990). Au sens figuré, le terme équivaut, également, à une séparation brutale et renvoie à l'intensité des émotions ressenties dans la situation de l'annonce du cancer qui est relative aux représentations de cette maladie et nous fait immédiatement imaginer une césure dans nos projets de vie. Certes, le cancer comme d'autres maladies ou accidents provoque des *bifurcations* biographiques (Bessin *et al.*, 2010), de fortes dépressions, mais pour mon expérience je serai plus réservé sur l'emploi de ce terme, car la rupture évoque l'*irréversibilité* de l'effet de cet événement, ce qui n'est pas le cas, et je me reconnaitrais davantage dans des résultats de l'étude générale et nuancée de VICAN5 (INCa, 2018).

Une analyse rétrospective m'a conduit à faire une distinction entre la perception et le ressenti momentané d'une rupture radicale que j'avais eu au moment de l'annonce de l'événement et la réalité de celle-ci. Les ruptures peuvent avoir des degrés divers : elles peuvent être totales, concernant tous les niveaux existentiels du sujet, elles peuvent aussi n'être que partielles et renvoyer à des inflexions plus ou moins durables. Ce terme tient lieu de concept explicatif pour des situations très diverses et, finalement, il séduit probablement pour ses connotations et son caractère métaphorique propice au raisonnement analogique. La paralysie de ma corde vocale était une rupture sans aucun doute, le nerf récurent avait été rompu et c'était durable, irréversible, mais sur beaucoup d'autres aspects le terme était trop fort, puisque j'ai repris mes activités professionnelles, normalement, sauf celles liés à la paralysie de cette corde vocale. Le terme de rupture concentre l'attention sur un moment du parcours de malade. Certes, le moment initial était très important, mais cette notion demeure seulement descriptive du ressenti de l'effet provoqué par l'annonce de la maladie.

S'il y a eu une brisure du cours stabilisé de ma vie, une inflexion, des modifications comportementales, il existait cependant une continuité de mon histoire et de mon identité sociale. En fait, la «*crise d'identité*», souvent citée, n'était qu'un désordre temporaire, des difficultés pour faire face à cette nouvelle situation et en cela elle n'est pas forcément identitaire. Le désarroi provoqué par l'annonce de la maladie n'est pas nécessairement une remise en question de la personnalité, et les moments d'indécision ne sont pas forcément des «*crises de l'identité*».

C'est pourquoi je préfère la notion d'«*altération*», plus souple, nuancée, adaptable à des expériences diverses du cancer car plus abstraite et évoquant davantage un mécanisme psychosocial ayant un statut de variable explicative des modifications plus ou moins importantes des comportements et des attitudes. L'*altération de soi* peut aboutir à une crise d'identité, mais pas forcément. De nombreux témoignages, *blogs*, ouvrages de sociologie nous montrent une image stéréotypée de l'épreuve du cancer, réduite à la période de l'annonce et du traitement, comme si personne ne guérissait de la maladie. L'âge médian du diagnostic, qui s'établit autour de 67 ans, est très probablement une variable déterminante dans l'expérience du cancer. Cela signifie que plus de la moitié des personnes qui découvrent leur maladie sont déjà à la retraite depuis plusieurs années; elles n'ont plus d'activité professionnelle et les conditions de leur vie familiale sont devenues très différentes. Pour une majorité des personnes, le cancer survient dans un contexte de trajectoire biographique déjà en cours de recomposition dans ce *passage* à la retraite, situation de mise en retrait de certains secteurs de la vie sociale, publique et privée. L'analyse sociologique des expériences du cancer et des représentations de la maladie doit, sans aucun doute, tenir compte de l'influence des «*effets d'âge*» et des «*effets de génération*», sachant également que «*90 % des cancers surviennent après cinquante ans*» (Thomas, 2019, p. 25).

Dans la littérature diverse sur le cancer, rapports d'études, articles, ou biographies on lit que la maladie suscite toujours de «*profonds remaniements identitaires*», une «*perte de soi*». Pourtant au moment le plus aigu de cette épreuve, je n'ai pas eu le sentiment de perdre mon identité, mais plutôt qu'une nouvelle dimension s'y ajoutait. Après un séminaire sous l'égide de Claude Lévi-Strauss, la notion d'*identité* semblait à ce dernier un «*concept-horizon*»,

« une sorte de foyer virtuel auquel il nous est indispensable de nous référer pour expliquer un certain nombre de choses, mais sans qu'il n'ait jamais d'existence réelle » (Lévi-Strauss, 1977, pp. 331-332). Pour d'autres auteurs, c'est un concept *« fourre-tout »* ainsi que l'écrit Nootens (Nootens, 2009, p. 35), avec un certain éclat : *« Une étude des principales définitions de l'identité fait ressortir l'application tous azimuts qui peut en être faite. Cette possibilité d'usage fourre-tout en diminue la pertinence heuristique. »* On est passé, depuis les années 1980, d'une conception figée de l'identité sociale d'une structure culturelle qui s'impose aux individus à une vision fluide, liquide, évanescente qui se remanie sans cesse, se défait, se reconstruit, change en permanence, ce qui donne l'image d'une crise continue. Si, selon Elias dans *La Société des individus*, au milieu des années 1980 *« Le problème conceptuel de l'identité humaine au fil des ans demeure délicat et à vrai dire même insoluble, tant que l'appareil conceptuel sociologique ne fournit pas à la réflexion individuelle une définition plus ou moins clairement élaborée de la notion de processus et plus particulièrement de la notion de processus d'évolution »* (Elias, 1991, p. 242), les recherches de ces quarante dernières années ont contribué à *« encadrer »* et à approfondir l'usage de cette notion.

Il est donc nécessaire que je présente, le plus clairement possible, le sens de ce concept que je vais également employer dans l'analyse de mon expérience. Il faut préalablement distinguer nettement deux choses : le *contenu* de la notion, à savoir le *caractère* de deux objets ou êtres identiques d'un côté et, de l'autre, les *processus* pour parvenir à la construction identitaire. Concernant le contenu, il ne s'agit pas de comportements ou de dispositions, mais de *signes* et de *symboles* qui désignent une chose ou un individu auquel on attribue un sens. On peut aussi dire que le contenu de l'identité correspond à l'image que je me fais de moi-même ainsi que l'image que les autres se font de moi et que j'ai intériorisée. La difficulté avec cette notion réside dans le fait qu'elle n'a pas de traduction immédiatement concrète comme un comportement observable, c'est cela qui lui confère un certain flou.

Le terme d'*identité* est associé à un ensemble de vocables proches, ayant comme idée forte celle de *similitude* ou encore d'équivalence entre deux choses ou deux êtres, la comparaison entre les deux objets faisant ressortir des caractéristiques semblables. En multipliant ces comparaisons entre des individus, on parvient à la création de groupes homogènes par rapport à la caractéristique considérée, on parlera alors d'*« identité collective »*, nationale, culturelle, d'entreprise, reposant sur le développement d'un sentiment d'appartenance. En poursuivant la logique de ce raisonnement, on accorde au groupe une position privilégiée d'harmonisation, voire dominante, sur les individus. Si on prend en considération des caractéristiques selon l'espace et le temps, ou l'histoire, on peut observer une multiplicité de groupes d'appartenance qui s'emboîtent plus ou moins les uns, les autres. Ainsi des caractéristiques communes, *identiques*, sont également un mode de délimitation entre l'intérieur d'un groupe, ceux qui partagent la même identité, et son extérieur, les autres. L'identité ne va donc pas sans la différence et l'altérité.

Cependant, l'idée de *similitude* ne débouche pas seulement sur la constitution d'un groupe partageant une ou plusieurs caractéristiques identiques. En comparant quelqu'un avec quelque chose de précis, on le rend spécifique, on *identifie* cette personne et, par conséquent, celle-ci devient différente d'une autre. Identifier quelqu'un, c'est montrer son unicité. Historiquement, l'identification des personnes par l'administration a commencé vers la fin du Moyen Âge : elle avait pour but le contrôle des individus déracinés, mais aussi un intérêt démographique avec l'identification des membres de la commune, pour assurer la collecte des impôts. C'est la naissance des *papiers d'identité*. L'individu devient une entité bien repérable, spécifique, contrôlable à partir de quelques indicateurs comparables qui le distinguent des autres. Mais le processus identitaire commencera à devenir visible au début du XIXe siècle comme le note Giacomo Leopardi en juillet 1820 dans son ouvrage qui paraîtra plusieurs années plus tard : « *Il est fort curieux de voir qu'au moment où les nations ne semblent plus faire qu'une seule et même personne, et que les hommes ne se distinguent plus entre eux, chacun est intérieurement devenu une nation* [...]. *L'égoïsme les enferme dans le seul cercle de leurs intérêts particuliers* [...], *on peut dire qu'il y a aujourd'hui autant de nations que d'individus, même s'ils sont tous égaux, en cela notamment qu'ils n'éprouvent d'autre amour que l'amour-propre et n'ont d'autre idole qu'eux-mêmes* » (Leopardi, 2003, p. 127).

L'usage du concept d'*identité* s'est largement diffusé à la fois dans les sciences humaines et dans le langage courant à partir de la seconde moitié du XXe siècle, et le terme employé, sans autre qualificatif, signifie pleinement l'« *identité psychologique et sociale individuelle* ». Celle-ci est constituée d'une multiplicité de caractéristiques individuelles : physique, biologique, psychologique, sociale dans un sens large (économique, territorial, culturel). Elles peuvent être plus ou moins partagées, mais leur agencement, leur structure apparaissent comme unique, du moins elles sont perçues ainsi par le sujet et les autres. Le système des objets s'est employé, depuis le début de cette période, à montrer au sujet qu'il est tout à fait singulier (Baudrillard, 1968). Au début des années 1960, Raoul Vaneigem exprimait clairement cette irruption et cette primauté de la subjectivité sur le conformisme à la collectivité : « *Qu'irai-je faire dans un groupe d'action qui m'imposerait de laisser au vestiaire, je ne dis pas quelques idées* [...], *mais une volonté de vivre authentiquement et sans limite ?* » (Vaneigem, 1967, p. 17). C'est l'individu libre de ses choix, l'émergence du sujet créateur de situations de vie, architecte de son futur.

Une fois la notion d'identité précisée, on peut analyser de plus près le ou les différents processus qui conduisent à sa construction, dont les formes de socialisation primaire et secondaire sont les étapes fondamentales (Berger *et al.* 1996). L'identité peut se forger en opposition à ses facteurs, ou à ses agents de socialisation, c'est ce que nous suggère Jean-Claude Kaufmann : « *Identité et socialisation sont deux processus aux logiques distinctes, qui se croisent selon des modalités très diverses. Souvent, la socialisation apparaît comme ayant le lourd poids du plomb, et renvoie le processus identitaire à des rêveries stériles ; parfois au contraire, soudainement, le rêve parvient à déplacer des montagnes* » (Kaufmann, 2004, p. 144). Ainsi, comme l'argumente Taboada-Leonetti, on peut aussi observer de véritables stratégies identitaires « *qui postulent indiscutablement que les acteurs sont capables d'agir sur leur propre définition de soi* » (*in* Camilleri *et al*, 1997, p. 49). L'identité est alors la résultante d'une interaction et non d'une imposition sociale extérieure. Mais laissons-là ce débat pour relever d'autres dimensions qui concernent directement ma réflexion sur l'expérience de la maladie cancéreuse.

Tout d'abord, on peut faire ressortir une structure identitaire ou un certain agencement des représentations que l'individu se fait de lui-même. Au cours de notre vie, nous nous trouvons dans une très grande diversité de situations, nous vivons une multiplicité d'expériences, nous intériorisons des schèmes d'action qui sont plus ou moins hétérogènes et contradictoires, nous sommes donc soumis à une socialisation « *plurielle* » (Lahire, 1998). Le travail réflexif sur nous-même permet de réduire les « *dissonances cognitives* » qui ne manquent pas de se présenter à notre esprit, et la fonction de la mémoire a toute son importance dans ce processus. Dès lors, les justifications que nous élaborons sur nos attitudes et nos comportements, les liens que nous construisons entre cette diversité de modes d'actions, de pensées, visent à produire une certaine harmonie entre nos actions et la perception que nous en avons, afin de contenir une sorte de chaos ou de désordre intérieur potentiel. Ce que nous appelons notre identité, ce « *sentiment d'être* », c'est la conscience d'une *permanence*, d'une continuité dans nos actions, dans nos croyances et dans nos relations. La perception de cette reproductibilité et de cette régularité dans nos conduites nous donne l'impression d'être le *même*, *identique* dans le cours de notre vie et de se constituer au niveau symbolique un « *soi* » (Mead, 1963) cohérent et unifié.

Si l'identité personnelle consiste dans le processus permanent d'intégration de dimensions socio-psychiques diverses, partiellement contradictoires, cela suppose aussi que le risque de déséquilibre est une potentialité constitutive de ce processus. C'est pourquoi *identité* et *crise* sont deux termes très souvent associés, comme dans le titre de l'ouvrage de Claude Dubar, l'un des meilleurs spécialistes de ces questions, *La Crise des identités. L'interprétation d'une mutation* (Dubar, 2000), la notion de crise renvoyant à l'idée de rupture de cet équilibre entre les diverses composantes. Cependant, le terme de crise est tout à fait ignoré de plusieurs dictionnaires de la sociologie. Si le *Dictionnaire des sciences humaines* de Sylvie Mesure et Patrick Savidan (Mesure et Savidan, sous la dir. de, 2006), a une entrée pour la notion d'*identité*, la notion de crise n'apparaît pas ; il en va de même dans le *Dictionnaire de la pensée sociologique*, de Raymond Boudon (Boudon *et al.*, 2005).

Le concept de *crise* est, pour chacun, une notion trop familière, et sa définition présente une seconde difficulté. Si notre identité est toujours en construction, alors l'instabilité ne peut correspondre à une situation de crise, puisqu'elle est permanente. L'emploi du terme de *crise* pour qualifier un état de conscience de soi de l'individu doit être entouré de précautions, sinon on risque de lui donner une très grande extension en l'appliquant à toutes les situations durant lesquelles on éprouve un sentiment d'incertitude de soi. Celle-ci doit être associée à un degré plus élevé d'instabilité, correspondant à l'idée d'une manifestation brusque et intense de certains phénomènes, marquant ainsi une rupture profonde chez l'individu.

On trouve chez Habermas une réflexion sur le concept de crise qui m'a semblé utile pour mon objet d'étude : «*Les crises sont des troubles permanents de l'intégration du système*», écrit-il, et un peu plus loin : «*Seuls des sujets peuvent être impliqués dans* des *crises. C'est seulement lorsque les membres d'une société* [...] : *sentent menacée leur identité sociale que nous pouvons parler de crises*» (Habermas, 1978, pp. 13-14). Dans cette définition, la crise est un moment d'une exceptionnelle intensité, puisqu'il s'agit de *troubles permanents* et de *menaces* sur la conscience de soi ou l'identité. Il ne s'agit pas, pour l'auteur, d'un simple déséquilibre passager, mais de l'existence d'une dimension tragique dans cette acception du concept de crise, car la situation requiert des décisions graves pour trouver une issue à celle-ci. Le contenu du concept va au-delà d'une simple perturbation sociale et psychique, mais correspond à un moment clé, à un moment charnière, où cette crise apparaît au tournant d'un processus fatal, de blocage et de menace sur notre existence, où tout doit se décider pour le cours de sa vie. Il y a crise d'identité quand les fondements psycho-sociaux du sujet sont mis en cause, Alain Ehrenberg le montre clairement dans son ouvrage au titre très explicite : «*La Fatigue d'être soi*» (Ehrenberg, 1998). La dépression constitue une étape plus avancée dans la souffrance psychique que le sentiment d'*incertitude* éprouvé par l'*individu* décrit dans son ouvrage précédent (Ehrenberg, 1995).

La maladie correspond à cette conception de la crise et, en particulier, le cancer, le système biologique - confronté à un problème - possédant moins de possibilité de solution qu'il n'en réclame pour se maintenir (Habermas, 1978). Dans la même perspective, Edgar Morin indiquait que pour concevoir la crise il faut «*aller au-delà de l'idée de perturbation, d'épreuve, de rupture d'équilibre*» et il proposait un processus en trois étapes : 1) la perturbation, le déclencheur de la crise, du dérèglement et de la rupture là où il y avait continuité; 2) l'accroissement des désordres et des incertitudes; et enfin 3) ce déferlement des désordres, entraînant un blocage qui appelle une décision (Morin, 1976, p. 149).

En plus de ces éléments de définition, il faut aussi distinguer différents types et niveaux de crise (biologique, personnelle, familiale, de genre, idéologique, etc.). Ainsi on ne peut pas considérer *a priori*, comme allant de soi le fait qu'une crise biologique provoque une crise identitaire personnelle et ne pas tenir compte de la *temporalité* de profonde rupture qu'est la *crise*. Les relations entre la crise biologique, le cancer, et la crise d'identité personnelle deviennent moins évidentes et plus complexes à cerner. L'étude VICAN5 portant sur les symptômes évoqués par les malades, cinq ans après leur diagnostic du cancer, observait que parmi les 20 % qui citaient des troubles anxieux et dépressifs, les seconds représentaient seulement 6,6 % (INCa, 2018). C'est pourquoi j'ai préféré utiliser la notion d'*altération de soi* à celle de crise d'identité pour désigner le processus consécutif au traumatisme du cancer.

C. Altération de soi et moment de crise

Quand j'ai téléphoné à mes amis en arrivant au centre de rééducation, cela répondait à une impulsion et à un moment d'affaiblissement de mon autocontrôle, car ce n'était pas et ce n'est toujours pas dans mes habitudes comportementales de le faire ainsi. On peut considérer ce passage à l'acte comme un syndrome du stress post-traumatique (SSPT), mais je n'étais pas en situation de *crise d'identité*, n'ayant pas perdu mes repères habituels, selon les trois indicateurs que j'ai retenus dans le paragraphe précédent : *rupture, accroissement des désordres, blocage*. En revanche, l'autre exemple que j'ai déjà évoqué, à savoir lorsque je me suis relevé dans la nuit, quelques jours avant l'opération, pour «*mettre mes affaires en ordre*», relève tout à fait de ce triptyque de la crise. Pendant une heure environ, j'étais devenu un «*mort-vivant*», hagard, affolé et, devant ce blocage de ne savoir que faire, j'ai retrouvé mes repères spatio-temporels et je me suis recouché. J'interprète ce comportement comme le résultat d'un moment de crise d'identité.

Ces deux faits demeurent fixés dans ma mémoire comme une photo, avec la position corporelle, l'heure, la différence d'intensité émotive, notamment l'absence de *peur* dans le premier exemple et sa très forte présence dans le second. Cette clarté des souvenirs n'est pas étonnante car, non seulement, on raconte partiellement ces faits pour illustrer auprès de son entourage l'état psychologique de cette période, mais surtout, pendant longtemps je me suis remémoré ces situations, et d'autres, sans que cela soit volontaire, mais elles revenaient à ma mémoire et peut-être que j'en ressentais un certain soulagement, apaisement ou réconfort, à me remémorer en boucle, le vécu de ces expériences et cela devait contribuer à "éliminer" la tension accumulée au cours de cette épreuve. Je sais que j'aimais bien rechercher tous les détails de ces situations, de mes comportements, de mes attitudes et souvent je trouvais un angle d'observation nouveau, une autre impression, une chronologie un peu différente qui me stimulaient à y revenir.

Entre la perception de symptômes, de signes, de comportements inhabituels, peu importe ici l'importance de ces troubles et l'établissement d'un lien avec une cause comme le *stress post-traumatique*, il s'est écoulé un temps plus ou moins long. C'est toujours *a posteriori* qu'on observe un *symptôme de stress post-traumatique* (SSPT), mais parfois plusieurs mois pouvaient passer après ces variations de comportements pour que je puisse établir un lien certain. Une approche événementielle et synchronique du cancer tend à laisser croire qu'il existerait un lien évident entre le moment aigu de la maladie et l'apparition d'un état ultérieur de stress post-traumatique. Mais l'étude VICAN5 citée plus haut, montre toute la prudence dont il faut faire preuve en la matière. Sans prescription médicale en quittant l'hôpital, ni d'automédication, je pouvais mieux ressentir les fluctuations de mes sentiments et mes humeurs, et souvent mon épouse ou des amis notaient ces variations. En comparant ces observations avec mes comportements antérieurs, je pouvais établir ce lien avec le traumatisme de la maladie. Par ailleurs, la consultation de diverses échelles ou grilles largement disponibles (questionnaire de *Qualité de la vie SF12*, ou des questionnaires comme le MDI [*Major Depression Inventory* de l'OMS] ou encore la grille *Post-traumatic check-list scale* [PCLS]) m'offrait quelques indicateurs pour cette auto-évaluation, certes grossière, mais utile afin d'avoir des repères pour situer certains de mes comportements dans le registre du *stress post-traumatique* (Clervoy, 2016). Cela avait son importance dans la mesure où, selon les études de la prévalence des syndromes de stress posttraumatique cela représentait une proportion assez importante dans les mois suivants le séjour en réanimation. Ces expériences traumatiques ont été mesurées dans une étude française chez des patients hospitalisés pour bronchopneumopathie chronique obstructive en réanimation : 15 % d'entre eux ont rapporté avoir eu peur d'être assassinés, 19 % d'être abandonnés, 37 % ont eu un sentiment de mort imminente, 47 % se souviennent de cauchemars, et 51 % de douleurs (Pochard, 2011, p. 377).

Le terme de *stress* est emprunté à la langue anglaise, mais l'étymologie nous indique qu'il proviendrait du français *détresse*. Il signifie la réaction après une agression subie et se manifeste par un état de perturbation et de tension plus ou moins durable après l'exposition à un événement traumatisant, lié à la mort ou à des menaces de mort. Lorsque le stress persiste plusieurs semaines ou mois après cet événement, on parle alors « *d'état de stress post-traumatique* », c'est la traduction de l'expression américaine post-traumatic stress disorder (PTSD), créée pour désigner un ensemble de troubles psychiques communs chez les vétérans de la guerre du Vietnam (Clervoy, 2016). Ces effets sont le résultat de l'*altération* produite sur le sujet par les différentes dimensions du traumatisme choc de l'annonce, la maladie elle-même et le traitement. Un séjour en réanimation peut constituer un traumatisme psychique particulier, ayant des conséquences au-delà de celui-ci. Cela dépend aussi de la durée du séjour, de la profondeur du coma. Mais il semble que « *cette idée n'a été évoquée que tardivement. Les conséquences à terme de ces traumatismes spécifiques peuvent être très importantes sur le plan clinique, avec des symptômes empêchant la reprise d'une activité sociale, professionnelle ou familiale* » (Pochard *et al.*, 2007, p. 534).

Je ne considère pas que l'identité sociale se décompose et se recompose en permanence, qu'elle est fluide, liquide qu'elle est en perpétuelle évolution pour une raison très simple : cette vision n'est pas en rapport avec les observations empiriques des comportements et des attitudes des individus qui possèdent une stabilité, dans les différents rôles sociaux. Comment peut-on avoir une continuité dans les comportements sous-tendus par une image de soi fluctuante et soumise à l'aléatoire ? Enfin, il faudrait définir les temporalités de ces fluctuations et évolutions ; par ailleurs, les sociologues constatent en permanence les résistances aux changements, ce qui met en avant la recherche de la stabilité et l'équilibre par l'activité réflexive des individus. Je définis la notion d'*altération* dans ce contexte de l'instant, d'une temporalité très courte, une modification introduite dans l'ordonnancement d'une continuité. Une modification des caractéristiques de ma voix sous l'effet de l'émotion est une altération passagère mais sous l'effet d'une rupture du nerf récurrent, elle devient alors une altération durable.

Que s'est-il donc passé au moment de cette grande peur que je n'ai pas perçu et qui soit si puissant pour en ressentir des traces pendant plusieurs années après le traitement et la guérison ? C'est évidemment plus qu'un réaménagement identitaire, de l'image de soi, c'est l'ensemble du sujet qui est affecté dans sa complexité. Non pas au sens d'Edgar Morin concernant la *complexité* de la connaissance des faits : « *La complexité coïncide avec une part d'incertitude, soit tenant aux limites de notre entendement, soit inscrite dans les phénomènes* » (Morin, 2005, p. 49). Le cancer est une maladie très particulière car elle atteint des personnes de tout âge, bien que l'âge médian soit élevé. Elle est aussi inattendue, imprévisible et ses dimensions sont multiples : biologiques, médicales, psychologiques, économiques, sociologiques (Loiseau et Vedelago, 1976). Par son impact sur l'ensemble des relations personnelles, elle peut anéantir des projets de vie, et sa prise en charge ne peut pas réellement entrer dans le cadre des routines organisationnelles. De plus elle complique considérablement les relations soignants/soignés. C'est une maladie *complexe*, au sens de Marcel Mauss, car au-delà de la question de la connaissance elle représente l'expérience du *fait social total*, celui qui influence la totalité de la vie de l'individu, tout d'abord par son *impact* sur l'être singulier, (psychologique et biologique) affectant l'ensemble de ses relations avec le monde vécu, qu'elles soient d'ordre professionnel, économique, social, en se déroulant dans un contexte culturel préexistant. Enfin, le cancer doit être abordé comme le *fait social total* par excellence, car il fait brutalement surgir face à soi, et aussi à autrui, la question de la mort à un moment souvent très inattendu de sa vie, c'est donc l'existence même du sujet qui est mise en question.

L'expression d'*altération de soi*, bien qu'elle n'appartienne pas au vocabulaire spécifique des sciences sociales, me paraît appropriée dans la mesure où elle met l'accent, en premier lieu, sur une modification, un changement, sans présupposer sa nature et son ampleur. Ce n'est pas d'emblée une perte, une crise, mais la signification du terme laisse une ouverture à l'autre, "au plus" ou à l'augmentation. L'*altération*, comme changement ou modification d'un état, c'est devenir autre, en partie. Comme processus, elle renvoie aux effets d'un mécanisme ou d'une cause sur un système qui se trouve affecté positivement ou négativement dans son intégrité ou son état existant. L'*altération de soi*, ce n'est pas seulement une crise d'identité qui serait le résultat d'une déstructuration des repères sociaux, mais une dérégulation des mécanismes d'auto-stabilisation pouvant concerner tous les aspects de la vie et obligeant à des stratégies d'adaptation face à des situations ou à des passages à l'acte et la défaillance de la régulation habituelle des tensions, alors que la crise est le moment de blocage.

L'altération d'un objet, quel qu'il soit, ne se produit pas seulement par dégradation de l'existant, anomalie, distorsion, mais aussi par *adjonction*, par supplément ou addition. L'altération peut apparaître comme une *trace* restante du choc traumatique sur l'ensemble du sujet, mais aussi comme un apport au sein du système qui le rend un peu différent, autre. L'*altérité* et l'*altération* sont étymologiquement liées car la première se définit comme une différence (autre), la seconde par un changement (altération). Il y a un rapport actif entre ces deux notions et, comme le suggère Daniel Coste, « *retenons aussi, sans lui donner aucune valeur négative, le terme altération, déverbal recouvrant à la fois une action, "(faire) devenir autre", et son résultat,* "être (devenu) autre"» (Coste, 2009 p. 166). L'*altération,* en modifiant l'existant, en faisant devenir autre, suppose le couple identité/altérité, elle nous place dans « *la dialectique de l'un et du multiple, du même et de l'autre, de l'intériorité et de l'extériorité* ». Elle « *est ici centrale, de même que les processus d'identification, les logiques de différenciation et de réciprocité les phénomènes de dissonance cognitive, les risques d'anomie ou de désaffiliation, les attitudes de mixophobie ou de mixophilie* » (Ferréol *et al.*, 2003, p. IV).

Le cancer est une altération négative du fonctionnement biologique normal de la cellule, mais la thérapie génique, en introduisant du matériel génétique dans des cellules pour soigner une maladie, peut modifier ou altérer des cellules immunitaires du patient pour qu'elles détruisent les cellules cancéreuses. Il s'agira alors d'un effet estimé positif de cette altération pour le bien-être des personnes concernées. La notion d'*altération de soi* se décline ici en trois types : le premier, d'ordre biologique (le cancer), puis deux autres, psychologique et social/symbolique, qui en sont les conséquences, le niveau biologique donnant l'impulsion initiale qui se propagera aux deux autres. Comme nous le montrerons dans la troisième partie, l'adjonction d'un élément nouveau dans la biographie du sujet et son identité personnelle ne provoque pas nécessairement de rupture, comme le soutenaient Michael Bury dans son article « Chronic illness as biographical disruption », (Bury, 1982), et de nombreux autres auteurs par la suite. L'altération ne fait pas table rase du passé, ni n'obère systématiquement l'avenir. On peut en avoir la crainte dans l'instant et l'exprimer, mais l'expérience du cancer doit être comprise dans sa durée et la notion d'altération, moins abrupte ou radicale que celle de rupture, correspond mieux à mon vécu de cette expérience. Sinon, on court le risque, à l'instar de Voegtli, « *d'aveugler le travail de mise en cohérence de la personne et les remaniements identitaires successifs qui marquent le cheminement de l'acteur social* » (Voegtli, 2004, p. 155). Je pense qu'il ne faut pas abandonner cette notion de rupture, mais qu'elle n'est qu'un cas de figure parmi d'autres et peut-être pas le plus fréquent. En déplaçant le regard en amont et en aval du point de la bifurcation, l'interrogation porte davantage sur la succession des positions objectives et des remaniements subjectifs qui y sont associés. Cela permet de situer le point de bifurcation dans une temporalité tenant compte des expériences antérieures au diagnostic et de l'après-cancer.

L'identité sociale est une recherche constante d'équilibre par l'activité cognitive. Après la phase de sidération et suite à l'annonce de la maladie, c'est un travail de mise en cohérence de soi-même à un petit niveau, au moins pour un certain nombre de patients. L'adjonction d'un élément nouveau doit nécessairement s'intégrer, ou faire sa place dans la structure psycho-sociale existante. Les effets de l'altération, dans le cas du cancer, provenant d'un traumatisme majeur, se font ressentir sur les "points fragiles" de la structure identitaire. En reprenant cette métaphore du bâtiment, on aura, par infiltration dans les fissures, les brisures de notre identité, la résurgence de souvenirs enfouis dans la mémoire et une cascade de réactions comportementales. L'ajout d'un nouvel élément dans ma structure identitaire a provoqué des sensations fréquentes de déséquilibre et une activité psychique de *restauration* de celle-ci. Notamment, en faisant en sorte que la nouvelle incertitude sur la durée de ma survie n'obère pas en permanence le présent et l'avenir. Cette perspective conduit à relever l'importance de plusieurs thématiques : la dualité continuité/discontinuité, les temporalités de l'après-cancer, les répliques des effets de l'altération au niveau psycho-social. Il n'est plus pertinent aujourd'hui de parler de l'expérience du cancer en général, mais la préférence doit porter sur la diversité de celles-ci.

Ainsi, ce que nous venons d'appeler la *restauration de soi* constitue l'autre pôle logique de l'*altération de soi*, et les deux notions forment la dualité, englobant l'expérience du cancer. Si l'activité psychique de restauration est consécutive au traumatisme et ses effets d'altération, je considère cependant ces deux processus comme quasiment concomitants. Certes, au début de l'expérience, l'activité de restauration était très minime, il s'agissait plutôt de contenir l'effet d'effondrement provoqué par l'annonce du cancer, ce qui représente déjà un effort important. Ainsi, cette dualité *altération de soi/restauration de soi* correspond à un processus créatif, au moins de façon minimale, car on ne restaure jamais exactement à l'identique, mais avec davantage de liberté : « *Après l'analyse, nous nous reconstruisons, et nous jouissons alors d'une espèce de poésie, la poésie de la réorganisation, une poésie du projet existentiel recréé de zéro et répété avec un supplément de liberté* » (Sloterdijk, 1999, p. 85). Tout cela sera l'objet de la troisième partie correspondant à la période post-liminale, caractérisée par la dynamique subjective vers la sortie de la maladie.

III. VALEURS SYMBOLIQUES DU CANCER ET INDICIBLE

Dans le langage courant et cet ouvrage n'y échappe pas, l'emploi de métaphores, ainsi que de périphrases pour décrire la maladie elle-même et l'expérience de celle-ci, est une pratique fréquente. Dans le langage scientifique également, comme le rappelle Giovanni Busino « *les schèmes analogiques et métaphoriques permettent aux chercheurs, parfois après une épuration sommaire de certains contenus intuitifs, d'étudier les processus sociaux et de construire des représentations plausibles du monde social* » (Busino, 2000, p. 70). Souvent, leur usage a pour but de désigner ce qu'on ne peut pas, ou ne veut pas exprimer explicitement : on opère alors un rapprochement, suggestif, avec une image ou un autre objet. Un bref détour par l'origine du mot "cancer" peut être utile pour comprendre l'énorme poids symbolique de ce terme. Dans le cas de cette maladie, dont l'objet est une tumeur maligne, *onkos* en grec, c'est la métaphore elle-même, l'image du crabe, *karkinos* en grec, qui est devenue *indicible*. L'image ayant totalement fusionné avec son objet, de telle sorte qu'elle s'est substituée dans l'usage courant au terme de tumeur pour nommer la maladie, le terme de cancer référençant une maladie est, lui-même, devenu à son tour une métaphore pour d'autres domaines, par exemple dans l'expression : « *La drogue est le cancer de nos sociétés* ».

A. *Karkinos* ou *onkos* : le cancer une métaphore endormie

Dans la tradition des rhétoriciens anciens, la métaphore et la métonymie sont des *tropes*, des figures de rhétorique par lesquelles un mot ou une expression sont détournés de leur sens propre. Dans le cas de la métaphore qui nous intéresse ici, cela consiste dans l'usage d'un terme ou d'une expression correspondant à un objet pour en désigner un autre. C'« *est le transport à une chose, d'un nom qui en désigne une autre* [...] *d'après le rapport d'analogie* » (Aristote, *in* Armisen-Marchetti, 1990, p. 335). La métaphore est donc un transfert de sens d'un mot vers un autre objet qui s'effectue en fonction d'une analogie. C'est ainsi que Perelman, dans une formule ramassée, la définit « *comme une analogie condensée, résultant de la fusion d'un élément du phore avec un élément du thème* » (Perelman *et al.*, 1970, p. 535), le *phore* étant ici la réalité de référence ou de support et son effet, le *thème* étant quant à lui l'objet dont on veut convaincre qu'il est dans un rapport semblable avec l'objet-support et son effet.

Si la métaphore est une figure de la rhétorique, elle appartient aux deux conceptions de celle-ci, soit comme une figure de style et d'éloquence, soit comme un mode d'argumentation. Dans le premier cas, il s'agit d'un rapport de ressemblance, tandis que dans le second, elle se fonde sur une comparaison ou un rapport d'analogie. En s'appuyant sur le schéma proposé par Perelman indiquant que, dans toute analogie, il y a un rapport entre quatre termes (A/B correspondant au *thème* et C/D à l'élément de référence ou le *phore*), on peut présenter une vue schématisée de la métaphore du crabe pour désigner la maladie « *cancer* », d'une part comme métaphore au sens étroit ayant un but descriptif et de l'autre, comme « *modèle analogique construit à partir du transfert d'unités (termes, traits, dimensions...) d'un contexte dans un autre* » (De Coster, 1978, p. 20).

Tout d'abord, examinons le terme de "cancer" comme vocable d'une maladie, une tumeur qui pourrait aussi être désignée par le terme de *néoplasme* et qui, comme son étymologie l'indique, désigne la formation (plasie) d'un tissu nouveau (néo), celui-ci pouvant être malin (cancer) ou bénin (kyste). On fait remonter les premières observations de cette tumeur à Hippocrate (460-377 avant J.-C.) qui compara des tumeurs du sein à un crustacé, le crabe, à cause de l'aspect similaire de cette masse arrondie entourée de prolongements en rayons semblables aux pattes d'un crabe. Cette comparaison fut reprise ultérieurement par Galien (131-201 après J.-C.) : « *Maintes fois, nous avons vu aux mamelles une tumeur exactement semblable à un crabe. En effet, de même que chez cet animal il existe des pattes des deux côtés du corps, de même, dans cette affection, les veines étendues sur cette tumeur contre nature présentent une forme semblable à celle d'un crabe. Nous avons guéri souvent cette affection à son début. Quand elle a pris une étendue considérable, personne ne l'a guérie sans opération* » (www. Centre Paul Strauss). On peut donc schématiser ainsi ces observations : une tumeur, *onkos*, (A) avec des veines étendues dessus (B), qui présente une forme semblable à celle du crabe, *Karkinos*, (C) avec ses pattes (D) des deux côtés de son corps. Ainsi on dit que A est à B ce que C et à D ou encore A/B est semblable à C/D. Il s'agit d'une analogie fondée sur la forme entre les deux rapports A/B et C/D. Mais on peut établir également des rapprochements croisés entre les couples A/C et B/D, soit le couple tumeur /crabe, d'un côté, et le couple veines/pattes, de l'autre. La nature des termes dans les rapports analogiques contribue aux échanges de significations, et l'image du crabe apporte une information immédiate et signifiante en la rapportant à un registre conceptuel préexistant et commun.

La proximité créée entre les termes dans ce rapport de ressemblance produira une fusion entre la représentation et l'objet, jusqu'à lui donner son nom : le terme de "crabe" *karkinos*, se substituera à celui de "tumeur", *onkos*, ainsi la métaphore désignera la chose. Dans cette interaction, le rapport de l'image concrète, par son expressivité, s'est imposé à la relation plus abstraite entre l'association tumeur/veines (A/B) puisque ce rapprochement a pour fonction justement d'illustrer, par la ressemblance avec un objet (ici un animal), la réalité que l'on souhaite porter à la connaissance. La métaphore de cet animal, le *crabe*, a donc "absorbé" la réalité empiriquement observée pour désigner la *tumeur* et donner ainsi cette équivalence : crabe = tumeur. Comme le fait observer Mukherjee, « *c'était assez particulier, peu de cancers ressemblent vraiment à un crabe, mais très parlant. Plus tard, médecins et patients en ont rajouté* » (Mukherjee, 2011, p. 69). Par cet accolement des termes supérieurs (A/C) de ces deux rapports, en laissant inexprimés les termes inférieurs (B/D), on a créé une expression qui se suffit à elle-même pour désigner une maladie et son domaine scientifique, la cancérologie. Ainsi les établissements de traitement, comme le premier Centre régional de Lutte contre le Cancer, créé à Bordeaux en 1923 par Jean Alban Bergonié et qui porte son nom, sera désigné par le terme métaphorique « *cancer* » et non par un dérivé de tumeur en grec, *onkos* ou *néoplasmatos*. Cette analyse étymologique illustre que derrière, des termes désignant un domaine scientifique, demeure une « *métaphore endormie* » (Perelman *et al.*, *op. cit.* p. 542). En reprenant les propos du chimiste Swann Harding, Perelman relève l'importance du langage et précisément du choix des mots : « *Les savants qui les premiers ont décrit l'électricité comme un* "courant" *ont pour toujours donné, dans ce domaine, une forme à la science* » (*ibid.*, p. 517).

Aujourd'hui, on observe l'emploi fréquent de trois termes pour désigner ce domaine : cancérologie, carcinologie, oncologie (cancérologue, carcinologue, oncologue) et qui sont présentés comme des synonymes à juste titre, tellement il est impossible de les différencier dans leurs usages, aussi bien dans les domaines professionnels qu'au sein de la production scientifique. L'INCa, dans son dictionnaire, définit l'oncologie comme « *la spécialité médicale qui s'intéresse aux tumeurs cancéreuses. On parle aussi de cancérologie* », mais il ne cite pas le terme de carcinologie, dont le dictionnaire du site « *Doctissimo* », donne la définition suivante : « *étude du cancer* ». Pourtant, on peut sur un plan étymologique distinguer d'un côté les deux premiers, cancérologie et carcinologie qui renvoient tous les deux au crustacé *karkinos*, par conséquent à la métaphore, tandis que le troisième a une autre racine grecque, à savoir celle d'*onkos* qui signifie *masse, tumeur*, termes plus réalistes au regard du processus de la maladie que celui de crabe. Et si on examine de plus près l'étymologie du mot *onkos* au niveau de sa racine indo-européenne, il provient de « *l'ancien mot* nek [...], *qui est la forme active du mot* "charge". *Cela signifie porter, déplacer une charge d'un endroit à l'autre, porter quelque chose sur une longue distance et l'apporter à un nouvel endroit. C'est une image qui rend compte* [...] *de la capacité des cellules cancéreuses à voyager sous forme de métastases* » (Mukherjee, 2011, p. 545).

Ainsi, dans l'histoire de cette maladie et de la médecine, la métaphore a totalement occulté le terme réaliste en étant davantage en congruence avec les émotions provoquées par cette maladie. Le champ sémantique, (cancer, cancérologue, cancérologie) sera donc largement dominant pour désigner les patients, les professionnels et le domaine scientifique. Dans *Les Temps du Cancer* (Ménoret, 1999), Marie Ménoret cite six fois le terme d'oncologie, également six fois celui de carcinologie et 54 fois celui de cancérologie au cours des 351 pages de son ouvrage. Françoise Saillant précise, dans une note au début de son livre (Saillant, 1988, p. 18) qu'elle « *utilisera indifféremment, tout au long du texte, les expressions cancer et tumeur, puis cancérologie et oncologie.* » Selon elle, l'usage de ce dernier terme est assez récent, à la suite du second *Cancer Act* signé par le Président Nixon en 1971, après avoir « *déclaré la guerre au cancer* » (« *War on cancer* »), dans son discours face au Congrès américain.

L'augmentation du temps de survie pour certains types de cancer a donné naissance à une nouvelle perception en cancérologie fondée sur l'idée centrale qu'il est possible de vaincre le cancer. Cette attitude plus optimiste, « *moderne en cancérologie* », « *s'est très bien traduite au niveau de la nouvelle terminologie médicale adoptée* » : « *La spécialité se nomme aujourd'hui oncologie plutôt que cancérologie, à la fois pour s'accorder à l'image actuelle qu'on a du processus de la maladie en tant que désordre de transmission du message de reproduction de la cellule, mais aussi parce que le vocable d'oncologie nous éloigne des connotations dramatiques et négatives du cancer* » (Saillant, 1988, p. 75). L'explication de Francine Saillant est très claire : avec l'usage de ce nouveau terme, il s'agit de se dégager de la métaphore du mot *cancer* en adoptant un vocable plus réaliste par rapport au processus de la maladie. On peut noter aussi, dans cette évolution lexicale, que si les deux termes « *sont effectivement synonymes, et désignent la discipline médicale qui prend en charge les patients atteints de cancer* », « *l'oncologie, quant à elle, est la discipline qui étudie le cancer.* » (*Vocabulaire médical*, 2014). Cette légère distinction correspond à une répartition des rôles entre les soins et les traitements d'un côté et la recherche de l'autre, désignée ici par le seul terme d'oncologie. Toutefois, le terme d'oncologie tend à se diffuser plus largement, l'inscription « *oncologie* » remplace de plus en plus souvent celle de « *service de cancérologie* », mais notre imaginaire demeure toujours fortement imprégné de la métaphore originale de *karkinos*.

Susan Sontag a montré et fort bien décrit dans *La Maladie comme métaphore*, comment la catégorie de « *maladie* », le cancer en particulier, pouvait servir de réceptacle à bien des angoisses. Cela permet de déployer un vocabulaire de la dégradation, de décomposition, de la corruption, et à « *convoyer les vastes insuffisances de notre culture, nos attitudes superficielles à l'égard de la mort, nos angoisses en matière de sentiment*» (Sontag, 1979, p. 105). À la lecture des sondages et des études sur cette maladie, on peut dire que cet univers symbolique du cancer a toujours autant d'emprise sociale. La métaphore est une figure de rhétorique, comme cela a été évoqué plus haut. Elle est le procédé linguistique de la comparaison, cette «*prédication bizarre, dans laquelle vient se déposer la puissance symbolique*» (Ricœur, 1975, p. 161). Ainsi, les formes et les comportements du crustacé deviendront des symboles de la maladie et ils constitueront un système de représentation, la trame, ou le *réseau symbolique* de celle-ci. La spécificité de la symbolisation, au regard de la métaphore, réside dans une activité cognitive qui a des racines dans l'expérience infra-verbale de l'individu, au niveau émotionnel, ou dans la profondeur de l'expérience humaine. Paul Ricœur précisait que «*le symbole fonctionne comme un "signifier plus"*» par rapport à la métaphore» (*ibid.*, p. 149).

La langue transporte avec elle diverses significations et symboles, sa fonction est donc fondamentale dans cette interaction entre ces deux rapports d'équivalence, initialement de forme; cependant, des éléments de sens peuvent également s'échanger. il peut y avoir une contamination du «*thème*», ou tumeur (*onkos*), par le «*phore*» ou le support référent (*Karkinos*), et notamment la valorisation ou la dévalorisation du premier par le second. Les symboles ambigus du crabe, considéré à la fois comme protecteur, mais aussi menaçant, car il se déplace de travers et attaque de manière indirecte : toutes ces images ont été reportées sur la tumeur. La réputation du crabe devient plutôt négative au Moyen Âge, il est devenu maléfique (Chevalier et Gheerbrant, 1982). Mais, surtout, il a des comportements nécrophages, «*La majorité sont omnivores* […], *ce régime alimentaire opportuniste, en fait de vrais* "nettoyeurs" *des fonds marins. Il est très vorace, il mange beaucoup : de coquillages, de détritus*» (OcéanOpolis). Dans les comportements de cet animal, on trouve les éléments qui donneront l'image populaire de la maladie et son «*association à la pourriture, au noir,* […], *à la notion de mal qui ronge et qui s'agrippe, cette image du crabe ou de l'animal mystérieux qui se nourrit à même le corps du malade*», en résumé «*la bête intérieure*» qui ronge le corps du malade (Saillant, 1988, p. 17). Le symbole contient des éléments du référent initial, dont certains méritent une «*épuration*» (Busino, 2000, p. 70). Dans le cas de cette maladie le symbole a totalement absorbé son référent puisque la maladie et son domaine scientifique ont pris le nom de leur image pendant une longue période historique. La trame symbolique du cancer s'étend depuis plus d'un siècle également à l'ensemble de ses moyens de traitement, comme le montre l'utilisation des métaphores guerrières associées à la tragédie de la maladie : les professionnels de santé doivent faire la guerre à ce fléau, les patients doivent entrer dans un combat contre cet agresseur et devenir des héros.

Le cancer comme maladie, mais aussi comme vécu de cette expérience, s'exprime à travers de nombreuses métaphores : celle d'un animal qui nous ronge, dévore, prolifère, ou encore donne à voir l'individu comme une structure corporelle et psychique assimilée à un édifice détruit, abattu, effondré, altéré, ébranlé, anéanti, terrassé, foudroyé, fauché par la maladie et son traitement. La relation du malade et des soignants face à la maladie est représentée avec des images guerrières : c'est un combat, une lutte, une guerre contre un envahisseur qu'il s'agit de vaincre ensemble avec, à la tête de cette armée, le médecin. Susan Sontag, décrivant les métaphores attachées à la tuberculose et au cancer, s'attaquait en réalité davantage au symbolisme qu'aux métaphores, car ces dernières meurent ou s'affaiblissent. Si les symboles n'apportent pas plus de connaissance ils vont au-delà de la comparaison qui est au centre de la figure de rhétorique car ils s'enracinent dans la culture, les émotions, d'où les difficultés pour « *épurer* » la maladie de son imaginaire (Sontag, 1979, p. 9).

B. Le poids symbolique du cancer

Lors de la rentrée universitaire en octobre 2006, bien qu'en arrêt de travail, j'avais fait une visite à mon département et, à cette occasion, j'ai appris l'hospitalisation d'une collègue au cours de l'été, deux mois après moi, pour un cancer. Je lui ai téléphoné pour prendre directement de ses nouvelles et, au cours de l'échange sur nos situations respectives, elle m'a demandé quel était le stade de ma maladie. J'étais surpris par la question, car je ne savais pas qu'il existait des stades. J'avais lu, en effet, sur le courrier de sortie rédigé par le chirurgien pour les médecins du Centre de rééducation : T2/T1, mais je n'y avais pas prêté une grande attention, c'était pour moi une dimension technique que je ne savais pas comment interpréter. « *Ce n'est rien* », me dit-elle, « *tu as de la chance, je suis proche du stade 4* ». J'ai été, sur le moment, interloqué, troublé par cette question, car je ne m'attendais pas à cette comparaison possible entre des stades du cancer et de ma « *chance* » en ce qui me concernait. Nous avons continué nos échanges et, dès la fin de notre conversation, je me suis précipité sur internet pour m'informer davantage à ce sujet. Non sans difficulté, j'ai trouvé plusieurs documents décrivant les stades du cancer (Riquet et Berna, 2006) et un autre (Mornex *et al.*, 2006) donnant des indications sur les taux de survie selon les stades. Sur le compte rendu de l'opération, le chirurgien avait hésité pour classer ma tumeur, entre T2 d'abord puis T1, il avait alors noté les deux sur le compte rendu, ce qui situait mon taux de survie cinq années après le diagnostic dans la fourchette comprise entre 57 % (stade 1B) et 67 % (stade 1A). Ensuite, la baisse des taux était considérable selon les stades. À ce jour ils ont très peu changé : pour le stade II, la fourchette était comprise entre 38 % et 55 %, pour le stade III entre 3 et 7 % et, enfin, le stade IV avec un taux de survie de 2 %, soit quasiment nul. Le taux de survie global, tous stades confondus, à cette date-là était autour de 13 % / 14 %, ce qui constituait un énorme écart avec la fourchette existante pour le stade I. Je me suis dit, en mon for intérieur, que nous n'étions pas égaux devant le cancer et que je ne pouvais pas me plaindre, sachant l'existence de situations beaucoup plus dramatiques.

Ces écarts importants entre les taux de survie, très fortement corrélés au stade de la maladie lors de son diagnostic et de sa prise en charge, m'ont totalement surpris. J'ai consulté d'autres sources qui donnaient exactement les mêmes résultats pour cette période et cela n'a pas beaucoup changé depuis (INCa, 2010 *b*, p. 5). La lecture de ces statistiques m'a laissé une impression très désagréable, comme si j'avais été déçu par ces informations. Dans mon imaginaire, le cancer du poumon était un des cancers à « *très mauvais pronostic* ». Ces informations auraient dû me rassurer et me rendre très optimiste pour l'avenir, et c'était l'inverse qui se passait. Je me suis rendu compte également que je ne disais jamais, sauf à mon épouse, les différents taux de survie selon les stades et, à ce jour encore, je ne le fais pas, c'était toujours le taux de survie global que j'indiquais. Autrement dit, je confortais toujours la représentation la plus tragique du cancer du poumon que j'avais intériorisée comme la majorité des gens. C'est ainsi qu'au fil des mois et de quelques années, comparant ma situation à d'autres, je me demandais si j'avais vraiment eu un cancer. J'ai repensé au chirurgien lorsqu'il m'avait dit : « *On ne fait pas de chimiothérapie ni de radiothérapie, on verra dans six mois.* » J'avais quitté l'hôpital sans aucun médicament, rien, comme si j'étais guéri ! Dans les premières années de l'après-cancer, je me demandais parfois si véritablement j'avais été malade. La périphrase « *décédé d'une longue et douloureuse maladie* » résume bien les mots qui peuplent l'imaginaire du cancer (Saillant, 1990) car ma situation était loin de correspondre à cette image. Mon épouse trouvait cette question stupide : évidemment, j'avais bien eu un cancer, mais j'avais cette impression qu'il ne s'agissait pas d'un « *vrai cancer* », c'était en effet une drôle d'idée ! Quelque chose s'était noué autour de cette expression : « *Ce n'est rien* », alors que pour moi il était devenu *tout* pendant cette période d'avril à octobre. Le cancer, dans ses dimensions les plus tragiques, avait occupé entièrement mon espace imaginaire. En réalité, j'ai compris, au début de cette entreprise d'écriture, que la question n'était pas celle de la signification réelle de cette expression, il s'agissait en réalité d'un simple effet de langage, mais pourquoi avait-il eu un tel impact psychique sur moi ?

En racontant les différents aspects de cette expérience, et cela arrivait souvent au début de mon parcours de malade, je devais assumer un nouveau *rôle* : celui du cancéreux. Nous avons une représentation des cancers en fonction de leurs gravités dont l'indicateur principal est la durée de survie et, concernant précisément le cancer du poumon, tout le monde sait qu'il est d'un très mauvais pronostic, comme quelques autres faisant partie de ce groupe (pancréas, foie et œsophage). Aussi, pendant trois mois après mon opération, ne connaissant pas ces différences entre les stades, je présentais l'image la plus négative du cancer du poumon, tout à fait conforme aux représentations générales, celles que j'avais socialement intériorisées. Mais le plus notable, c'est d'avoir perduré à donner cette vision de ma situation qui ne correspondait pas au taux global de survie de 13 %, alors que celui du stade I, qui me concernait, était autour de 57 %. C'est quelques années plus tard que je me suis rendu compte que j'occultais, dans mes descriptions, cette réalité statistique et cela, sans que je ne m'en rende vraiment compte. Je niais aux autres, et aussi à moi-même, cet écart énorme comme si, pour être reconnu malade d'un cancer du poumon, il fallait que je corresponde à la représentation d'autrui. Il se pouvait également que se profilait déjà, derrière cette occultation, le syndrome de Lazare ou le sentiment de culpabilité du survivant.

Après mon premier contrôle, six mois après l'opération, les résultats du scanner ne montrant aucune trace visible de maladie (ce qui ne signifie pas qu'il n'en existait pas), le chirurgien m'a donné rendez-vous l'année suivante pour un nouveau contrôle. Ce qui m'a toujours étonné dans cette période, c'est l'assurance du chirurgien dans son pronostic et, en tant que profane, on ne peut que faire confiance. Par la suite, j'ai toujours été réservé à l'égard de cette notion de «*patient-expert*» qui possède aujourd'hui un certain succès (Vedelago, 2016) dans les discours militants des associations de patients et ceux des politiques publiques également. Toutes les informations objectives montraient que mon cancer était moins grave que d'autres, mais c'était impossible de m'y conformer malgré les preuves, statistiques, choix thérapeutiques de l'expert et les résultats du premier contrôle m'indiquant que la maladie était maitrisée. Dès l'*annonce* du cancer, j'avais l'idée que la mort pouvait être proche et qu'un traitement favorable momentané ne protégeait pas d'une récidive. Être atteint d'un cancer, c'était donc très grave, et il n'y avait pas de hiérarchie, pas de stades d'évolution ou de degrés de gravité. Pour moi, la dimension subjective était dominante. La prononciation du mot «*cancer*» possède une puissance symbolique telle, du moins me concernant, que les données objectives rassurantes n'arrivaient pas à s'imposer. Je ne pouvais pas imaginer un cancer qui ne soit pas grave. C'est bien plus tard que j'ai ressenti progressivement cette situation de *dissonance cognitive* entre les faits objectifs, qui indiquaient que ce cancer était peu grave, et ma perception subjective de la gravité générale du cancer.

Pourquoi cet aveuglement s'est-il maintenu durant toutes ces années? De l'analyse de mes notes prises dans cette période, trois motifs essentiels m'empêchaient d'échapper à cette emprise des effets de langue et de sa symbolique sur ma subjectivité, au détriment de la réalité objective : l'attente de reconnaissance, l'effet d'une pensée magique et la conformité aux représentations dominantes pour éviter une situation de dissonance cognitive. Pour le premier facteur, il est important d'analyser comment se construit la réaction subjective face à la maladie pendant le parcours de malade.

C. Continuité intersubjective et indicible

Mes représentations du cancer étaient déjà présentes au moment où a commencé mon expérience de la maladie et elles sont largement partagées, car 96 % des Français estiment qu'il s'agit de la maladie la plus grave, devant le SIDA (40 %), les maladies cardiovasculaires (31 %) et la maladie d'Alzheimer (22 %) (Foucaud *et al.*, 2018). Le cancer du poumon, première cause de mortalité chez les hommes et deuxième chez les femmes, est celui qui fait le plus peur (33 %), après celui du cerveau (46 %) et avant celui du pancréas (29 %) (IPSOS, 2019). Les cancers du système nerveux central représentent environ 1,5 % de l'ensemble des tumeurs malignes de l'adulte, contre 12 % pour le poumon et 15 % pour le sein (Defossez, 2019, p. 10). La crainte suscitée par le cancer est aussi fortement liée aux connotations symboliques de l'organe touché, les effets symboliques s'imposent avec force dans notre imaginaire et dans celui des membres de nos divers réseaux sociaux.

Le cancer comme drame individuel ne laisse pas les autres indifférents et cela a, notamment, pour conséquence de créer une sorte d'équivalence entre les individus. L'*annonce* de la maladie produit une sorte de *dépouillement de soi* avec la mise à l'arrière-plan du rôle social, pour ne donner à voir que l'être, au détriment du *paraître* en posant la question de l'existence. De plus, cela favorise réciproquement chez autrui une centration sur cette dimension de la relation intersubjective : on pourrait parler d'un anthropocentrisme partagé par une mise entre parenthèses d'une partie de soi. Après avoir été diagnostiqué et traité pour cette maladie, j'avais l'impression de porter une marque, un signe immatériel ou encore, en reprenant un concept de Pierre Bourdieu, d'avoir été doté d'un élément de « *capital symbolique* » spécifique. J'avais le sentiment d'une plus grande harmonie dans les relations intersubjectives et de porter l'image du *héros* (Saillant, 1988) inscrite au plus profond des représentations de cette maladie, depuis au moins la fin XIXe siècle. Ce fond existentiel commun au cœur de la représentation de la maladie et l'empathie provenant spontanément d'autrui assurent la permanence d'une continuité intersubjective au moment où le risque d'une rupture, du fait de la maladie, se présente. Pour Habermas, cette réflexivité sur notre expérience biographique crée cette continuité du cours de la vie qui « *doit se mouvoir dès le début dans le milieu de la compréhension mutuelle avec* d'autres sujets. *Je ne me comprends moi-même que dans cette* "sphère de communauté" *dans laquelle je comprends simultanément l'autre dans ses objectivations » ; or, nos manifestations vitales à tous deux s'articulent dans le même langage inter-subjectivement contraignant pour nous* » (Habermas, 1976, p. 190).

Ainsi, dès les premières semaines de mon parcours de cancéreux, s'était instaurée cette nouvelle forme de communication qui supposait la connaissance et la *reconnaissance* (Honneth, 2002) de cette nouvelle dimension identitaire me concernant, laquelle ne devait pas être remise en cause dans les représentations que j'avais de son objet. C'est cette attente qui était rompue dans la discussion sur notre expérience commune avec ma collègue et la relation, par cet effet de langage, devenait subitement asymétrique. Le point de vue d'*autrui* provoquait en moi une comparaison par rapport à l'imaginaire du cancer et déterminait, du même coup, la réalité de la gravité moindre de ma maladie. Je n'étais pas reconnu dans cette nouvelle dimension identitaire, telle que je la percevais, c'est cela qui était nié par ce fait de langage. Ici, la question de l'objectivité de l'intentionnalité d'autrui ne se pose pas, car dans l'interaction subjective ne compte que la manière dont on ressent l'effet de la communication et non de l'intention de l'autre. Avec ce fait de langage, je prenais conscience de ma condition réelle de malade, différente de celle que je m'étais construite auparavant dans les relations intersubjectives harmonieuses. Depuis le début de ma maladie, on me renvoyait, finalement, les représentations stéréotypées du cancéreux, que par ailleurs j'avais intériorisées. Les représentations sociales du cancer constituaient une norme de référence pour cette nouvelle dimension identitaire de chacun par rapport à laquelle se définissent les attentes de *reconnaissance* ou, inversement, la critique de leur dénégation ou *mépris* (*ibid*., p. 8). Cette notion chez Axel Honneth est équivalente à celles de « *non-respect* » ou de « *non-reconnaissance* ». L'évocation des stades de la maladie, en tant que produit de la connaissance scientifique, comme nouvelle norme de *vérité*, venait réduire le « *capital symbolique* » attaché au cancer, et j'avais alors le sentiment que la *présentation* que je donnais de moi-même était en partie trompeuse, en laissant croire à l'extrême gravité de mon cancer du poumon. La perception plus objective de mon cancer, par la comparaison au regard d'une norme d'expert et non plus de profane, en faisait pour moi une maladie comme les autres, sans son imaginaire héroïque et tragique.

Sur le moment je n'avais eu qu'une réaction interne, affective, nette, mais sans aucune signification, cela viendra plus tard. Ce nœud émotionnel, qui s'était cristallisé avec d'autres éléments présentés précédemment, demeurait dans l'*indicible*, tant que la permanence de mon unité subjective était un enjeu psychique crucial pour moi : « *Tout langage ordinaire permet des allusions réflexives à quelque chose d'inexprimé* » (Habermas, 1976, p. 203). Pendant quelques années, je ne suis pas parvenu à expliciter pourquoi je ne pouvais plus exposer objectivement la réalité de la gravité de ma maladie, au regard des normes d'experts. Quand on est malade, on veut être reconnu totalement dans ce rôle, et cela d'autant plus que celle-ci a une forte valeur symbolique ajoutée, notamment pour ce qui me concernait autour de ces différents taux de survie que je m'efforçais de taire. Il m'a fallu du temps pour accepter l'idée de remettre en question mes représentations. Je ne pouvais pas me dédire par rapport à l'image que j'avais construite. Comme l'écrit Yves Cusset, « *les exigences normatives propres à la logique pragmatique du langage se trouvent désamorcées par la violence subjective que nous fait subir un déni de reconnaissance* » (Cusset, 2003, p. 204). Je disais alors que j'avais eu la chance d'avoir été diagnostiqué très tôt, ce qui était vrai, sinon je devenais un malade comme un autre, la valeur d'événement se trouvait réfutée, je n'appartenais plus à cette « *communauté symbolique* ». Si la « *valeur de l'événement, elle-même fonction du sens qui lui est attribué, témoigne de la manière dont le sujet s'inscrit dans son univers social* » (Fainzang, 2012, p. 35), il faut ajouter qu'elle est le produit de ses relations intersubjectives ayant formé son *habitus*. Le cancer possède une valeur symbolique ayant une « *vie sociale* » propre, constituant une unité de signification autonome de la réalité objective, très diverse, des cancers, elle sous-tend un récit, une fiction, qui s'exprime dans l'espace public.

Le second facteur qui m'incitait à me cacher les perspectives relativement positives que présentaient les statistiques du stade 1 correspondait à une forme de *pensée magique*. Après avoir consulté les statistiques de survie, selon les stades, je me posais la question de leur influence sur mes attitudes : devais-je être résolument optimiste puisque la fourchette était entre 57 % et 67 % de survie à cinq ans, ou plutôt pessimiste si je considérais le taux global de 13 %, sachant que près des trois quarts des cancers du poumon sont diagnostiqués au stade III et IV et que des causes inconnues pouvaient intervenir et provoquer une récidive ? Excepté la décision d'arrêter de fumer, ce que j'ai fait immédiatement après le diagnostic, vers quelle croyance pouvais-je m'orienter : demeurer dans l'incertitude, tenant compte du fait que je n'avais plus de maîtrise sur l'évolution de la maladie, d'abord pour moi-même et vis-à-vis d'autrui ? Ou devais-je considérer seulement l'interprétation des statistiques qui m'inclinait fortement à être optimiste quant à mon pronostic au regard du taux global ? La probabilité de survivre était légèrement supérieure à celle de décéder : *grosso modo*, j'avais un peu plus d'une chance sur deux. C'était le dilemme de la perception de la bouteille à moitié vide ou à moitié pleine : était-il préférable, pour moi, mais aussi vis-à-vis d'autrui, de l'interpréter comme à moitié pleine, et par conséquent de croire résolument en l'avenir ou, inversement, de la percevoir comme à moitié vide et, dans ce cas, de se laisser aller à un pessimiste angoissant? Si je suivais la position de l'expert, ma situation était plutôt rassurante puisque les traitements étaient terminés, mais en même temps il ne m'assurait pas que j'étais guéri et l'avenir pouvait aussi s'assombrir et me replonger dans les angoisses déjà vécues.

Mon raisonnement a été le suivant : soit me laisser aller à une attitude plus insouciante qui découlerait d'un optimiste exagéré et susciterait une plus grande souffrance si l'immédiateté de la peur de la mort devait resurgir. Comme pour les sportifs, «*crier victoire trop tôt*» me ferait justement perdre. Soit au contraire, en demeurant toujours inquiet, vigilant, je souffrirais moins si une récidive survenait, en me préparant à ce retour de la souffrance. En réalité je n'ai pu choisir, j'oscillais entre ces deux attitudes : seul, j'étais secrètement optimiste, je croyais aux fondements statistiques, j'étais *objectivement raisonnable*, mais je ne le montrais pas; en public, par contre, j'étais très prudent, *subjectivement raisonnable*, je me situais en fonction de l'attente de l'autre. J'adoptais les expressions populaires : «*Il faut vivre au jour le jour*», «*Il faut toujours espérer...*». En réalité, celles-ci contiennent un pessimisme qui n'ose pas se dire. Je ressentais dans ces moments-là qu'il ne fallait pas provoquer «*le mal*» en ayant un degré élevé de confiance qui pourrait être jugé excessif au regard d'un cancer connu du public pour son très mauvais pronostic. J'avais l'impression de manquer d'humilité devant la maladie et la mort. Cela aurait été perçu comme de la *suffisance* (Piattelli Palmarini, 1995, p. 149) à l'égard des autres malades, dont 56 % environ décèdent dans l'année suivant leur diagnostic et, plus largement, vis-à-vis d'autrui. Alors surgissait en moi le sentiment que je serai *puni* pour ce manque de *respect*, cette forme de «*mépris*» (Honneth, 2002) reflétant une attitude de toute-puissance, découlant d'un optimisme naïf et incontrôlé. Un optimisme trop excessif signifiait que je me sentais plus fort que la maladie, et cette prétention n'était pas publiquement acceptable. Autrement dit, j'imaginais que si j'avais une attitude *morale* plutôt vertueuse et d'humilité face à cette maladie et non pas *orgueilleuse*, je serais récompensé par une bonne santé, ou une souffrance moindre, dans l'avenir. Il valait mieux ressentir un peu d'anxiété que de montrer une trop grande sérénité que je me reprocherais ensuite. Le contenu de mon activité imaginaire reposait en fait sur une *pensée magique* : le simple fait de penser à ne pas provoquer le *mal* me protégeait au moins de la peur de la souffrance consécutive à une récidive. Il y avait bien sûr quelque chose d'enfantin de *croire* que, par la pensée, je pouvais influencer mon degré de souffrance.

Le concept de *pensée magique*, issu de la tradition anthropologique de la fin du XIXe et du début XXe siècle est défini comme la croyance selon laquelle, par le simple fait de notre pensée ou de notre imaginaire, nous pourrions réaliser des désirs et aussi empêcher des événements désagréables. Jean Piaget appliquera ce concept à l'étude de l'évolution du raisonnement de l'enfant, pour désigner un stade spécifique, avant quatre ans, pendant lequel l'image et l'objet se confondent. L'enfant concevant son environnement de manière animiste et égocentrique, croit pouvoir le modifier, agir sur lui, par sa pensée (Piaget, 1947). Dans la *pensée magique*, des idées ou des mots peuvent avoir un effet physique, au même titre que des actions : « *Les actes et les représentations y sont tellement inséparables qu'on pourrait fort bien l'appeler une* idée pratique » (Mauss, 1968, p. 84). Les recherches en psycho-biologie montrent que la *pensée magique*, si elle structure la perception de l'environnement des jeunes enfants, coexiste avec la pensée rationnelle, scientifique, de l'adulte, et que c'est le contexte qui détermine l'activation de l'une ou de l'autre (Boudon, 1990 ; Sloman, 1996 ; Fournier, 2012 ; Gardair, 2014). On peut évoquer, ici, une anecdote authentique rappelée notamment par Massimo Piattelli et tirée de la biographie de Niels Bohr, le grand physicien danois, prix Nobel, qui a été un des pères de la physique atomique et de la théorie quantique. Sur un mur de son bureau était accroché un fer à cheval. Un visiteur, stupéfait, s'exclama : « *Professeur Bohr, vous n'allez pas me dire que vous croyez à ces idioties !* » Sans se démonter, Bohr répondit : « *Bien sûr que non ! Mais il paraît que ça marche, même si l'on n'y croit pas* » (Piattelli Palmarini, 1995, p. 129). Ainsi, dans mon activité réflexive suscitée par l'analyse des taux statistiques, mais aussi concernant l'effet des forts sentiments d'incertitude, la pensée magique suspendait la raison sans la nier, c'était très résilient pour moi. Elle masquait du même coup les liens de causalité entre mes décisions et les raisons qui devaient les justifier. Dans ma situation d'incertitude et de non-contrôle cognitif, une attitude prudente m'incitait à devoir subir l'avenir : mieux valait être fataliste que de choisir entre le pessimisme ou l'optimisme ; ainsi la croyance, l'irrationnel, constituent une forme temporaire de réassurance et de régulation de la tension psychique. Mais, comme le précise Edgar Morin, la pensée magique « *obéit à une logique de l'échange et de l'équivalence : rien ne s'obtient par rien, et, pour obtenir, il faut toujours payer par un sacrifice ou une offrande* » (Morin, 1986, t., 3, p. 164), c'est ainsi que je devais continuer de vivre sous l'anxiété permanente de l'« épée de Damoclès ».

*

* *

Une analyse rétrospective m'a conduit à faire une distinction entre la perception et le ressenti momentané d'une rupture radicale que j'avais eu au moment de l'annonce de l'événement. S'il y a eu une brisure du cours stabilisé de ma vie, une inflexion, des modifications comportementales, il existait cependant une continuité de mon histoire et de mon identité sociale. En fait, la « *crise d'identité* », souvent citée, n'était qu'un désordre temporaire dû aux difficultés pour faire face à cette nouvelle situation et, en cela, elle n'est pas forcément identitaire. Le désarroi provoqué par l'annonce de la maladie n'est pas nécessairement une remise en question de la personnalité, et les moments d'indécision ne sont pas forcément des « *crises de l'identité* ».

J'ai préféré le terme de restauration à celui de reconstruction de soi, ce dernier ne présupposant pas la reprise d'un état antérieur. La *restauration*, elle, s'appuie sur le passé et c'est l'argument principal, car la mémoire des expériences passées est indispensable à la projection dans le futur ou l'après-cancer. L'*altération de soi*, ce n'est pas une crise d'identité qui serait le résultat d'une déstructuration des repères sociaux, mais une dérégulation des mécanismes d'auto-stabilisation pouvant concerner tous les aspects de la vie et obligeant à des stratégies d'adaptation face à des situations de passage à l'acte ou de défaillance dans la régulation habituelle des tensions. La dimension symbolique du cancer possédait une certaine autonomie d'influence sur mes attitudes et mes comportements. En considérant l'« *annonce* » comme un effet de parole et en montrant l'importance des métaphores attachées à cette maladie, j'ai été conduit à relever l'importance de la mémoire et du langage pour analyser la dynamique intersubjective et existentielle dans mon expérience du cancer.

RÉFÉRENCES BIBLIOGRAPHIQUES

ANDREW Hazel et ROBERTS Les (2015), « Liminality », *International Encyclopedia of the Social & Behavioral Sciences*, Orlando, pp. 131-137.

ANZIEU Didier (1985), *Le Moi-peau*, Paris, Dunod.

ARMISEN-MARCHETTI Mireille (1990), « Histoire des notions rhétoriques de métaphore et de comparaison, des origines à Quintilien. », *Bulletin de l'Association Guillaume Budé : Lettres d'humanité*, n° 49, décembre, pp. 333-344.

BAUDRILLARD Jean (1968), *Le Système des objets. La consommation des signes*, Paris, Gallimard.

BERGER Peter et LUCKMANN Thomas (1996), *La Construction sociale de la réalité*, trad. fr., Paris, Klinsksieck (1re éd. en anglais : 1966).

BESSIN Marc, BIDART Claire et GROSSETTI Michel (2010), *Bifurcations. Les sciences sociales face aux ruptures et à l'événement,* Paris, La Découverte.

BLOWS Emma, BIRD Lidia, SEYMOUR Jane et COX Karen (2012), « Liminality as a framework for understanding the experience of cancer survivorship: a literature review », *Journal of Advanced Nursing*, vol. 68, n° 10, octobre, pp. 2155-2164.

BORLANDI Massimo, BOUDON Raymond, CHERKAOUI Mohamed et VALADE Bernard (2005), *Dictionnaire de la pensée sociologique*, Paris, PUF.

BOUDON Raymond (1990), *L'Art de se persuader des idées douteuses, fragiles ou fausses*, Paris, Fayard.

BOURDIEU Pierre (1980), *Le Sens pratique*, Paris, Minuit.

BURY Michael (1982), « Chronic illness as biographical disruption », *Sociology of Health and Illness*, vol. 4, n° 2, juillet, pp. 167-182.

BUSINO Giovanni (2000), « Notes sur les métaphores fondatrices de la connaissance sociologique », *Revue européenne des Sciences sociales,* vol. 38, n° 117, février, pp. 69-81 .

CALVEZ Marcel (1994), « Le handicap comme situation de seuil : éléments pour une sociologie de la liminalité », *Sciences sociales et santé*, vol. 12, n° 1, janvier-mars, pp. 61-88.

CAMILLERI Carmel, KASTERSZTEIN Joseph, LIPIANSKY Marc *et al.* (1997), *Stratégies identitaires*, Paris, PUF.

CENTRE PAUL STRAUSS, *Comprendre le cancer, histoire et définition*, UNICANCER, Strasbourg, http://www.centre-paul-strauss.fr.

CHEVALIER Jean et GHEERBRANT Alain (1969), *Dictionnaire des symboles*, Paris, Robert Laffont.

CLAVIER Viviane et ROMEYER Hélène (2008), « Travailler sur les discours en SIC : le cas des discours sur le cancer », communication au *XVI*[e] *Congrès de la SFSIC* (Société française des Sciences de l'Information et de la Communication), Compiègne, 13-15 juin.

CLERVOY Patrick (2016), *Traumatismes et blessures psychiques*, Paris, Lavoisier.

COHEN Patrice et LEGRAND Émilie (2011), « L'expérience du cancer et la complémentarité des soins », *Sociologie santé*, vol. 33, n° 1, mars, pp. 193-214.

COSTE Daniel (2009), « Médiation et altérité », *Revue de Linguistique et de Didactique des Langues*, vol. 20, n° 39, 1er semestre, pp. 163-170.

CUSSET Yves (2003), « Lutter pour la reconnaissance et/ou témoigner du différent : le mépris, entre tort et reconnaissance », *in* RENAULT Emmanuel et SINTOMER Yves (sous la dir. de) (2003), *Où en est la théorie critique ?*, Paris, La Découverte, pp. 201-216.

DAUPHIN Stephanie, VAN WOLPUTTE Steven, JANSEN Leontien, de BURGHGRAEVE Tie, BUNTIKNX Frank et van den AKKER (2019), « Using liminality and subjunctivity to better understand how patients with cancer experience uncertainty throughout their illness trajectory », *Qualitative Health Research*, vol. 30, n° 3, février, pp. 356-366.

DAWSON Camilla, ADAMS Jo et FENLON Deborah (2019), « Liminality and head and neck cancer: core concepts and applications for clinical practice », *e-cancer medical science*, [En ligne], vol. 13, décembre, pp. 1-6.

DE COSTER Michel (1978), *L'Analogie en sciences humaines*, Paris, PUF.

DEBORD Guy (1978), *Œuvres cinématographiques complètes*, Paris, Champ Libre.

DEFOSSEZ Gautier, Le GUYADER-PEYROU Sandra, UHRY Zoé, GROSCLAUDE Pascale, COLONNA Marc, DANTONY Emmanuelle, *et al.* (2019), *Estimations nationales de l'incidence et de la mortalité par cancer en France métropolitaine entre 1990 et 2018. Synthèse*, Saint-Maurice, Santé publique France.

DERBEZ Benjamin et ROLLIN Zoé (2016), *Sociologie du cancer*, Paris, La Découverte.

DUBAR Claude (1991), *La Socialisation. Construction des identités sociales et professionnelles*, Paris, Armand Colin.

DUBAR Claude (2000), *La Crise des identités. L'interprétation d'une mutation*, Paris, PUF.

EHRENBERG Alain (1995), *L'Individu incertain*, Paris, Calmann-Lévy.

EHRENBERG Alain (1998), *La Fatigue d'être soi. Dépression et société*, Paris, Odile Jacob.

ELIAS Norbert (1991), *La Société des individus*, trad. fr., Paris, Fayard (1re éd. en allemand : 1987).

FAINZANG Sylvie (2012), « La maladie, bonne à penser pour l'individu. Entre réfutation et revendication de la valeur de l'événement », *Mondes contemporains*, n° 2, juillet-décembre, pp. 35-51.

FERRÉOL Gilles et JUCQUOIS Guy (sous la dir. de) (2003), *Dictionnaire de l'altérité et des relations interculturelles*, Paris, Armand Colin.

FOUCAUD Jérôme, SOLER Marion, BAUQUIER Charlotte, PANNARD Myriam et PRÉAU Marie (2018), *Baromètre cancer 2015, Cancer et facteurs de risques. Opinions et perceptions de la population française*, INCa, Saint-Maurice, Santé publique France.

FOURNIER Tristan (2012), « Pensée magique », *in* POULAIN Jean-Pierre (sous la dir. de), *Dictionnaire des cultures alimentaires*, Paris, PUF, pp. 996-1002.

GARDAIR Emmanuèle (2014), « Cognitions "rationnelles" et "irrationnelles" : quels liens entretiennent la pensée magique et la pensée scientifique dans les raisonnements quotidiens ? » *Intellectica*, vol. 37, n° 62, décembre, pp. 51-68.

GOFFMAN Erving (1973), *La Mise en scène de la vie quotidienne. 1. La Présentation de soi*, trad. fr., Paris, Minuit (1re éd. en anglais : 1961).

HABERMAS Jürgen (1976), *Connaissance et intérêt*, trad. fr., Paris, Gallimard (1re éd. en allemand : 1968).

HABERMAS Jürgen (1978), *Raison et légitimité*, trad. fr., Paris, Payot (1re éd. en allemand : 1973).

HONNETH Axel (2002), *La Lutte pour la reconnaissance*, trad. fr., Paris, Cerf (1re éd. en allemand : 1992).

INCa (INSTITUT NATIONAL DU CANCER) (2010*a*), *Cancer du poumon. Prise en charge thérapeutique du cancer du poumon non à petites cellules*, Boulogne-Billancourt, septembre.

INCa (INSTITUT NATIONAL DU CANCER) (2010*b*), *Survie attendue des patients atteints de cancers en France : état des lieux*, Boulogne-Billancourt, avril, www.e-cancer.fr.

INCa (INSTITUT NATIONAL DU CANCER) (2018), *La Vie cinq ans après un diagnostic de cancer*, Boulogne-Billancourt, juin.

INCa (INSTITUT NATIONAL DU CANCER) (2020), *Rapport scientifique 2019. Les actions de recherche en cancérologie,* Boulogne-Billancourt.

IPSOS (2019), *Le Cancer du poumon une maladie mal connue et discriminantes*, www.ipsos.com (enquête réalisée auprès d'un échantillon représentatif de 6001 Français du 21 février au 1er mars 2019).

JOURNET Nicolas (2002), « Arnold van Gennep (1873-1957). Les rites de passage », *La Culture : de l'universel au particulier*, Paris, Sciences humaines, pp. 79-85.

KAUFMANN Jean-Claude (2004), *L'Invention de soi. Une théorie de l'identité*, Paris, Armand Colin.

LAHIRE Bernard. (1998), *L'Homme pluriel. Les ressorts de l'action*, Paris, Nathan.

LÉVI-STRAUSS Claude (sous la dir. de) (1977), *L'Identité*, Paris, Plon.

LITTLE Miles, JORDENS Christopher, PAUL Kim, MONTGOMERY Kathleen et PHILIPSON Bertil (1998), « Liminality: a major category of the experience of cancer illness », *Social Science & Medicine*, vol. 47, n° 10, octobre, pp. 1485-1494.

MARTY François (sous la dir. de) (2017), *Les Grands Concepts de la psychologie clinique*, Paris, Dunod (3e éd.).

MAUSS Marcel (1968), *Sociologie et anthropologie*, Paris, PUF (4e éd.).

MEAD Herbert (1963), *L'Esprit, le Soi et la Société*, trad. fr., Paris, PUF, 1963 (1re éd. en anglais : 1934).

MESURE Sylvie et SAVIDAN Patrick (sous la dir. de) (2006), *Le Dictionnaire des sciences humaines*, Paris, PUF.

MÉNORET Marie (1999), *Les Temps du Cancer*, Paris, éd. du CNRS.

MORIN Edgar (1976), « Pour une crisologie », *Communications, la notion de crise*, vol. 15, n° 25, décembre, pp. 149-163.

MORIN Edgard (2005), *Introduction à la pensée du complexe*, Paris, Seuil.

MORNEX Françoise, DOUILLARD Jean-Yves, MARTIN Étienne, BENNOUNA Jaafar et COLLODET Stéphan (2006), « Cancers bronchiques primitifs (157a) », *Université médicale virtuelle francophone. Polycopié national de cancérologie*, Département de Radiothérapie-Oncologie, Centre hospitalier Lyon Sud et Département d'Oncologie médicale, Centre René Gauducheau, CRLCC Nantes-Atlantique.

MURPHY Robert (1990), *Vivre à corps perdu : le témoignage et le combat d'un anthropologue paralysé*, trad. fr., Paris, Plon (1re éd. en anglais : 1987).

NOOTENS Thierry (2009), « Un individu « éclaté » à la dérive sur une mer de "sens" ? Une critique du concept d'identité », *Revue d'Histoire de l'Amérique française*, vol. 62, n° 1 juillet-aout, pp. 35-67.

OCÉANOPOLIS, *Que mangent les crabes ?*, https://www.oceanopolis.com/.

PERELMAN Chaim et OLBRECHTS-TYTECA Lucie (1976), *Traité de l'argumentation. La nouvelle rhétorique*, Bruxelles, Éd. de l'Université de Bruxelles (1re éd. : 1970).

PIATTELLI PALMARINI Massimo (1995), *La Réforme du jugement ou comment ne plus se tromper*, trad. fr., Paris, Odile Jacob (1re éd. en italien : 1993).

PIAGET Jean (1947), *La Représentation du monde chez l'enfant*, Paris, PUF (1re éd. : 1926).

PIETILÄ Ilkka, JURVA Raisa, OJALA Hanna et TAMMELA Tuevo (2018), « Seeking certainty through narrative closure: Men's stories of prostate cancer treatments in a state of liminality », *Sociology of Health & Illness*, vol. 40, n° 4, mai, pp. 639-653.

PINELL Patrice (1987), « Fléau moderne et médecine d'avenir. La cancérologie française entre les deux guerres », *Actes de la Recherche en Sciences sociales*, vol. 68, n° 1, juin, pp. 45-76.

POCHARD Frédéric (2011), « Troubles psychiques des malades pendant et après leur séjour en réanimation », *Bulletin de l'Académie nationale de Médecine*, séance du 22 février, pp. 377-387.

POCHARD Frédéric, KENTISH-BARNES Nancy et AZOULAY Elie (2007), « Évaluation des conséquences psychologiques d'un séjour en réanimation » *Réanimation*, vol. 16, n° 6, octobre, pp. 533-537.

QUENTIN Bertrand (2019), *Les Invalidés. Nouvelles réflexions philosophiques sur le handicap*, Toulouse, Érès.

RETAILLÉ Denis (2011), « La transformation des formes de la limite », *Articulo-Journal of urban research* [En ligne], n° 6, mars, http://journals.openedition.org.

REY Alain (2000), *Dictionnaire historique de la langue française,* Paris, Le Robert.

RICŒUR Paul (1975), « Parole et symbole » *Revue des Sciences religieuses,* vol. 49, n° 1-2, janvier-avril, pp. 142-161.

RIQUET Marc et BERNA Pascal (2006), « CBNPC de stades précoces (I. II. IIIA). Quelle est la meilleure stratégie thérapeutique ? », *Revue des Maladies respiratoires,* vol. 23, n° 5, novembre, pp. 36-42.

ROLLIN Zoé (2015), « Comment comprendre et faciliter le retour en classe des lycéens traités pour un cancer ? Retour sur une recherche-action sociologique », *Santé publique,* vol. 27, n° 3, décembre, pp. 309-320.

SAILLANT Francine (1988), *Cancer et culture, produire le sens de la maladie,* Montréal, Éd. Saint-Martin.

SAILLANT Francine (1990), « Fabriquer le sens : le réseau sémantique du cancer », *Sciences sociales et Santé.* vol. 8, n° 3, septembre, pp. 5-40.

SCHEID John (1987), « Les sanctuaires de confins dans la Rome antique. Réalité et permanence d'une représentation idéale de l'espace romain », *L'Urbs : espace urbain et histoire* (Actes du colloque international de Rome, 8-12 mai 1985), Rome, Publications de l'École française de Rome, pp. 583-595.

SLOMAN Steven (1996), « The empirical case for two systems of reasoning », *Psychological Bulletin,* vol. 119, n° 1, janvier-février, pp. 3-22.

SLOTERDIJK Peter (1999), *Essai d'intoxication volontaire,* trad. fr., Paris, Calmann-Lévy (1re éd. en allemand : 1996).

SONTAG Susan (2005), *La Maladie comme métaphore,* trad. fr., Paris, Christian Bourgois (1re éd. en anglais : 1977).

SOUM-POUYALET Fanny et HUBERT Annie (2011), « Le cancer comme rite de passage. Approche anthropologique des sensations en cancérologie », *in* KLEIN Alexandre (sous la dir. de), *Les Sensations de santé. Pour une épistémologie des pratiques corporelles du sujet de santé,* Nancy, Presses universitaires de Nancy, pp. 23-37.

STIKER Henri-Jacques, (2007), « Pour une nouvelle théorie du handicap. La liminalité comme double », *Champ psychosomatique,* vol. 49, n° 1, janvier, pp. 7-23.

TANNAHILL Jordan (2019), *Liminal,* trad. fr., Chicoutimi, Éd. La Peuplade (1re éd. en anglais : 2018).

TERRENOIRE Jean-Paul (1980), « Turner (Victor). *The Ritual Process. Structure and Anti- Structure* », *Archives de Sciences sociales des Religions*, vol. 25, n° 50, décembre, pp. 347-348.

THOMAS Frédéric (2019), *L'Abominable secret du cancer*, Paris, HumenSciences.

VANEIGEM Raoul (1967), *Traité de savoir-vivre à l'usage des jeunes générations*, Paris, Gallimard.

VAN GENNEP Arnold (1981), *Les Rites de passage*, Paris, Mouton et Maison des Sciences de l'Homme (1re éd. : 1909).

VEDELAGO François (2016), « Le dimensioni del ruolo sociale dell'utente-attore », *in* VICARELLI Giovanna (sous la dir. de) *Oltre il coinvolgimento. L'attivazione del cittadino nelle nuove configurazioni di benessere*, Bologne, Il Mulino, pp. 43-60.

VEDELAGO François (2021), « Fonction sociale du discours public sur l'épreuve : l'effet rebond des messages publics. Le cas du cancer », *in* FERRÉOL Gilles (sous la dir. de), *Épreuves et limites*, Louvain-la-Neuve, EME, pp. 189-201.

VOEGTLI Michaël (2004), « Du Jeu dans le Je : ruptures biographiques et travail de mise en cohérence », *Liens social et politique*, vol. 26, n° 51, printemps, pp. 145-158.

WILLIG Carla et WIRTH Luisa (2019), « Liminality as a dimension of the experience of living with terminal cancer », *Palliative & Supportive Care*, vol. 17, n° 3, juin, pp. 333-337.

TROISIÈME PARTIE

RESTAURATION DE SOI ET NORMATIVITÉ

« Vous ne pouvez pas empêcher
les oiseaux du malheur
de voler au-dessus de vos têtes,
mais vous pouvez les empêcher
de faire leurs nids dans vos cheveux. »

(Proverbe chinois)

CHAPITRE 7

LA PÉRIODE POST-LIMINALE : L'AUTRE FORME DE L'EXPÉRIENCE DU CANCER

La fin du traitement du cancer ouvre une nouvelle période, *post-liminale*, en référence à la terminologie de Van Gennep, orientée par l'espoir de la confirmation de la guérison. J'ai proposé, dans un graphique au chapitre 4, une vision d'ensemble de mon parcours, depuis le diagnostic jusqu'en 2020. Dès la sortie de l'hôpital, sans aucun traitement, soit deux mois après le diagnostic, j'étais en situation de *rémission complète*. Quatre années plus tard, en décembre 2010, le chirurgien estimait, sans le *dire*, que j'étais *guéri*. Selon lui, on pouvait maintenant arrêter les contrôles si je le souhaitais. La guérison, qui «*fait rarement partie du vocabulaire d'un médecin dans ses échanges avec ses patients traités pour un cancer*» (INCa, 2020), devait clore mon parcours de malade. À l'inverse de l'entrée dans la maladie, qui avait été soudaine et brutale, la sortie s'est faite très progressivement. Il y a eu un décalage permanent entre le désir de sortir de l'expérience de la maladie et la lenteur des progrès constatés pour s'en dégager. Je ne me suis vraiment *perçu* comme guéri qu'à partir de 2015, huit années après le début de la rémission complète. Certes, l'incertitude ne disparaît jamais, mais elle reste très occasionnelle car il m'est possible de l'esquiver assez facilement ou de la renvoyer dans un "oubli superficiel".

*

* *

I. L'APRÈS TRAITEMENT : UNE LONGUE PÉRIODE ENTRE L'INCERTITUDE D'UNE RÉCIDIVE ET LE SENTIMENT DE GUÉRISON

Plusieurs termes sont utilisés pour caractériser les différents statuts au cours de cette nouvelle période : survivant, après-cancer, rémission partielle, récidive, rechute, rémission complète, guérison. Si l'on tient également compte des différents traitements, de leurs complexités, de leurs combinaisons et de leur durée, le «*cancer* [devient une] *expérience de la maladie chronique*» pour reprendre le titre d'un chapitre d'ouvrage récent (Amsellem et Bataille, 2018, p. 13). L'Organisation mondiale de la santé, dans son *Rapport mondial sur le cancer* (OMS, 2003), classait désormais celui-ci parmi les maladies chroniques, ces « *affections de longue durée qui, en règle générale, évoluent lentement* ». Il n'est plus un état transitoire, il pourrait devenir un état permanent, du moins dans certains cas. Les évolutions récentes des traitements de la maladie n'invalident pas les types de trajectoires que Marie Ménoret avait définis (Ménoret, 1999), mais ceux-ci se diversifient très fortement avec cette tendance à l'individualisation des traitements. Les études sur l'expérience de la maladie se trouveront renouvelées en déplaçant leur objet de la phase aiguë, située après le diagnostic, vers des périodes de survie de vingt à trente années suivant la première déclaration de la maladie. Il faut cependant contextualiser cette perspective selon l'âge médian au diagnostic, proche de 70 ans, qui rend plus complexe l'observation des effets spécifiques du cancer dans ces études sur le long terme pour une moitié de la population ayant eu cette affection.

Récemment, l'INCa a produit deux rapports d'étude sur l'après-cancer : *La Vie deux ans après un diagnostic de cancer. De l'annonce à l'après-cancer* (INCa, 2014), et *La Vie cinq ans après un diagnostic de cancer* (INCa, 2018). La notion d'*après-cancer* y est clairement indiquée par le titre lui-même. L'échantillon comprend des personnes ayant vécu des récidives, des personnes sans traitement et d'autres en cours de traitement. Dans ce Rapport, les auteurs distinguent clairement deux périodes : la première correspond à la phase de traitement et la seconde débute après la fin de ces traitements : « *l'enquête VICAN2, qui s'est appuyée sur une nouvelle méthodologie, a eu pour objectifs* [...] *d'évaluer la mise en œuvre de mesures d'accompagnement et de prises en charge initiées par les plans cancer, et d'accroître les connaissances scientifiques sur la vie après le cancer* [souligné par nous], *notamment l'enjeu clé que constitue le retour à la vie professionnelle* » (INCa, 2014, p. 8). Le choix de deux années après le diagnostic situe le champ d'investigation, selon les auteurs, dans *le cadre du temps de* « survie », *c'est-à-dire au-delà de la phase aiguë de traitement, dans la plupart des cas n'excédant pas les douze premiers mois après le diagnostic* » (*ibid.*, p. 23).

Dans l'étude VICAN5, le titre est réduit seulement à : « *La Vie cinq ans après un diagnostic de cancer* » (INCa, 2018) et l'expression l'« *après-cancer* » est quasiment absente du texte. Il semble que les auteurs, s'appuyant sur des travaux anglo-saxons, considèrent une plus grande continuité entre la phase aiguë du traitement et la période de suivi sans traitement : « *Il est au contraire aujourd'hui de plus en plus admis et partagé par un grand nombre de professionnels que le suivi à moyen et long terme* [souligné par nous] *des patients après un diagnostic de cancer relève bien du domaine de la cancérologie* » (*ibid.*, p. 40). Ainsi, il n'y aurait plus d'« *après-cancer* », mais une « *médicalisation* » (Aiach, 1998) du suivi après la phase aiguë du traitement : « *Pour les personnes atteintes de cancer, la question des traitements ne se limite pas uniquement aux traitements initiaux de la tumeur. Dans le temps de l'après-cancer, il convient de prendre en compte des besoins différents en traitements, et en faire précéder l'analyse d'une meilleure définition et compréhension des acteurs intervenant dans le suivi des personnes ayant survécu* » (*ibid.*, p. 53). Ce passage indique aussi clairement que l'« *après-cancer* » commence lorsque les traitements « *initiaux* » sont terminés, autrement dit après les thérapeutiques spécifiques prodiguées suite à l'annonce de la maladie. La période qui s'ouvre alors, après les traitements « *initiaux* » de la tumeur, n'est pas un simple retour à la vie sociale antérieure avec en plus les conséquences psychologiques et sociales de l'épreuve de la maladie, c'est aussi la continuation sous une autre forme de la médicalisation de la situation du patient, selon son niveau spécifique de risque, susceptible de développer soit des effets tardifs secondaires, soit des récidives.

L'ambiguïté d'usage de cette notion provient des représentations binaires que nous avons de la durée des maladies : marquées par un début et une fin, il y a donc l'avant et l'après la guérison. Nous imaginons également des maladies chroniques, sans limites de temps comme le diabète, dans ce cas il n'y a pas d'après, on est diabétique et on le reste. Le cancer renvoie à une troisième situation dont la fin de la maladie demeure floue et souvent non dite, aussi l'*après-cancer* ne correspond pas strictement à la période de *guérison*. L'intitulé du guide à l'usage des patients rédigé par la Ligue contre le cancer nous l'indique : l'*après-cancer* constitue la dernière de cinq phases : « *l'annonce du diagnostic, la période d'entrée dans les traitements, les intervalles entre deux séances de traitement, la fin des traitements et l'après- traitement* » (La Ligue et INCa, 2007, p. 6). On peut noter aussi que la notion d'*après-cancer* ne figure pas dans le « *Glossaire : les mots et leur sens* » de ce fascicule de la Ligue (*ibid.*, p. 66). Le Plan Cancer de 2009-2013 proposait aussi un « *ensemble d'actions pour développer une prise en charge personnalisée et accompagner l'après-cancer* » (INCa, 2010, p. 8). Finalement cette notion englobe la période d'incertitude, c'est-à-dire la *rémission*, et la guérison qui vient après la *rémission complète*.

Mais les rechutes et les récidives éventuelles, les nouvelles thérapeutiques comme l'hormonothérapie brouillent ce schéma binaire qu'instaure la notion d'« *après-cancer* ». Lorsque le cancer était traité sur le modèle d'une maladie aiguë, la fin des traitements constituait un indicateur assez clair en distinguant deux périodes, celle de phase aiguë de la maladie et celle de l'« *après-cancer* », interrompues éventuellement par une ou plusieurs récidives de la maladie pour ceux qui en survivaient. Or, depuis quelques années, avec la diversité et la complexité des traitements, le parcours de nombreux patients s'apparente davantage à celui d'une maladie chronique. L'hormonothérapie, par exemple, avec un traitement au long cours, allonge sa durée classique qui était de cinq ans, selon les recommandations actuelles, pour atteindre au total dix ans de traitement. Dans ces conditions, l'« *après-cancer* » commencerait au moins dix ou douze années après l'annonce du diagnostic. On peut supposer que les situations, les parcours et la distribution des effets psycho-sociaux vont devenir de plus en plus individualisés.

Compte tenu des parcours très diversifiés et de la permanence d'incertitude sur la guérison définitive de la maladie, l'expression « *après-cancer* » correspond davantage à la distinction entre deux périodes du parcours du malade, la première allant du diagnostic à la fin des *traitements initiaux* et la seconde, l'*après-cancer*, commence après la fin la phase aiguë de la maladie et sa limite demeure le plus souvent indéfinie. Elle comprend des moments différents, désignés principalement par les termes de *rémission*, *rémission complète*, *rechute*, *guérison*, *récidive* qui peuvent se succéder ou non et construisent ainsi des parcours spécifiques des malades. Entre ma trajectoire de soins de moins de deux mois du diagnostic à la rémission complète, et toutes les combinaisons des différents moments possibles, la pluralité des parcours de malades est très grande. Dans le cadre de son Observatoire sociétal des cancers, la Ligue publiait récemment les résultats d'une étude intitulée : *Après un cancer le combat continue*. Si la distinction est faite entre la phase de traitement et après, ce titre, volontairement accrocheur, abolit la "frontière" subjective entre la période de traitement et celle d'après traitements. Entre ces dernières, il n'y a plus de changement qualitatif, le «*combat*» s'étend aux effets psycho-sociaux de la maladie, même quand celle-ci n'est plus présente.

La notion de «*survivant*» est également ambiguë. Ce terme, dans son champ linguistique, évoque le combat et la guerre, et désigne un individu qui, destiné à une mort imminente, a échappé à celle-ci. Comme «*survivant*», espérant vivre et même guérir, les malades du cancer n'auraient plus à faire face, dans l'immédiat, à l'imminence de leur mort (Saillant, 1988, p. 167) et souvent celui qui se considère comme «*survivant*» rappellera «*qu'il n'est pas malade, qu'il n'a pas le cancer, et souvent aussi, qu'il est déjà guéri*» (Saillant, p. 291). Récemment, dans une revue systématique des définitions proposées de «*survivant du cancer*», les auteurs de cette recherche constatent que, s'il n'y a pas de définition unique pour cette notion, la plus largement utilisée considère «*la survie au cancer comme un processus qui commence au moment du diagnostic et se poursuit tout au long de la vie*». (Marzorati *et al.*, 2017). Dans cette conception, la notion se distingue de celle d'«*après-cancer*» et elle donne une unité temporelle à l'après-diagnostic. Ces deux notions ne renvoient pas tout à fait à la même chose. Si la première, «*après-cancer*», définit une période, la seconde correspond à un nouveau statut du sujet et évoque des sentiments particuliers ainsi que la permanence liée au choc initial de l'annonce de la maladie.

Néanmoins, le point de vue du sujet ne correspond pas forcément aux définitions biomédicales. Dans une étude réalisée deux années après le diagnostic, à la question : «*Actuellement, êtes-vous guéri ?*», 43 % des personnes interrogées répondent par l'affirmative, 42 % par la négative et 15 % ne se prononcent pas. Or, selon les notions précédentes, dans le meilleur des cas, le patient est en rémission complète et, à compter de celle-ci, les médecins considèrent le plus souvent qu'il faut attendre environ cinq années, sans rechute, pour que le cancer soit déclaré «*guéri*» (Peretti-Wattel *et al.*, 2008, p. 63). On peut aussi facilement imaginer l'inverse : se percevoir toujours malade bien que médicalement guéri et, dans ce cas, la perception de sa guérison semblerait indépendante des informations bio-médicales.

Actuellement, cinq ans après le diagnostic, 42 % déclarent consulter régulièrement pour un suivi en médecine générale, 33,1 % indiquent un suivi inexistant et 24,2 % un suivi rare, ce qui représente pour les deux dernières catégories un total de 57,3 % (INCa, 2018, p. 47). Ce sont 55 % des personnes ayant eu un cancer des poumons ou de la thyroïde qui déclarent consulter régulièrement leur médecin traitant. Concernant le suivi psychologique, une majorité (63,5 %) a indiqué avoir des troubles ou des séquelles consécutifs au cancer et à ses traitements. Parmi ces derniers une minorité 26,1 % bénéficient d'un suivi spécialisé, et seulement 2,8 % de ceux ayant déclaré des troubles bénéficient d'un accompagnement psychologique (*ibid.*, p. 49). Ces résultats globaux, s'ils montrent des tendances fortes, laissent entrevoir des comportements et des attitudes plutôt diversifiés au cours des années qui suivent la phase du traitement. L'enquête VICAN5 distingue nettement trois groupes selon la déclaration de troubles psychologiques : la moitié de la population de l'échantillon (49,3 %) ne rapporte ni troubles anxieux ni troubles dépressifs, 33,6 % indiquent la présence de troubles anxieux suspectés ou avérés, sans troubles dépressifs. Enfin, pour le troisième groupe (6,6 %), on peut observer des troubles dépressifs certains (*ibid.*, p. 122).

L'examen des différents vocables permettant de décrire les étapes dans l'évolution de la maladie, depuis l'annonce jusqu'à la guérison éventuelle, nous montre la diversité et la complexité des parcours des patients. Je peux considérer, au regard des définitions précédentes, que dès la sortie de l'hôpital, après l'opération, j'étais en «*rémission complète*» en 2006, n'ayant aucune trace de la maladie nécessitant un traitement complémentaire, et guéri quatre années plus tard (en 2010). Toutefois, comme je l'écrivais plus haut, je ne me suis réellement perçu comme guéri que huit années après la fin du traitement (en 2014-2015). C'est une durée importante puisqu'entre la fin de la période de rémission complète indiquant la guérison bio-médicale (2010) et le *sentiment de guérison*, il s'est écoulé également plus de quatre années. Ainsi le chemin a été encore long avant que je puisse cesser de m'identifier à ma maladie, en me considérant non plus comme un «*survivant du cancer*» mais comme une personne ayant été soignée pour un cancer pendant une très brève période de ma vie et guérie.

II. DÉLIER DES NŒUDS ÉMOTIONNELS : LE PROCESSUS DE REMISSION-GUÉRISON

A. Contexte familial et social

Me concernant, l'observation des effets du cancer a été, du point méthodologique, assez facile, dans la mesure où je n'avais pas de comorbidité associée et que j'avais toujours été en bonne santé. Je pouvais donc établir des liens très probables entre la maladie et les modifications de mes comportements, attitudes, états psychologiques et interactions sociales. Si je peux rapprocher ces modifications du cancer pour autant, je ne peux pas considérer que ces effets soient toujours spécifiques au cancer. En principe, des personnes ayant été affectées par une maladie grave et ayant eu le sentiment que leur mort était imminente pourraient, comme *survivantes*, ressentir les mêmes effets après les traitements.

Quand j'évoque les «*effets du cancer*», cette expression comprend la composante biologique de la maladie, sa dimension symbolique et les traitements. La longue période qui se déroule du diagnostic jusqu'au sentiment de guérison constitue, selon moi, l'expérience du cancer dans son ensemble, car on peut relier directement des faits ultérieurs au traitement à la maladie, ce qui est l'objet de cette partie, et cette analyse tient compte des dimensions contextuelles de cette période. Certains aspects de mes conditions de vie n'ont pas du tout été affectés. Après quelques mois principalement consacrés à la récupération physique, j'ai repris mon projet de publication de trois numéros de la revue *Sociologie Santé* sur les mutations du système de santé. J'ai retrouvé mon statut professionnel d'enseignant-chercheur après mon arrêt de travail. Je n'ai pas subi de perte de revenu durant mon arrêt maladie ni après la reprise de mon activité professionnelle. Seule ma pratique d'enseignant a été quelque peu modifiée du fait de la paralysie de l'une de mes cordes vocales. Au niveau familial je bénéficiais d'une écoute très attentive et d'un soutien permanent; avec mon épouse, nous avons réalisé le projet d'agrandissement de notre maison que nous avions prévu. Pour l'emprunt, j'ai dû remplir un questionnaire médical, la loi sur le «*droit à l'oubli*» n'existant pas encore et les taux d'intérêt et d'assurance ont donc subi une forte augmentation correspondant à la moitié de ceux initialement prévus. Je n'ai pas eu d'autres traitements, la chirurgie me dispensant ainsi de tous les effets dus aux médicaments et aux rayons, ce qui sous-entend aussi qu'il n'y a pas eu de rechute. Mes relations avec le système de soins se sont réduites annuellement à une visite médicale de routine et un scanner de contrôle pendant ces huit années post-traitement puis, pour la période suivante, à un scanner tous les trois ans. Je n'ai pas eu besoin d'entrer en contact avec des groupes de patients ou des associations de malades. Quelques années plus tard, au cours de la décennie 2010, j'ai participé à plusieurs congrès sur le cancer organisés notamment par l'INCa (l'Institut National du Cancer), ou par UNICANCER qui est le réseau hospitalier dédié à la lutte contre le cancer regroupant les dix-huit centres de lutte contre le cancer (CLCC).

Le cancer, mettant l'individu face à sa finitude, ravive des questionnements existentiels. Depuis quelques années, les liens entre spiritualité et cancer sont de plus en plus évoqués et étudiés, dans des travaux scientifiques et dans une multitude de sites *internet*, ces derniers offrant souvent des "solutions" au désarroi des patients, face à l'expérience de cette maladie. Il y a une quinzaine d'années, le 22e congrès de la Société française de psycho-oncologie avait pour thème : *Cancer, croyances et spiritualités.* Ce congrès avait abordé la place de la spiritualité au cours du vécu et de la souffrance inhérente à cette pathologie. Ces deux journées lilloises avaient permis l'approche des différentes écoles de pensée française, mais aussi germanique et américaine (Blaizac et Desmarchelier, 2016). L'article de Marianne Bourdon donne également une brève et intéressante synthèse sur les développements récents de ces perspectives de recherche (Bourdon, 2012). Cependant, la profusion des expressions comme «*la quête du sens de sa maladie*», «*le sens de la vie*», «*le besoin de reconstruction du sens autour de la maladie*», ou encore «*dois-je continuer à vivre comme auparavant?*», associée au thème de la *spiritualité*, montre la difficulté d'usage de cette notion dont justement le «*sens*» n'est pas précisément défini. Souvent, elle indique simplement «*un travail intérieur*» de recherche de vérité, de sens et de cohérence, mais dans ce cas, toute activité cognitive et toute forme d'introspection sont de cet ordre. Finalement, employée avec cette extension sémantique, elle engloberait toutes les activités de l'esprit. On y trouverait alors la science, comme la religion et l'ensemble des philosophies, bref toutes les activités mentales ! La *spiritualité* sera ici entendue comme une activité intérieure de l'individu sur le sens qu'il donne à sa vie, sa mort, l'infini ou l'éternité et son rapport avec l'absolu ou le non-sens. Elle renvoie à des « *croyances, des états mentaux sémantiques* [aux] *contenus intentionnels. C'est-à-dire que les individus ont un rapport de validation volontaire à des énoncés qui peuvent faire sens pour autrui* » (Bronner, 2003, p. 3).

En ce qui me concerne, je suis athée, je ne crois pas à l'existence de divinité, ni au sens immanent des choses et, de la vie humaine. Pour moi, il n'y a pas de finalité à l'existence humaine elle-même et si l'histoire était la réalisation d'un but, celui-ci devrait lui préexister. Ainsi, on accorde un but *a posteriori* aux tendances humaines, aux désirs, qui, en réalité, n'ont pas de fin (Vedelago, 1997). En cela, je ne me distingue pas de la majorité des personnes malades du cancer, selon les résultats de l'enquête Vican5 (INCa, 2018, p. 138). Sur l'ensemble des répondants, les trois quarts considèrent que l'expérience de la maladie n'a eu aucun impact sur leurs croyances (75,5 %) et une majorité des répondants déclare que leur vie « *spirituelle* » ne leur apporte aucun réconfort (55,6 %).

Dans ces conditions favorables de soins et de rémission de la maladie, l'intérêt de l'analyse des effets porte sur la spécificité de ceux-ci, mais surtout sur leur intensité existentielle qui confirme la force du choc traumatique. L'état de rémission a inauguré mon entrée dans une période de transition de malade à celui de guéri pendant laquelle j'avais pleinement conscience d'être « *un survivant* ». Même si l'incertitude demeurait, c'était une fenêtre ouverte sur l'avenir. Mais, malgré ce passage d'un état à l'autre qui s'est fait rapidement, demeurait la sensation qu'une "chape de plomb" figeait ma pensée. J'étais happé par l'instant présent, sans aucune distanciation. Cependant, me percevoir comme un « *survivant* », c'était déjà introduire un peu de temporalité et d'historicité, dans ma nouvelle existence post-opératoire. Je sortais d'une période marquée par l'imminence d'une consultation, d'un test biologique, d'une existence réduite à un seul objectif immédiat : l'opération et son résultat, pour devoir imaginer une nouvelle étape. Cette expérience, bien que très brève, commençait à devenir l'objet d'une *réflexion*. Je sortais progressivement de l'état de sidération ou de fascination, face à l'événement traumatique.

B. Le processus de sortie de la maladie

À l'inverse de l'entrée dans la maladie, qui est soudaine et brutale, la sortie a été très progressive, elle s'est faite insensiblement. C'était un décalage permanent entre le désir de sortir de cette expérience et la lenteur des progrès constatés pour s'en dégager. Le cancer s'imposait à mon imaginaire dès le matin, en me levant et jusqu'au coucher, cela pendant plusieurs années. Cependant mon sommeil n'en était pas perturbé. Au cours de la phase de rémission dite « *complète* », l'idée de guérison était pour moi un objectif lointain et probablement non atteignable, j'avais alors tendance à reprendre l'histoire de cette expérience, peut-être était-ce plus apaisant que les incertitudes du futur?

Je ne pensais pas, au début de cette période, que je serais sous l'*emprise* de la maladie, avec ses effets psychologiques secondaires et ses représentations sociales pendant de si longues années. J'avançais lentement vers un futur totalement inconnu. Il ne me restait qu'une chose à faire, constater, *a posteriori*, comment l'expérience continuait. C'est pourquoi, en me retournant sur ce passé le plus immédiat qui soit, je reconstruisais une histoire toujours légèrement différente. C'est après plusieurs mois et années que j'ai pu élaborer des périodes, des phases, des progrès, des allers et retours entre les moments d'optimisme et de pessimisme. Le processus psychique de guérison m'est apparu au fil des années *infiniment* plus long que le processus biologique de guérison et, surtout, il se révélait imprévisible, car je ne pensais pas que le cancer, en tant que système symbolique, pouvait exercer une telle *emprise* sur mon fonctionnement cognitif. Je devrais parler plus précisément d'*auto-emprise*, car il n'y avait pas d'interaction avec un autrui extérieur. C'est cette altération identitaire provoquée par le choc traumatique qui favorisait l'*auto-emprise* de la symbolique du cancer, *auto-emprise* négative par ses effets indésirables. J'ai dû développer une autre forme d'*auto-emprise* en augmentant la maîtrise sur moi-même, par des actes volontaires, pour me dégager du poids symbolique de cette maladie.

Cette auto-emprise correspondait à un processus interne qui, finalement, dépendait de moi-même, alors pourquoi, percevant cela, ne pouvais-je pas m'en dégager rapidement par un simple effort de volonté? Tout simplement, parce qu'il s'agissait de faire le *deuil* de cette expérience du cancer qui était devenue une partie de mon identité. J'avais le sentiment de la perte d'une partie de moi-même. Je ressentais que si je parvenais à écarter l'idée du cancer de mes pensées, cela correspondrait à un manque de lucidité, une sorte de déni de la gravité de la situation vécue et, en même temps, comme je l'ai montré dans le chapitre précédent, en banalisant aussi rapidement cette expérience extraordinaire, je redevenais un individu ordinaire, perdant tous les bénéfices symboliques secondaires, notamment l'héroïsation du cancéreux.

De plus, s'ajoutait une raison externe peut-être plus importante, liée à la réactivation continuelle du *choc traumatique* par des événements de mon environnement et en particulier provenant de mon entourage. Il s'agissait principalement de personnes venant d'être diagnostiquées d'un cancer et qui sont décédées après quelques mois ou quelques années. En état de fragilité et de vulnérabilité créées par l'altération identitaire, ces événements constituaient des réactivations permanentes de mon expérience récemment vécue, générant une situation d'incertitude pour moi. Ainsi, disparu, le cancer continuait de m'emprisonner, je ne pouvais me séparer d'un tel objet, il se rappelait sans cesse à mon attention. L'*auto-emprise* du cancer était au cœur de l'expérience traumatique et la restauration identitaire s'apparentera à une longue marche! Il faudrait à ce niveau approfondir les relations entre le choc traumatique et sa mémorisation au regard des sciences cognitives pour expliquer cette temporalité et l'auto-emprise.

L'après-traitement du cancer a alors commencé par un bouillonnement progressif, dans ma "vie intérieure", non seulement sur l'expérience récente, mais aussi sur mon histoire personnelle. Dans ce début de période, dont l'objectif majeur était la récupération de mes capacités physiques, le contrôle de la douleur et le repos, je percevais naturellement ce nouveau contenu de mon activité cognitive, mais à ce moment-là je n'imaginais pas qu'il s'agissait du commencement d'un processus subjectif de *restauration de soi*. Comme je l'évoquais dans la fin de la partie précédente, j'ai préféré ce terme à celui de reconstruction qui lui renvoie à des situations catastrophiques de destruction, de démolition, au sens propre, comme au figuré, et présente une situation très dualiste qui me semblait trop radicale. Sur le plan corporel, je n'étais pas détruit, je n'étais pas sous assistance respiratoire. Cette fonction biologique s'était seulement ralentie et il me fallait progressivement l'améliorer. De même, sous l'angle psychologique, je n'étais pas devenu dépressif, mais je ressentais bien quelques désajustements qu'il fallait réduire. Avec cette dualité *altération/restauration* au sein de l'expérience du cancer, on fait une place à toutes les nuances potentielles en sortant d'un certain catastrophisme généralisé pour toutes les situations. Cette dualité constitue les deux faces d'un même objet, à savoir, la *continuité* du sujet, toujours présente, qui s'enracine dans son histoire et constituera le point d'appui de sa dynamique subjective.

Mon analyse du processus de restauration s'organisera autour de deux grands axes rassemblant plusieurs situations : d'abord l'emprise de la maladie et la recherche de l'autonomie, puis la normativité sociale. Deux concepts principaux, ceux de *dédoublement identitaire* et d'*indicible*, guideront mes analyses. L'altération identitaire due au traumatisme a introduit une *séparation* dans un ensemble dès l'annonce publique de la maladie. Les autres me percevaient différemment et, pour eux, je n'étais plus le « *même* », j'étais un cancéreux, du moins je le ressentais ainsi, et c'est ce qui comptait. Mais en même temps, pour ceux qui n'avaient pas eu connaissance de ma maladie, je demeurais le « *même* ». Pendant cette période de rémission complète qui commençait, je quittais le statut de malade, mais je n'étais pas reconnu comme guéri. Je me trouvais dans un entre-deux, situation de scission permanente durant plusieurs années. C'était comme si j'entrais dans une « *double vie* » : l'une, sans le cancer, pendant laquelle je poursuivais mes activités antérieures, sans changements majeurs et l'autre, celle de cancéreux, ponctuée par les diagnostics et surtout les décès des amis, des collègues et d'autres personnes connues de mon entourage, comme mon médecin traitant, décédé également d'un cancer du poumon. Ces événements réactivaient inévitablement l'expérience traumatique et retardaient, du même coup, la guérison subjective. Je m'identifiais à ces personnes décédées et cela me réactivait la perspective de la mort.

C. Dédoublement identitaire et indicible

Cette dualité est au cœur même du processus de socialisation et de construction identitaire et on ne se pose pas toujours la question de savoir comment elle se construit. Elle est le produit d'un double mécanisme continu, intégrant les dimensions biographiques internes de la personne et les dimensions externes provenant des images qui lui sont adressées par autrui, au cours des interactions. Il s'agit alors pour chacun de parvenir à une certaine unité de l'image de soi, de ressentir une harmonie entre les différents éléments qui composent cette construction unitaire satisfaisante, en réduisant les contradictions ressenties, autant que faire se peut. La phase d'altération ouvre ainsi une brèche soudaine dans ce processus continu de recherche d'un équilibre et va s'accentuer avec l'entrée dans la période de rémission, du fait de l'intensification de la vie intérieure, et avec les exigences d'adaptation au monde extérieur. Le sentiment d'un *dédoublement* entre ces deux mécanismes va devenir de plus en plus perceptible et fera ressortir, de manière massive, cet *ajout* identitaire que représente l'expérience du cancer. En ce sens, je peux dire que j'étais un *autre*, tout en demeurant le *même*. C'est un sentiment confus de séparation et de distanciation entre une centration sur soi et le sentiment d'être perçu différemment par les autres. De plus, la phase d'altération accentuait cette dualité entre l'intérieur et l'extérieur de soi. Toutefois, je précise que je n'emploie pas ici la notion de *dédoublement* comme synonyme du concept médico-psychologique de « *trouble dissociatif d'identité* », plus connu sous les dénominations de *double personnalité* ou *dédoublement de la personnalité* définies dans le *Manuel de diagnostic et statistique des troubles mentaux* (DSM-IV, 2013), comme « *présence de deux ou plusieurs identités ou* "états de personnalité" d*istincts (chacun ayant ses modalités constantes et particulières, de pensée et de relation concernant l'environnement et soi-même)* ». Ce trouble est aussi marqué par des trous de mémoire concernant le présent ou le passé. Pendant ces périodes, la personne vit un état de dissociation. Il s'agit d'un état de conscience modifié dans lequel elle n'est pas entièrement en contact avec sa pensée, ou encore avec ses émotions et son comportement peut également être "déconnecté". Mon propos n'est donc pas d'ordre psychopathologique.

Le choix de cette notion permet de montrer la complexité de ce passage des effets du choc traumatique à la restauration de soi, car elle n'indique pas une rupture, mais un processus de division, séparation qui maintient l'*avant* et fait apparaître un *après*, nouveau. Les deux termes d'« *altération* » et d'« *altérité* » possèdent une racine latine commune : *alter* signifie « *autre* » et donne le verbe « *alterare* », correspondant en français au verbe « *changer* », ordinairement de bien en mal, selon la précision du dictionnaire. Les termes d'altération *(alteratio)* et d'altérité (*alteritas*) correspondront respectivement au processus de changement pour le premier et, pour le second, au résultat de celui-ci, à savoir la « *différence* » ou ce qui est *autre*. Aussi, retrouver l'unité subjective perdue sera l'objet même du processus de *restauration*, celle-ci ne pouvant pas se faire seule avec soi-même, mais en relation intersubjective avec autrui.

Cette distanciation de soi à soi provient, du passage d'une *temporalité* à une autre, la première, se réduisant à l'actualité de la maladie et à l'imminence de son traitement qui s'imposait objectivement. Ainsi, le rythme de cette temporalité était fortement marqué par des rendez-vous rapprochés, différents tests, préparation de l'opération, opération elle-même, etc. Quant à la seconde temporalité, elle a débuté après la période de traitement et de rééducation, elle était beaucoup moins contrainte par des obligations extérieures et, de ce fait, psychologiquement plus favorable au retour sur soi. Lorsque la réalité immédiate de la maladie et de son traitement a commencé à s'éloigner, cette distanciation m'a permis de retrouver la question du réel de mon existence. C'est cette discontinuité qui a ouvert une intensité nouvelle de ma vie intérieure, avec l'émergence massive et envahissante de mon histoire biographique. J'étais donc soumis à une double dynamique : l'une *interne*, correspondant à ce retour sur soi, et l'autre *externe*, répondant aux exigences d'adaptation à mon environnement.

On conçoit facilement les disjonctions pouvant être ressenties au cours de la reprise des relations avec l'environnement social, en particulier parce que l'expérience du cancer contient une part *indicible*. Cette épreuve très spécifique, génératrice de souffrance morale, de peine et de profonde tristesse, ne s'accompagne pas spontanément d'une forme de narration ou d'un récit. Au contraire, en parler, c'est faire exister encore davantage cette dimension tragique et rajouter à la souffrance vécue, celle de l'effort de son expression, si toutefois les mots permettent d'exprimer ce qui est ressenti. Ainsi, j'avais créé un récit intérieur de mon vécu qui demeurait inexprimable, *indicible* ou innommable (Vedelago, 2014). Non seulement les mots ne m'apparaissaient pas suffisants pour exprimer mon effroi, mais le dire en aurait augmenté l'épouvantable souffrance.

Le cancer provoque un traumatisme qui se déroule dans le silence intérieur du sujet, il ne s'expose pas d'emblée. Il y a peu encore, c'était un événement qu'on cachait totalement et qu'on ne nommait pas, ou qu'on évoquait par un euphémisme afin d'atténuer l'horreur de cette mort : « *Il est décédé d'une longue et douloureuse maladie.* » Rarement les malades atteints d'un cancer sont désignés comme des cancéreux, ainsi que ceux atteints du SIDA comme des sidéens ; à l'inverse, on évoquera plus facilement l'espérance de vie des cardiaques ou des diabétiques. Car, dans le cas du cancer, l'emploi du substantif identifie pleinement le malade à sa maladie et, précisément, à ses représentations très mortifères. Le fait même de son énonciation, par superstition en quelque sorte, ou pensée magique, aurait un effet performatif favorisant la réalisation des représentations négatives de la maladie, en niant l'objet, on atténuerait du même coup, ses conséquences.

Étymologiquement, l'adjectif *indicible* qualifie une chose qui ne peut être exprimée, énoncée, racontée ou dite, tout simplement. Il peut s'agir d'un sentiment (angoisse, peur, joie), d'une expérience vécue (douleur, accident, etc.) qui ne peuvent être traduits à l'aide de mots ou du langage. De prime abord, c'est l'inverse du terme *dire* (dicible), lequel consiste dans la formulation d'un propos, d'une parole qui appelle l'échange et la communication avec un interlocuteur. L'*indicible,* au contraire, proviendrait de l'insuffisance des mots ou de l'absence du mot juste pour exprimer ou décrire l'intensité de cette chose. Cet adjectif est alors employé comme le superlatif des superlatifs, celui que l'on va utiliser lorsque tous les autres termes nous semblent trop pauvres pour exprimer la joie ou la peine que l'on ressent, la beauté ou l'ignominie. Comme substantif, l'*indicible* désigne cette chose elle-même ou, plus précisément, un groupe, une catégorie d'éléments qui sont inexprimables, un phénomène difficile ou impossible à dire, voire interdit de dire. Je reviendrai, dans un autre chapitre, sur ce concept et notamment sur l'évolution du contenu, après le traitement, de cette part *indicible* du cancer. L'ensemble de mes observations m'incline à penser qu'il existe un socle commun à tous ceux qui ont été affectés par cette maladie, quels qu'en soient les types.

III. TRACES ET FICTIONS : PRÉCAUTIONS MÉTHODOLOGIQUES

Les données me concernant, évoquées dans cette troisième partie, présentent des caractéristiques distinctes de celles décrites dans les deux parties précédentes. Le chapitre consacré à l'ensemble de mon parcours de malade s'appuyait essentiellement sur des données factuelles, facilement repérables par un observateur extérieur et exposées selon l'ordre chronologique. La seconde partie reposait essentiellement sur des faits médicaux, ainsi que sur mes réactions et mes perceptions immédiates. Bien sûr, il y avait davantage de subjectivité dans la description et l'analyse de ces données aux dimensions plus émotionnelles. Quant à cette dernière partie, elle sera principalement fondée sur l'analyse de données concernant des attitudes, des émotions, des comportements dont la perception aura un caractère subjectif. En relatant mes angoisses, mes culpabilités, mon sentiment de dédoublement identitaire, les qualificatifs employés pour désigner l'amplitude de gravité à laquelle renvoient ces notions demeurent plus vagues. Par exemple, qualifier une angoisse comme "profonde" ne donne pas d'indication précise, car le point de référence est mon seul ressenti et n'indique donc rien sur le degré relatif de cette souffrance psychique.

La première difficulté importante dans le récit et l'analyse des données de l'expérience d'après-cancer concernait l'évaluation la plus "objective", du degré de souffrance ressentie dont elles étaient le signe. Pour cela, j'ai retenu comme critère une souffrance insupportable (ce qui demeure toujours subjectif), mais qui aurait nécessité de ma part une ou plusieurs consultations médicales accompagnées d'une prescription médicamenteuse. Ce critère n'est pas exclusif car suite à un trouble de stress post-traumatique on peut aussi pratiquer l'automédication, avoir des comportements d'intempérance de type alimentaire ou encore recourir à l'alcool ou au tabac, afin d'alléger son angoisse ou engourdir la peur des situations menaçantes. En ce qui me concerne, aucune de ces deux situations ne s'est réalisée et si j'ai déjà évoqué la notion de « *stress post-traumatique* » à propos d'une situation à l'arrivée dans le centre de rééducation (Chap. 6), il s'agissait d'une situation de stress aigu comme quelques autres qui se sont produites plus tard. Mais pendant les années qui ont suivi, je ne peux pas parler d'« *État de Stress Post-Traumatique* » (ESPT), ce serait exagéré. C'est pourquoi j'ai préféré retenir la notion de *traces*, physiques ou psychiques laissées par l'événement-cancer, plutôt que celle d'« *État de stress* ». Cette dernière contient, de fait, l'idée de durée, d'une permanence qui, parfois, peut apparaître plusieurs mois ou années plus tard et affecter la vie professionnelle, sociale, familiale et où, dans certains cas, on peut assister à des formes de véritable dépression (Tarquinio et Montel, 2014).

En revanche, la notion de *trace* est plus générique pour désigner les empreintes, les marques physiques ou psychiques laissées par le passage de quelqu'un ou de quelque chose, ou encore d'un événement traumatique, et qui subsistent plus ou moins longtemps une fois que l'impact et l'événement ont disparu. Elle recouvre des empreintes et des perturbations d'intensité et de gravité très diverses, peuvent être éphémères, se prolonger longtemps ou être définitives. Elles peuvent se présenter sous plusieurs formes : immatérielle (psychique) ou matérielle (biologique et corporel), visible ou invisible, durable ou passagère. Mais elles s'éprouvent après l'événement, elles sont enfouies en nous, il y a un décalage temporel entre le moment où un événement crée une trace et celui où on la constate ; alors, seulement, on peut commencer à rechercher des liens possibles avec le trauma.

Si ces traces ne provoquaient pas une situation de souffrance insupportable, comment se manifestaient-elles ? Tout simplement par cette constatation qui me venait à l'esprit soudainement à propos d'un comportement : « *Mais avant, je n'avais pas ce comportement, je ne faisais pas comme ça !* », ou encore par rapport à une émotion : « *Avant, je ne ressentais pas cela !* ». C'est la répétition de ce comportement, du ressenti d'une émotion qui me permettait de prendre conscience de quelque chose d'inhabituel ou d'inconnu dans la routine de mon quotidien en observant une différence par comparaison, entre l'avant et l'après de la maladie. Ces traces et ces modifications s'imposaient à moi ; elles se montraient sans signe *a priori* de leur origine, c'est en les interprétant, après avoir noté cette incongruité, qu'on les fait exister comme *trace* en leur attribuant une cause, le traumatisme.

Généralement, la trace manifeste la présence d'un objet qui a disparu, c'est ce qui reste ou ce qui subsiste de sa présence : « *Dans la visibilité de la trace, ce qui l'a engendrée se dérobe à nous et demeure invisible* » (Krämer, 2012, p. 4). Mais, dans le cas du cancer, il faut distinguer la trace du trauma, c'est-à-dire le choc provoqué par l'annonce du diagnostic, de celui de la maladie elle-même qu'on repère par les moyens radiologiques, avec cette particularité que la trace de cette dernière peut disparaître ou ne plus être visible, mais la maladie persister. Ainsi cette incertitude fait perdurer le traumatisme. C'est le paradoxe de la notion de trace qui renvoie à ce qui reste de perceptible d'un objet disparu, mais aussi, en science physique, en biologie ou en chimie, à ce qui est à peine perceptible, et se situe à la limite imperceptible d'un objet toujours présent.

La seconde difficulté est celle de la temporalité des traces et leurs contextes psycho-sociaux d'observation de leur existence, et éventuellement de leur disparition. La temporalité de la trace s'oppose à l'immédiateté de l'événement. L'événement est situé dans le temps, mais le traumatisme, cette trace sans l'objet d'origine, puisque le traitement est terminé, apparaît au cours de la période de rémission et se présente comme le résultat de l'onde du choc initial. Toutefois la disparition de la cause n'est pas l'oubli de celle-ci car le souvenir de l'événement peut se maintenir durant toute la vie de la personne, alors que les traces se sont progressivement estompées. La prise en compte du temps soulève des questions relatives à l'importance de la mémoire et les conditions d'interprétation des données que j'ai déjà évoquées dans la première partie.

Identifier une trace de l'événement suppose d'opérer une distinction entre ce qui est une trace et ce qui ne l'est pas. Mais ce qui apparaît rapidement, c'est un ensemble de liens et d'associations qui se produisent, ou le surgissement dans ma mémoire d'autres traces et d'autres événements. La difficulté majeure consistait pour moi à ne pas attribuer au cancer ce qui revenait à l'enfance en lui donnant ainsi une place prédominante dans mes interprétations et les difficultés rencontrées, alors que la source de la souffrance se situait avant le diagnostic de la maladie. Par exemple, comment choisir d'attribuer des états d'angoisse au cancer plutôt qu'à d'autres faits passés ou présents ? C'est probablement pendant la narration et le récit que se met en scène, dans notre imaginaire et mémoire, ce "jeu" entre des liens, des réseaux de traces qui permet le rétablissement d'une cohérence identitaire. Par conséquent, il me fallait être très attentif à la place dans le temps de ma position d'observateur par rapport à l'événement-cancer. J'ai rassemblé dans le schéma ci-après ces différentes relations entre la temporalité des traces et les positions d'observation de celles-ci (Vedelago, 2017, p. 169).

Effets de la temporalité sur le contenu du récit et des comportements au regard de ma posture de sociologue

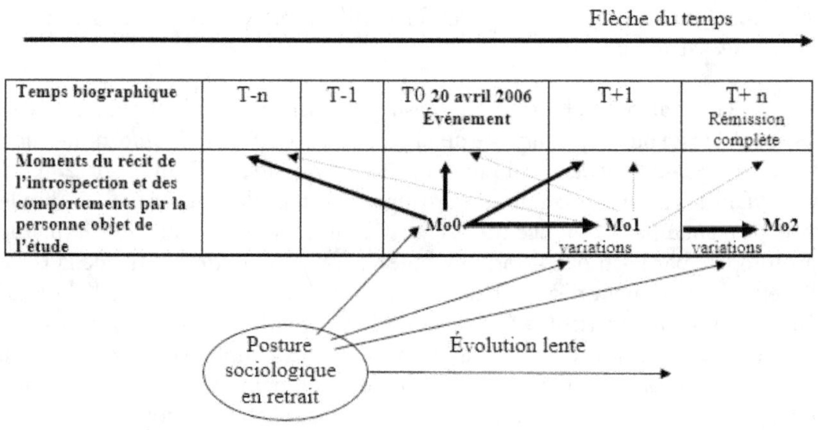

T = Date d'un fait.
Mo = Moment d'observation.
Mo0 = Moment inaugural de l'observation avec l'annonce du diagnostic.

Avec la figuration de la «*flèche du temps*», pour reprendre une expression propre au domaine de la physique, j'indique ici que le *Temps* (T) et les dates des faits s'écoulent toujours dans la même direction : de la naissance à la mort. Le point de départ du récit (T0) est connu, il s'agit de l'annonce du diagnostic. Même si celui-ci n'est pas toujours immédiatement pris en note, j'ai commencé à me créer un récit, pour moi-même, à travers cette «*parole intérieure*» (Chevalier, 2010). Le *Moment d'observation* (Mo) renvoie au présent, c'est un point sur cet axe, une date, comme un arrêt du temps ; on peut observer l'*intensité* ou la force de l'événement du moment fondateur ou d'un autre fait. Sa *position relative* dans ma biographie offre des *angles de vue* variables sur la trajectoire du temps, passé et avenir.

Les *moments* consistent en des étapes, des paliers ou encore des points situés sur mon parcours biographique. Ils peuvent correspondre à de nouveaux événements et des observations nouvelles, mais aussi à des interprétations du passé ou des projections différentes dans le futur. Des faits anciens n'ont pas forcément la même valeur émotionnelle en Mo2 qu'en Mo0, moment inaugural, devenant ainsi des *traces* de l'événement. Certains peuvent renvoyer aux différents scanners de contrôle, ou d'autres faits au cours de la vie professionnelle ou sociale. Le déplacement d'un *moment* à un autre (de Mo0 vers Mo1, Mo2, etc.) constitue une nouvelle position qui fait varier mes angles de vue sur la trajectoire et, par là même, en ouvre de nouveaux. La réalité que j'ai construite au cours de ma trajectoire concernant le passé, le présent et le futur, peut contenir ainsi des nuances, car les interprétations et surtout les émotions de mon vécu peuvent varier plus ou moins lorsque je m'éloigne de l'événement fondateur. C'est dans cette dynamique temporelle que se fait le travail d'oubli dans la mémoire et de réduction du traumatisme.

Mon récit biographique qui s'est constitué au fil du temps contient des *traces* d'origines variées : des souvenirs et des références antérieures à l'événement fondateur, des *traces* en cours de formation, non encore repérées comme telles, et celles définies par l'activité introspective, l'ensemble étant sujet à des variations interprétatives qui se stabilisent au cours du temps. Ainsi, j'étais toujours au croisement, ou au point de rencontre, d'une réflexion synchronique et diachronique, en particulier lorsque je décidais de prendre consciemment la posture du sociologue que j'ai symbolisée en la plaçant à l'extérieur du tableau, car elle relève d'une autre temporalité. Les référentiels conceptuels mobilisés dans l'analyse ne sont pas le produit de cette expérience, mais proviennent de corpus théoriques extérieurs et ne sont pas contraints par le déroulement de la maladie. J'ai cependant indiqué une «*évolution lente*» de cette posture, pour signifier que l'objet observé peut influencer le chercheur dans son activité et qu'on ne peut pas considérer la posture de ce dernier comme totalement figée.

Dans une étude sur les conversations, les confidences, que des femmes atteintes du cancer ont eues avec leur entourage durant la trajectoire de la maladie, Alexandra Thierry se demandait si «*les confidents qui envisagent le cancer sous l'angle de la guérison pensent réellement que le cancer du sein est une maladie qui se guérit, ou ont-ils développé cette représentation de la maladie par convenance ou pour se rassurer?*» et elle ajoutait, après l'analyse des entretiens qu'elles avaient réalisés : «*Nous ne sommes pas en mesure de répondre à cette question*» (Thierry, 2007, p. 110). À quelle réalité renvoient, ici, les entretiens recueillis des patients? N'aurait-on pas affaire à un récit contenant des dimensions *fictionnelles* sur la guérison? Dans mon écriture autobiographique, j'ai dû contrôler du mieux possible les risques d'une reconfiguration de l'expérience, mais il y a toujours une part d'autofiction présente dans mon récit, ne serait-ce que dans le découpage de mon histoire en phases et en lui donnant une intensité narrative différente, de celle qui serait produite par un regard extérieur sur mon vécu. Autrement dit, le récit, « *qui pourtant prend sa propre existence pour matériau de l'écriture* », « *n'est jamais, ne peut jamais être le simple reflet, la copie fidèle de celle-ci. Elle en est toujours une reconfiguration, ou plus exactement une transfiguration* » (Kilanie, 1998, p. 119).

Mais le plus important, c'est de pouvoir repérer dans le récit cette activité *fictionnelle*, sa fonction dans la recomposition de la trame symbolique de la vie d'après-cancer, ainsi que son émergence, sa durée, sa contribution au récit du patient. Ainsi, le référentiel concret de l'événement et sa fiction ne peuvent être considérés comme des objets indépendants et sans lien, s'opposant l'un l'autre, comme le *vrai* et le *faux*, mais plutôt comme deux registres qui cohabitent au sein même de ma "vie intérieure" et qui devaient être appréhendés dans leur mouvement. Le concept de fiction ne se restreint pas au champ de la littérature et de l'imaginaire narratif; étymologiquement et historiquement cette notion signifie en latin « *l'action de façonner, de feindre* », elle est aussi proche de la « *duperie* » ou de la « *tromperie* ». Bien qu'elle soit très polysémique, on peut dégager à la lecture des recherches de Jean-Marie Schaeffer et Dorrit Cohn (Schaeffer, 1999, et Cohn, 2001), trois types d'usage : *épistémologique*, *littéraire* et *expérientiel*.

Le premier, d'ordre épistémologique, renvoie à la problématique du rapport au réel et de la vérité. La notion évoque un discours documenté sur des objets concrets de référence, ou un discours conceptuel, résultat d'élaborations théoriques de type idéologique ou non scientifique. Le terme devient synonyme de faux, de contre-vérité ou d'erreur. En sociologie ou en anthropologie, les constructions théoriques ne sont jamais exemptes de toute imagination (Colleyn, 2005). La séparation entre l'« *individu* » et la « *société* » apparue avec les philosophes des Lumières, comme le concept de « *fait social* », sont des constructions socio-historiques et peuvent être considérées, à ce titre, comme des fictions théoriques nécessaires aux fondements et au développement de la sociologie (Mispelblom Beyer, 1995).

Le second usage correspond à un champ très large d'activités comprenant la littérature, l'art, le cinéma, les jeux vidéo... La fiction est définie comme un discours représentatif, « *mimétique* ». Elle évoque un univers d'expériences, se caractérisant souvent par la prédominance du style référentiel et décrivant des faits, des événements, des acteurs qui ne sont pas concrets, mais essentiellement le produit de l'imagination du narrateur. La question de la vérité ne se pose pas, comme dans le discours documentaire et scientifique, car celui-ci peut affirmer des choses fausses, sans que cela soit un mensonge, du fait que la seule référence est celle de son univers de croyances et non la réalité concrète. Le mécanisme fondamental est ici celui de la « *feintise ludique partagée* » (Schaeffer, 1999, p. 146).

Le troisième type, que j'ai dénommé *expérientiel*, est un prolongement de la notion d'*immersion fictionnelle* proposée par Schaeffer (*ibid.*, p. 215). Les deux types précédents renvoient à une situation de communication entre un auteur et un lecteur ou un spectateur. *L'immersion fictionnelle* se place du point de vue du récepteur en situation, faisant l'expérience de la fiction et où sa réalité se dissout momentanément dans un autre état mental. Dans une telle situation, le récepteur ou le spectateur vivent simultanément dans deux mondes : l'un réel, l'autre fictif. Ils se trouvent en état de *dédoublement* permanent. Dans les jeux de rôle, c'est une mise en situation, un état dynamique dans lequel ils peuvent totalement s'identifier à leur nouvelle réalité fictive. Le récit de vie ou l'autobiographie sont des exemples de cette fiction expérientielle, en particulier dans le cas où le référent du discours est un événement traumatique.

*

* *

Cependant, mon récit comme patient ne correspond pas totalement à ces définitions du concept de fiction, car les faits et les représentations que j'ai notés ne sont pas le produit de mon imagination, en tant qu'auteur. Mais on peut se demander si cette histoire de vie ne contiendrait pas des *dimensions fictionnelles*. En effet, pour des raisons multiples, liées à ma mémoire, à mes émotions, à mon anxiété, aux incertitudes de mes interprétations, à ma connaissance profane de la maladie, je sais que je ne pouvais jamais être totalement transparent mais produire par mon activité cognitive, en particulier dans mes états de semi-conscience entre le sommeil et la veille, des illusions sur ma situation de patient et le récit de mon histoire. Dans l'autobiographie, l'auteur et le narrateur sont la même personne, et le chercheur n'est pas seulement un facilitateur de la narration de l'expérience, mais aussi celui qui doit dénicher dans cette production signifiante, les propositions fictionnelles constitutives de la communication, au sein des interactions sociales. Les deux chapitres suivants porteront principalement sur la seconde période, allant d'août 2006 à fin 2015, année que je considère comme le moment de ma guérison totale, biologique et subjective. Le dernier chapitre clôturera l'ensemble de cette expérience.

RÉFÉRENCES BIBLIOGRAPHIQUES

AÏACH Pierre et DELANOË Daniel (1998), *L'Ère de la médicalisation.* Ecce homo sanitas, Paris, Écomomica.

AMSELLEM Norbert et BATAILLE Philippe (sous la dir. de) (2018), *Le Cancer : un regard sociologique. Biomédicalisation et parcours de soins*, Paris, La Découverte.

BLAIZAC Christine et DESMARCHELIER Francine (2006), « Cancers, croyances et spiritualités : la science à l'épreuve des croyances », *Bulletin infirmier du Cancer*, vol. 6, n° 2, juin, pp. 20-28.

BOURDON Marianne (2012), « Spiritualité et santé. Face à un diagnostic de cancer », *Le Journal des Psychologues*, vol. 303, n° 10, octobre, pp. 23-27.

BRONNER Gérald (2003), *L'Empire des croyances,* Paris, PUF.

CHEVALIER Jean-Claude (2010), « La parole intérieure », *Modèles linguistiques*, n° 3, décembre, pp. 123-126.

COHN Dorrit (2001), *Le Propre de la fiction*, trad. fr., Paris, Seuil (1re éd. en anglais : 2001).

COLLEYN Jean-Paul (2005), « Fiction et fictions en anthropologie », *Revue L'Homme*, n° 175-176, juillet-septembre, pp. 147-136.

DSM-IV (2013), *Manuel diagnostique et statistique des troubles mentaux* (*Diagnostic and Statistical Manual of Mental Disorders*), publié par l'*American Psychiatric Association*, Paris, Masson.

INCa (INSTITUT NATIONAL DU CANCER) (2010), *Plan cancer 2009-2013. Rapport d'étape au Président de la république,* Boulogne-Billancourt, www.e-cancer.fr.

INCa (INSTITUT NATIONAL DU CANCER) (2014), *La Vie deux ans après un diagnostic de cancer. De l'annonce à l'après cancer*, Boulogne-Billancourt, e-cancer.fr.

INCa (INSTITUT NATIONAL DU CANCER) (2018), *La Vie cinq ans après un diagnostic de cancer*, Boulogne-Billancourt, e-cancer.fr.

INCa (INSTITUT NATIONAL DU CANCER) (2019), *Les Cancers en France : l'essentiel des faits et chiffres*, Boulogne-Billancourt, e-cancer.fr.

INCa (INSTITUT NATIONAL DU CANCER) (2020), *Patients et proches. Se faire soigner, suivi et rémission*, Boulogne-Billancourt, e-cancer.fr.

KILANI Mondher (1998), « La place de la fiction dans la production de la connaissance anthropologique », *in* COQUIO Catherine et SALADO Régis (sous la dir.de), *Fiction et connaissance. Essais sur le savoir à l'œuvre et l'œuvre de fiction*, Paris, L'Harmattan, pp. 113-122.

KRÄMER Sybille (2012), « Qu'est-ce donc qu'une trace, et quelle est sa fonction épistémologique ? État des lieux », *Trivium,* n° 10, mars [En ligne].

LE CORROLLER-SORIANO Anne-Gaëlle, MALAVOLTI Laëtitia et MERMILLIOD Catherine (sous la dir. de) (2008), *La Vie deux ans après le diagnostic cancer*, Paris, DREES-INSERM, La Documentation française.

LIGUE CONTRE LE CANCER (2018), *Observatoire sociétal des cancers. Après un cancer Le combat continue*, Paris, www.ligue-cancer.net

LIGUE CONTRE LE CANCER, et INCa (2007), *Vivre pendant et après un cancer. Guide à l'usage des personnes malades et de leurs proches*, Boulogne-Billancourt, www.e-cancer.fr.

MARZORATI Chiara, RIVA Silvia et PRAVETTONI Gabriella. (2017), « Who is a cancer survivor ? A systematic review of published, definitions », *Journal of Cancer Education*, n° 32, juin, pp. 228-237.

MISPELBLOM BEYER Frederik (1995), « D'une fiction centrale de la sociologie : le couple individu-société », *L'Homme et la Société,* n° 116, mai-août, pp. 31-44.

OMS (ORGANISATION MONDIALE DE LA SANTÉ) (2003), *World Cancer Reports,* Communiqué de presse, site officiel de l'OMS.

PERETTI-WATEL Patrick, SEROR Valérie et SALIBA Marie-Laure (2008), « Qui sont ces patients qui se disent guéris ? », *in* LE CORROLLER-SORIANO Anne-Gaëlle *et al.* (coord. par), *La Vie deux ans après le diagnostic de cancer, op.cit.*, pp. 63-73.

SCHAEFFER Jean-Marie (1999), *Pourquoi la fiction ?*, Paris, Seuil.

TARQUINIO Cyril et MONTEL Sébastien (2014), *Les Psychotraumatismes. Histoire, concepts et applications*, Paris, Dunod.

THIERRY Alexandra (2007), « Les confidences : lieu d'échanges et de savoirs profanes sur le cancer », *Sociologie santé*, vol. 26, n° 2, juin, pp. 105-121.

VEDELAGO François (1997), « Le sentiment de l'absurde dans la mise en œuvre des politiques sanitaires et sociales », *Sociologie Santé,* n° 17, décembre, pp. 29-48.

VEDELAGO François (2014), « Place, fonction et effets de l'indicible dans les échanges sociaux. Étude de situations dans le champ de la santé et du sport », *in* FERRÉOL Gilles (sous la dir. de), *Sport, santé et cohésion sociale,* Louvain-la-Neuve, EME, pp. 115-132.

VEDELAGO François (2017), « Réminiscences, traces et cognition : formation de protections contre l'angoisse après un événement traumatique », *in* FERRÉOL Gilles (sous la dir. de), *Traces et mémoires*, Louvain-la-Neuve, EME, pp. 167-176.

CHAPITRE 8

DE L'EMPRISE DE LA MALADIE SUR SOI À LA RE-PRISE DE SOI

Si je ne reconnaissais pas certains de mes comportements, je n'étais pas pour autant devenu un autre, au contraire je me percevais davantage moi-même, fortement ancré dans mon histoire biographique. L'évolution positive de mon état de santé m'a fait apparaître une nette distinction entre le registre bio-médical de la maladie, et ses représentations sociales intériorisées. Ces dernières gravées dans la tradition étaient en retard sur l'évolution des connaissances, des techniques et des traitements de la maladie. D'une certaine manière, comme l'écrivait Marx à propos d'un autre problème, «*la tradition de toutes les générations mortes pèse d'un poids très lourd sur le cerveau des vivants*» (Marx, 1969, p. 15). Pour moi, la fin du traitement n'a pas été le signe très attendu d'une prise de distance avec la maladie. Celle-ci a continué d'exercer une *emprise* considérable sur mes pensées, pendant plusieurs années. Tous les jours, je m'endormais et me réveillais en pensant à mon expérience du cancer, c'était devenu une obsession. Cela se caractérisait par des idées, des images ou des intrusions qui s'insinuaient dans mon esprit, contre ma volonté, et en dépit de mes efforts pour les refouler ou y résister. C'était à la fois le cancer lui-même avec la crainte de la rechute et l'ensemble de l'expérience qui persistaient et affleuraient sans cesse à ma conscience.

*

* *

I. LE RETOUR D'UNE VIE IMAGINAIRE

A. L'obsession du cancer

Quelques mois après l'opération, sans traitement complémentaire, et le scanner de contrôle n'ayant pas révélé de trace de la maladie, j'entrais rapidement dans la phase *post-liminale* celle de la *rémission complète* ou de *l'après-cancer*. La peur, comme réaction émotionnelle très forte et immédiate face à un danger qui nous surprend, s'était estompée et je changeais de temporalité. Je n'étais plus constamment pris dans l'immédiateté de l'action, passant de l'attente d'un résultat d'examen à celle d'un nouvel examen et du traitement. Je pouvais me fixer un objectif à moyen terme : la guérison dans les cinq prochaines années et, je savais que je pouvais contribuer, en partie, à la réalisation de ce but en continuant de ne plus fumer, *jamais* ! Mon espace-temps s'agrandissait et, moins pris par l'imminence de la menace, j'avais davantage de disponibilité d'esprit pour un *retour sur soi*, qui, en réalité, s'imposait à moi, et le développement d'un imaginaire de cette expérience considéré dans sa globalité.

Couramment, le terme d'*emprise* renvoie à l'existence d'un ascendant intellectuel ou moral exercé par quelqu'un ou quelque chose sur un individu. Il est fondé sur la contrainte psychique, ou la force et la puissance. Les comportements pervers, d'embrigadement, de tyrannie par un individu ou un groupe à l'égard d'une ou plusieurs personnes construisent cet enfermement de l'autre. Le terme apparaît chez Freud dès 1905, mais il demeure un concept flou, difficilement situé aux confins du psychique et de l'instinct, mal-aimé des psychanalystes (Ferrant, 2001). Cette notion sera développée ensuite par le psychosociologue Max Pagès, qui l'inscrit dans le champ conceptuel de la régulation sociale et la propose comme une traduction de la notion de *social control*, présente dans la sociologie américaine, laquelle définit des relations d'influence et de contraintes psychologiques sur les comportements d'autrui (Pagès, 1967).

Dans son étude sur les idéologies, Pierre Ansart analyse «*le pouvoir symbolique*» et «*les rapports de domination inscrits dans le système d'emprise idéologique*» (Ansart, 1974). Dans cette perspective, la relation d'*emprise* n'est plus réduite seulement à des interactions entre des individus, mais s'élargit à la contrainte psychique exercée par des idées, des représentations, des croyances et on pourrait également ajouter par le monde des objets (Baudrillard, 1968 ; Kaufmann, 1997). Ainsi, le cancer en tant que manifestation biologique avec ses effets et les cadres sociaux qui l'accompagnent et se conjuguent (représentations sociales, institutions de soins, diffusion d'informations diverses) exerçait sur mon imaginaire, par l'enchaînement de ces différentes dimensions, une *emprise symbolique*, et j'avais le sentiment de ne pas pouvoir maîtriser mes pensées. Ce poids psychique entraînait une fermeture sur moi-même en se manifestant par des formes de déstabilisation de certains comportements et un sentiment de perte de soi, et d'autonomie.

Le contenu de cette obsession était très varié : cela allait du parcours de malade et de mes relations avec les soignants, aux conversations avec des amis, des parents, des voisins, des lectures, des souvenirs biographiques, etc. Tous ces rappels de micro-événements s'imposaient à ma conscience à n'importe quel moment de la journée ou dans un état de semi-conscience mais, plus particulièrement, le matin, au premier éveil. Ma conscience pouvait aussi demeurer fixée sur une idée intrusive qui revenait en boucle, ce qui m'empêchait finalement de penser. C'était comme si un objet venait s'introduire dans mon imaginaire pour empêcher tout moment de vide ou l'apparition d'une nouvelle idée. Mais si les faits et les réflexions semblaient parvenir pêle-mêle à ma conscience, la remémoration du traumatisme et de diverses situations procédait selon des liens à la signification évidente ou à interpréter. Cela m'amenait également à revoir d'autres scènes antérieures plus ou moins dramatiques. Cette obsession du cancer allait en réalité au-delà de ce dernier événement et formait un réseau dramaturgique au sein de ma biographie en procédant par associations successives dans ma mémoire.

La source de cette emprise était, bien sûr, l'angoisse de la récidive ou de la rechute après la période de rémission complète. Nul n'est préparé à endosser le rôle de malade du cancer, on se socialise au fur et à mesure de son parcours de soins et au sein des réseaux sociaux. C'est ainsi que j'avais été impressionné, lors du séjour en centre de rééducation, par un résident qui racontait ses cinq cancers et en décrivait les marques sur son corps, notamment les cicatrices de deux cancers du poumon. Les risques de rechute et de nouveau cancer s'étaient alors profondément enracinés en moi et cela d'autant plus que le flou médical entretenait cette incertitude. Je craignais que la rechute puisse être pire et que le pronostic vital soit engagé, bref, que l'angoisse de mort ressurgisse. Je ne savais pas quand et comment serait cette récidive éventuelle, mais je pensais que le risque serait plus important : un second "mal" s'ajoutant au premier ne pouvait avoir que des conséquences plus graves ! Ce qui n'était que le pur produit de mon imagination. L'expression «*Avoir une épée de Damoclès au-dessus de la tête*», fortement inscrite dans les représentations sociales du cancer, illustre ce sentiment d'un péril permanent. Plusieurs termes sont employés pour évoquer cette idée de crainte : inquiétude, stress, anxiété, angoisse de quelque chose ou de quelqu'un. Ils renvoient à des degrés différents de cette tension et je les percevais assez bien, l'inquiétude en étant le plus faible degré et l'angoisse, le plus élevé. Dans les paragraphes suivants, je montrerai de quelle manière je me protégeais de cette angoisse et comment la distinction entre ces niveaux me permettait de mieux "gérer" ces émotions.

Personne n'échappe au trouble, au doute sur soi, à l'inquiétude de l'inconnu ou encore au stress, c'est le propre de notre condition. C'est une réaction physiologique et psychologique normale, le stress survient en cas de pression ou d'agression par notre environnement. Toutefois, la distinction entre les degrés d'intensité des deux notions d'anxiété et d'angoisse était plus appropriée, à ma situation post-traitement. L'anxiété est un sentiment diffus et constant de crainte, tandis que l'angoisse vécue de manière très intense et ponctuelle, s'accompagne souvent de signes physiques. Cependant, je n'ai plus ressenti, comme lors de l'annonce de mon cancer, la peur de la mort qui en est l'objet-source. Ce n'était plus un danger imminent ou très proche comme je l'avais éprouvé, l'horizon s'était légèrement éclairci après l'opération. Ainsi la peur s'était muée en une anxiété diffuse et durable et, n'ayant jamais pris de médicaments pour stabiliser ces émotions, je discernais nettement ce passage de l'anxiété à l'angoisse dans certaines circonstances particulières, comme avant les scanners de contrôle. Ces états d'angoisse s'accompagnaient toujours de signes physiques caractéristiques comme l'augmentation de la chaleur du corps, l'accélération des battements du cœur, une difficulté respiratoire, etc. Au cours des années, j'apprenais à évaluer ces fluctuations de l'anxiété à l'angoisse, afin de pouvoir anticiper sur mes comportements à tenir.

Dans la vie quotidienne, des situations particulières me rappelaient assez fréquemment le drame de cette maladie, des membres de mon entourage étaient diagnostiqués, chaque année était endeuillée par un ou deux décès. Les médias rappelaient aussi une présence continue de cette maladie. Par conséquent, en plus du traumatisme, cette *emprise* était aussi entretenue par un ensemble d'événements et de signes, et elle s'est maintenue avec une grande intensité pendant plusieurs années. Ce récit intérieur sur mon expérience devenait une véritable obsession, car je ne parvenais pas à chasser, malgré mes efforts, ces images et ces idées qui s'imposaient à moi. Outre la contrainte psychique que cela représentait, il y avait quelque chose d'absurde dans cette répétition incessante ou dans cet « *éternel retour du même* ». En novembre 2011, soit cinq années après mon opération, je notais que j'oubliais quelques faits, et plus exactement qu'il me fallait un peu de temps pour me les rappeler et en rétablir l'ordre chronologique. En lisant mes premières notes, je ne ressentais plus la même intensité émotionnelle, l'*emprise* de la maladie sur mon imaginaire diminuait, et elle avait certainement commencé à diminuer avant, mais je ne l'avais pas nettement perçue. Je notais, en août 2013, que « *je ne me levais plus en pensant à la maladie, mais à mes activités de la journée* ». La sortie de cette emprise, subjective, de la maladie m'est apparue comme un processus très long.

Le dernier moment d'une forte "crise d'angoisse" que je décrirai dans un prochain paragraphe a eu lieu en 2018, douze années après le diagnostic. L'avant-dernier état psychologique de ce type s'était déroulé trois années plus tôt, en 2015. Ces deux dates indiquent l'affaiblissement de cette tension au cours des quatorze années qui se sont écoulées depuis le diagnostic. L'emprise renvoie à l'idée de mouvements, d'alternance entre des moments de tension, dans lesquels le poids des représentations et des effets traumatisants réapparaît, et des moments où j'évoluais vers une *reprise de soi*, ou maîtrise de soi. Cependant, l'image que j'avais de ces mouvements au fil des années n'était pas celle de la circularité, mais celle d'une courbe sinusoïdale autour d'un axe, au final, ascendant, les intervalles entre les moments d'angoisse devenant de plus en plus grands en fonction du temps et perceptibles, *a posteriori*. Cette trajectoire positive soutenait le développement de mes capacités de « *reprise de soi* » ou d'*auto-emprise*.

B. La sensation de dérive

En quittant l'hôpital, le chirurgien m'avait donné rendez-vous deux mois plus tard, début août 2006, pour faire le point sur l'évolution post-opératoire. Tout semblait se dérouler normalement. La prochaine rencontre se situait après le premier scanner de contrôle prévu au mois de décembre de la même année. J'entrais dans cette nouvelle phase d'« *après-cancer* » avec les préoccupations de la vie sociale et familiale ordinaire et, en particulier, les questions médico-administratives qui entouraient mon arrêt de travail. Dès le retour chez moi j'effectuais des séances de rééducation orthophonique afin de favoriser le rétablissement de ma voix et le succès de celles-ci allait conditionner la reprise de mon activité d'enseignant. Trois mois après le début de cette rééducation, à raison de deux séances par semaine, l'orthophoniste un peu désespérée de ne voir aucune amélioration m'adressa à une collègue plus spécialisée sur ces problèmes. Au même moment, je rencontrais le médecin du travail pour la prolongation de mon arrêt maladie : ne pouvant pas parler, je ne pouvais pas enseigner ! Ainsi, je recevais rapidement ma notification d'un congé longue maladie de six mois, ce qui me conduisait jusqu'au mois de mars de l'année suivante.

Ce mois d'octobre 2006 a été un peu particulier, je ne pouvais quasiment pas sortir de chez moi, sauf pour les activités de rééducation. Je marchais tous les jours entre deux et quatre heures et ma condition s'améliorait régulièrement, ce qui me redonnait un peu d'optimisme. À la fin d'une conversation avec un ami, trois mois après la fin de mon hospitalisation, il m'avait dit ceci : «*Oh toi, fais attention, tu es en train de déprimer !*» J'étais très surpris, car justement je venais de terminer mon propos en lui disant que «*j'avais l'impression d'une grande force en moi, d'une énergie incroyable, comme le moteur d'une Ferrari, mais* [qu]*'il ne fallait pas que je sorte de la piste, je m'imaginais sur une crête pouvant tomber d'un côté ou de l'autre*». Cet important décalage entre ce que je ressentais et son observation s'est profondément inscrit dans mes souvenirs. Aujourd'hui, j'en ai toujours une vision très claire. Bien sûr, j'ai haussé les épaules : «*Moi déprimer, non pas du tout ! Ma forme s'améliore de jour en jour*», lui ai-je répondu. Pourtant, ce sentiment de flottement, de désorientation, de dérive, en un mot de *perte de contrôle* de moi-même éprouvé pendant cette brève période, allait épisodiquement me questionner. C'est lorsque j'ai entrepris l'analyse de mon expérience que les échanges avec mon épouse m'ont permis de mieux comprendre ce qui se jouait à ce moment-là.

Au contexte décrit précédemment, s'ajoutait le retour de l'envie de fumer qui revenait avec davantage d'intensité. Je mobilisais cette image absurde, venue à mon esprit lors de mon séjour à l'hôpital, selon laquelle la fumée pouvait se répandre dans mon corps, provoquant un effet nuisible. J'ai bien résisté au retour de cette appétence qui contribuait à cette impression de déstabilisation, bien qu'étant un indicateur d'une évolution intérieure. Trois faits nouveaux se sont également conjugués au cours de cette période pour provoquer ce que j'ai appelé un état de «*déprime*» : le mariage de ma fille, dont mon épouse a assuré la préparation, étant donné mes limites physiques ; la sensation de l'écoulement du temps depuis la sortie de l'hôpital ; enfin, le rapprochement de la date de mon premier scanner de contrôle. Ce sont peut-être toutes ces dimensions liées entre elles qui ont créé un contexte nouveau. L'arrêt de travail de neuf mois au total, et sans pouvoir parler, provoquait également une situation d'incertitude quant à la possibilité de retrouver une voix suffisante pour l'enseignement.

J'ai employé le terme familier de «*déprime*», de préférence à celui d'état «*dépressif*» qui appartient au vocabulaire de la psychologie et de la médecine et renvoie à une définition et un diagnostic établis dans ces domaines scientifiques. De plus, si tel avait été le cas, j'aurais certainement été contraint de consulter mon médecin traitant. Entre ces deux termes, il s'agit en réalité d'une question de degré, le sentiment de déprime étant une forme très atténuée et moins complexe que la dépression. La déprime, comme expérience d'un «*passage à vide*», ne dure pas, c'est un état court, alors que la dépression est une véritable maladie qui peut se prolonger pendant de nombreuses années. Cette dernière correspond à un état de consomption continu et profond. Pendant cette phase, je ressentais un déséquilibre permanent, une instabilité intérieure, un certain débordement de mes émotions, d'où ce sentiment de *perte de contrôle*, d'absence de maîtrise de moi-même. Il y avait en moi une collision entre le passé qui s'invitait à ma conscience et l'angoisse du futur immédiat sous-tendu par cette question qui devenait de plus en plus fréquente : « *Et si les résultats du scanner étaient mauvais ?* » Je ne voulais pas penser plus loin troublé par cette interrogation. Je pressentais qu'allait revenir ce sentiment d'effroi qui suscitait une perte de l'espoir, apparu après l'opération. Ainsi, j'étais tourmenté par cette agitation d'émotions faisant émerger tristesse et souffrance existentielle que seule une attitude fataliste pouvait contenir. J'avais cette sensation de *dérive*, comme si je ressentais des forces irrésistibles qui m'entraînaient et qu'en même temps mon dispositif psychologique de contrôle ne fonctionnait plus.

Les trois faits évoqués plus haut produisaient en moi un état d'entre-deux : j'avais quitté le système de soins avec la réassurance et la protection apportée par les soignants et je ressentais alors une certaine solitude, sans aucune information nouvelle sur mon état de santé en attendant le prochain scanner de contrôle. En même temps, le mariage de ma fille me réjouissait, mais mon impossibilité à parler m'exposait comme cancéreux et provoquait inévitablement un retour mélancolique sur mon histoire biographique et, plus largement, familiale. Enfin, chaque jour qui me rapprochait de la date du prochain scanner faisait monter l'inquiétude du résultat et, avec l'angoisse de la rechute, se rejouait la sensation d'effroi que crée la peur. Cette force que je sentais en moi et qui pouvait m'emporter n'était qu'une agitation suscitée par ce flot d'émotions qui n'arrivait pas à s'exprimer, me donnant cette sensation de vacillement et de dérive. Je ressentais une sorte d'impuissance, du fait de ce *double* mouvement interne : à la fois cette profusion d'émotions, mais aussi mon incapacité à les réguler, cette sensation d'abattement ou d'accablement dans laquelle l'accumulation des faits et des émotions effaçait toute temporalité, rendait ainsi le présent insupportable. La seule issue que j'avais trouvée dans ces moments de *déprime* était de m'appuyer sur ce qui me coûtait le moins au niveau psychologique, à savoir aller courir. Le sport était pour moi un bon recours car j'ai toujours aimé l'activité physique.

C. L'immersion fictionnelle

1. Mon auto-fiction protectrice

Au moment de l'entretien de sortie de mon séjour à l'hôpital, le chirurgien avait hésité un instant, fallait-il compléter le traitement par une chimiothérapie ou une radiothérapie supplémentaire ? Finalement, il avait conclu qu'un scanner de contrôle rapproché, six mois plus tard, permettrait d'évaluer la situation. Quand j'ai pris mon rendez-vous pour le scanner, je me suis souvenu de cette hésitation, qui, évidemment, allait contribuer à la montée de mon angoisse vis-à-vis du résultat. Deux mois et demi avant la date prévue, en décembre 2006, à la prise de rendez-vous avec le service d'imagerie médicale, l'inquiétude se faisait déjà plus pressante. Après les formalités administratives, on m'a indiqué le chemin : « *Vous passez cette porte, puis vous aurez un long couloir et au bout vous prenez l'ascenseur pour descendre au sous-sol et vous serez arrivé.* » Une fois le battant de la porte franchie, j'ai emprunté ce long couloir, très long couloir, qui me conduisait à la salle d'imagerie située au sous-sol. Il était balisé par des flèches au sol indiquant les différents secteurs et notamment, celui de radiologie IRM. Je prenais, au bout de celui-ci, un ascenseur qui descendait au service de radiologie et à la salle d'attente. Durant ce parcours, l'angoisse ne cessait de croître, d'autant plus que j'étais entouré de patients qui venaient probablement pour la même raison que moi.

Une fois l'examen terminé, le radiologue m'a fait attendre. Il souhaitait « *me parler* ». L'angoisse du résultat était à son comble, j'avais le souvenir du premier radiologue, huit mois auparavant, qui m'annonçait l'existence d'un nodule. La maladie était-elle encore là, était-ce la rechute ou non ? Avec une grande attention, il m'a informé des bons résultats : il n'y avait pas de traces visibles de reprise, j'en ai été évidemment très soulagé. Mais surtout, en revenant vers ma voiture au parking, j'ai eu l'impression d'avoir fait le parcours de la mort ou de la vie, selon la nature des résultats. Ensuite, cette image m'a toujours accompagné lors de mes autres visites et je nommais ce couloir le « *couloir de la mort* », c'est une image qui s'est enracinée dans ma mémoire. Lors de mes scanners suivants, je disais à mon épouse que j'avais pris rendez-vous pour le « *couloir de la mort* », elle n'aimait pas du tout, pensant que cette image tragique m'enfermait dans mon angoisse.

L'expression « *le couloir de la mort* » était devenue ma manière de désigner les visites dans le service d'imageries, lors des années suivantes. La comparaison entre ce couloir d'hôpital et celui d'une prison est d'emblée surprenante, d'autant plus qu'elle persistera dans le temps. Celle-ci n'émerge pas d'une expérience en la matière, car je ne suis jamais allé dans une prison pour quelque raison que ce soit. En revanche, je reliais spontanément des dispositions spatiales de l'hôpital, à savoir ce long couloir, à une situation physique comparable provenant de mon imaginaire et vraisemblablement de films sur les prisons américaines ou des reportages, des lectures, bref, de ma culture personnelle. Mais comment et pourquoi était-il possible de faire ce rapprochement entre un couloir d'hôpital et celui d'une prison, apparemment sans lien, qui accentuait et consolidait le ressenti *a priori* dramatique de ce contrôle médical ?

Il ne s'agit pas à proprement parler d'une comparaison. La similarité est partielle, et concerne quelques aspects physiques, spatiaux, c'est une image qui produit du sens, mais nettement décalée au regard de la situation objective. D'ailleurs, lorsque je racontais cette image à mon épouse, cette dramatisation lui paraissait outrancière. Évidemment, je savais par avance que je ne pouvais pas dire cela de manière indifférenciée à mon entourage, car ce n'était pas compréhensible, c'était *indicible*, parce qu'*inaudible*, j'aurais eu le sentiment d'être incompris et je me serais retrouvé seul face à ma fiction. Car autrui ne pouvait s'immerger dans cette situation imaginaire et en, particulier, dans son processus de formation pour en comprendre les liens linguistiques et la logique qui présidait, pour moi, à cette image. Vivre le cancer aurait pu alors « *être ressenti à certains moments comme un exil intérieur, solitaire et froid, une expérience incommunicable. Je ne l'ai pas voulu, mais ce fut assez fréquemment mon cas* » (Dermenjian, 2014, p. 10).

Au fond, il s'agissait d'un *jeu* avec les mots, incompréhensible pour les autres car les liens sont ici de type linguistique à partir de mes perceptions en situation : un couloir dans un grand bâtiment, habité, comme il en existe beaucoup, et la mort, dans l'un des cas liés aux représentations du cancer et dans l'autre comme résultat d'une décision de justice. Par cette figure de style, je me transposais dans une situation fictive, fuyant la situation réelle pour une autre plus dramatique, mais que je savais fausse. Il ne faisait aucun doute pour moi qu'au bout du couloir de cet hôpital il n'y avait pas la mort, il s'agissait plutôt d'une *métonymie*, cette figure de style qui consiste à remplacer un concept ou un objet par un autre avec lequel il entretient généralement un lien logique. Dans cette situation, il s'agissait plutôt d'un lien linguistique, qui par proximité, faisait substituer à l'expression « *couloir pour le scanner* » celle de « *couloir de la mort* ». Avec cette invention de langage, je me créais une *situation fictive* ayant une double fonction : d'une part, celle d'une fuite du présent par le *déplacement* imaginaire dans un autre contexte, sans aucun lien, une diversion en quelque sorte, et cette expression condensait la complexité confuse de mes sentiments qui se traduisait par cette formule imagée et frappante ; de l'autre, cette auto-fiction pourrait s'avérer vraiment réelle, anticipatrice d'un résultat positif du scanner (existence de traces de la maladie), elle aurait eu alors une fonction de préparation psychologique à cette nouvelle annonce. N'ayant plus d'effet de surprise, je ne serai pas plongé dans un immense désarroi mais ressentant plutôt un certain fatalisme. Ce travail de l'imaginaire constituait une forme d'adaptation à l'incertitude du résultat, par la construction d'une histoire, d'un scénario comme si j'étais, pour un instant, un personnage de roman échappant à sa réalité (Vedelago, 2020, p. 95). Je ne peux pas dire comment j'aurais vécu cette nouvelle annonce, mais je me demande comment je réagirais si cela devait se présenter un jour.

La mise en récit de cette production imaginaire écrase la temporalité du processus et donne l'impression que j'avais élaboré cette explication après l'existence de cette image. En réalité non, cette image a fait irruption. Elle était là, parfois j'y pensais, elle m'amusait, je trouvais ça drôle d'avoir cette idée, mais je n'avais aucune explication quant à cette intrusion dans mon esprit, en particulier quelques mois avant les scanners de contrôle, en septembre de chaque année. C'était le moment où je prenais mon rendez-vous, pour le mois de décembre, en respectant ainsi la régularité de ceux-ci. Rapidement, j'avais noté son apparition après le premier scanner, mais c'est plusieurs années plus tard, au moment de mes premiers écrits, que j'ai commencé à comprendre ce qui se passait mentalement. Par conséquent, on peut se demander pourquoi cette pensée n'a jamais été angoissante, alors que je n'avais aucune explication à cette idée et qu'elle pouvait être interprétée comme si je me complaisais moi-même dans cet état d'angoisse auto-produisant un renforcement de celui-ci. On peut également constater que l'explication psycholinguistique de ce processus vient *a posteriori*. Quelle pouvait donc être son utilité sur ma conduite à tenir ? Elle avait essentiellement une fonction symbolique de réassurance.

Comment comprendre ce qui se passait ? Ce n'était pas seulement l'écriture en tant que telle ou la prise de notes, ni le fait de la narration qui réduisait l'angoisse et son expression, produisant ainsi cet effet apaisant, c'était le processus cognitif de ce jeu de mots ironique qui me permettait d'opérer un *déplacement* de mes pensées vers un objet irréel. Finalement, je considérais mon état sans inquiétude ou sans angoisse, mais comme quelque chose qui advient et que je pouvais mettre à distance par cette image qui créait une barrière entre l'instant présent et la réalité à venir. Je résistais dans l'attente du scanner, en me projetant dans quelque chose que je savais irréel et même stupide. J'étais bien conscient de l'exagération de cette image et, certainement, celle-ci mobilisait mon esprit sur un ailleurs. Cette comparaison entre le réel et l'image avait pour effet immédiat de réduire le danger de ma situation, ici et maintenant, et par conséquent de minimiser également le bien-fondé de cette *poussée*, et non crise d'angoisse. Je laissais se développer cette image en moi, je me racontais une *fiction* et, par là même, je m'observais, je m'évaluais, contrôlant de ce fait mon degré d'angoisse. Ce jeu de langage « *couloir pour aller au scanner / couloir de la mort* », qui consistait à me faire peur du résultat à venir afin d'avoir moins peur ensuite, créait un espace potentiel, une forme de distanciation entre l'angoisse des résultats du scanner, le fait extérieur menaçant, et moi-même. Il y avait quelque chose de spontané dans cette attitude de mise à distance, sans aucune compréhension simultanée du processus en train de se réaliser.

Je pense que cette attitude de distanciation provenait d'une habitude que j'avais développée lorsque j'étais très jeune directeur d'une association. Totalement inexpérimenté en matière de gestion du personnel, de gestion de projets, de gestion financière et de négociations avec des partenaires, je n'avais comme seul atout que mes connaissances en sociologie des organisations et des politiques publiques. J'étais confronté à des problèmes dont je n'avais qu'une approche livresque et aucunement pratique, aussi les difficultés diverses de management me procuraient un stress très important. J'avais donc pris cette habitude de noter, tracer des tableaux, faire des colonnes (pour/contre, avantages/inconvénients, etc.) pour tout ce qui était anxiogène. Je noircissais du papier que je jetais par la suite lorsque j'avais pris mes décisions. En fait, je me créais un dispositif d'attention à mes émotions, à mes réactions et de définition de mes comportements d'adaptation à l'enjeu réel et non imaginaire. Je crois que cette capacité à laisser aller mes émotions à travers ces notes avait développé cette sensibilité à celles-ci et contribué à cette activité imaginaire.

2. *Une trace rassurante*

Au cours de l'année 2008, un souvenir reviendra avec insistance dans mes pensées, toutefois je ne sais pas exactement quand il a émergé dans ma conscience. Au début, il était épisodique et je n'y ai guère prêté attention. Pour moi, il s'agissait d'un fait anodin qui faisait partie de mon histoire familiale et plus largement des agriculteurs dans les années 1950. Il s'agissait de la « *tuerie du cochon* » ou encore appelée la « *tuaille du cochon* » ou la « *tue du cochon* » qui se déroulait chaque année dans les fermes. Au cours des rencontres avec mon entourage, famille, voisins, collègues, j'ai été amené à décrire très souvent le déroulement de mon opération : mon premier souvenir est évidemment post-opératoire puisque j'étais sous anesthésie générale. Il commençait lorsque le chirurgien m'avait soulevé la paupière en me demandant : « *Est-ce que vous m'entendez ?* » Je me vois allongé sur le ventre, sur un plan incliné vers l'avant, tête tournée vers la gauche, reposant sur la joue droite, la bouche ouverte et le bras gauche pendant vers le sol. J'ai toujours pensé que j'étais également dans cette position sur la table d'opération lorsque l'équipe chirurgicale s'activait autour de moi. Cette position de mon corps ressemblait étrangement à la scène traditionnelle de la tuerie du cochon à laquelle je participais chez moi pendant mon enfance et mon adolescence. L'animal était placé sur le côté et les pattes attachées à une échelle inclinée. La similitude était frappante avec la position que j'avais imaginée de mon opération et elle correspondait à mon premier souvenir, lors de mon réveil avec une légère différence, à savoir que pendant l'opération j'étais allongé sur le côté, le bras gauche dans le prolongement du corps.

Quand je me remémorais et présentais le déroulement de mon opération, en réalité je décrivais des souvenirs d'avant et d'après, mais aucunement pendant celle-ci puisque j'étais inconscient. Cependant mon récit, bien qu'inséré dans le réel en tant que récit biographique et historique sur une période très récente, était en partie un récit fictionnel dans la mesure où le fonctionnement cognitif au sortir d'une telle opération est particulièrement perturbé et vague pendant près de 72 heures. Mon récit ultérieur opérait une reconfiguration temporelle des faits et des événements (Ricœur, 1983). Le lien entre le discours et l'objet demeurait incertain ou flou, ce qui exigeait une reconfiguration du lien ou une « *refiguration* » des significations avec le monde réel. C'est dans ce grand vide, cette béance, que s'introduisent l'imaginaire et les élaborations cognitives qui permettent à des propositions fictionnelles de proposer un sens sur des parties de l'expérience vécue, restées encore floues. C'est ainsi que cette image est venue insensiblement se greffer sur celle de ma position que j'avais supposée sur la table d'opération.

Si j'avais noté la chronologie du déroulement de mon hospitalisation et d'autres impressions, je n'ai pas relevé la date exacte de la première émergence de cette image. Je sais qu'elle est apparue lentement dans mon imaginaire, mais de façon tenace, et je me suis longtemps satisfait d'une compréhension fondée sur l'association des deux positions dont le lien était la mort. Je ne l'aimais pas et je ne l'évoquais jamais, elle était non seulement *indicible*, mais je cherchais toujours à l'oublier. Pendant plusieurs années, jusqu'en juin 2011, lorsque j'ai entrepris mon projet d'écriture, cette image m'était insupportable parce qu'elle représentait la mort. Mais après la rémission complète, lorsque l'immédiateté de ma mort s'est éloignée, le malaise que provoquait cette image a persisté, il y avait donc une autre explication. En réalité, deux dimensions, de deux registres différents, se combinaient pour créer cette tension interne : l'une psychologique, la plus évidente avec l'angoisse de la mort : l'autre sociologique, plus inavouable, quelque chose de profondément ancré en moi, un sentiment de *honte* sur lequel je reviendrai dans le chapitre suivant.

J'observais que la position de mon corps pendant cette lourde opération avait en quelque sorte "amorcé" et ramené à ma conscience des traces d'une expérience de mon enfance après un processus de remémoration qui s'était opéré très lentement. Je n'avais certainement pas oublié ces moments agréables d'hiver, mais je n'avais pas eu l'occasion de les évoquer depuis de très nombreuses années. Ce souvenir, en établissant un lien direct avec mon enfance, restaurait une continuité biographique et profondément identitaire. Mais en réalité et de manière surprenante, il s'agissait d'une association entre deux faits qui se constituaient plutôt sur la forme que sur le fond. En prenant une métaphore chimique, la *trace* se présente comme un précipité d'images, de relations, de faits, que le bouillonnement des émotions lie entre eux. L'onde de choc de l'événement traumatique déplie des expériences passées, condensées dans ces traces. L'accrochage à ces traces anciennes peut être interprété comme une tentative non consciente de remettre "en route" le fonctionnement psychique, c'est-à-dire le travail d'élaboration face à une situation paralysante, surtout au début de la maladie, par l'effet d'effroi et la sidération. La mort, réelle dans le cas de l'animal, hypothétique dans le cas du malade, constitue le point commun fondamental entre ces deux scènes, mais avec toutefois une différence très importante entre ces deux évocations. Dans le premier cas, il s'agit d'une scène socialement codifiée et qui renvoie traditionnellement à la fête, à la convivialité : des oncles et des tantes venaient aider, c'étaient deux jours de festivités, alors que la seconde situation soulève une intense angoisse de mort. C'est le paradoxe inattendu de cette métaphore car son contenu ne reflète pas, comme une simple image, la scène de l'opération, elle n'est pas une simple comparaison, c'est tout l'inverse. Dans le premier cas, c'est une mise à mort de l'animal ; dans le second, il s'agit de sauver une personne. S'il y a de nombreuses similitudes entre les deux scènes, les positions des corps, les personnes qui s'agitent autour, les finalités ne sont pas du tout les mêmes.

Généralement, la métaphore est une image qui contient une interprétation, porteuse de sens à partir d'un référent, extérieur à l'objet étudié, mais celle-ci n'est pas qu'une simple image, une figure de rhétorique, permettant d'illustrer une situation. Cette métaphore n'a pas pour fonction d'expliquer, d'argumenter ou de provoquer un effet de rhétorique à la lecture ou à l'écoute, mais elle donne une information, de manière détournée, mais claire, sans l'effet désagréable. On observe, effectivement, une nette transfiguration de la scène de référence qui dégage une ambiance plutôt festive et conviviale et non anxiogène. La nouvelle figure permet une interprétation inédite : en se décalant de la référence littérale, elle vient briser l'évidence de son sens premier pour laisser advenir une nouvelle interprétation. Il faut bien distinguer ici les métaphores du cancer, décrites par Susan Sontag dans *La Maladie comme métaphore* (Sontag, 1978), de celles produites par le patient au cours de son expérience de la maladie. Car il s'agit d'une métaphore "libératrice" : en reportant la scène d'action sur le corps dans un autre cadre spatio-temporel, elle produit un *déplacement* de la charge dramatique vers ce nouvel objet possédant une charge émotionnelle plus faible et surtout positive. Ce n'est pas comme dans la figure métonymique précédente du « *couloir de la mort* » dans laquelle les liens étaient d'ordre logico-linguistique. Il y a donc une nette différence, car dans la métaphore, le lien est d'ordre émotionnel mais surtout, les deux situations ont été réellement vécues, il y a seulement le rappel de traces mémorielles qui vont se recombiner. Si les deux scènes se rapportent à la mort, elles constituent toutes les deux une dérivation par rapport à l'angoisse de mort ; la première dans la fiction ; la seconde, celle de l'enfance, par l'écran qu'elle constitue, venant la masquer et l'esquiver par un événement analogue, mais heureux.

La réminiscence de cette trace a finalement eu une fonction d'apaisement, en faisant écran à des émotions plus dramatiques et revenir à la conscience des souvenirs d'une expérience agréable et heureuse. Les effets mortifères de l'événement traumatique se sont trouvés dilués dans le rétablissement d'une *continuité* du sujet, reléguant momentanément au second plan l'épreuve présente et les émotions douloureuses. Les souvenirs heureux profondément intériorisés, chargés affectivement, orientent nos réactions face à des événements nouveaux et, dans le cas présent, positivement. Ils constituent une réserve symbolique et signifiante dans laquelle le sujet vient puiser lorsqu'il vit des situations de détresse lui permettant de résister à ces moments de vide et ces trous noirs de l'existence. Pendant la période de rémission et au-delà, « *la métaphore permet d'acquérir une connaissance, et cela, de façon rapide et facile, parce qu'elle communique en une intuition immédiate ce qui serait autrement le résultat de tout un raisonnement* » (Armisen-Marchetti, 1990, p. 337) et l'auteur de poursuivre son analyse dans un article publié l'année suivante : « *La métaphore met en relief une réalité, ou, mieux encore, permet d'exprimer des réalités non immédiates, telles les réalités psychologiques* » (Armesin-Marchetti, 1991, p. 25). C'est une substitution qui n'efface pas la première image, elle la remplace sans l'exclure, elle l'enveloppe et en atténue les effets de sens dramatique en étant moins agressive.

Il me faut réintroduire une profondeur temporelle car, au moment où cette activité imaginaire se produisait, autour des années 2010, je ne l'interprétais pas comme je viens de l'écrire. Je la ressentais et je la laissais se développer pour voir comment cela allait évoluer dans les années suivantes. C'est huit années après la fin du traitement, lorsque j'ai commencé à éprouver le « *sentiment de guérison* », que cette activité imaginaire m'a semblé avoir eu de l'importance dans mon retour à un certain équilibre psychique ou à une vie intérieure moins tourmentée. Avec le recul de ces années, j'ai eu le sentiment d'une dynamique auto-subjective, un processus d'« *auto-réparation* » psychique. Je veux dire par là inconsciente et non le résultat perceptible d'une activité réflexive sur mon expérience car lorsque celle-ci a eu lieu, l'effet positif de ce « *travail sur soi* », inconscient, s'était déjà produit. Je me réfère ici au concept d'« *inconscient cognitif* » de Lionel Naccache dont les conclusions des illustrations neurologiques et psychologiques de son ouvrage nous montrent comment « *les représentations de nos concepts les plus abstraits sont susceptibles d'opérer de manière inconsciente* » : « *La signification de ces chaînes de symboles arbitraires que sont nos mots, joyaux de la culture humaine, peut être appréhendée inconsciemment* […]. *Un sujet ne cesse de façonner* <u>à son insu</u> [souligné par nous] *la nature de ses propres représentations mentales inconscientes selon son* "bon vouloir" *conscient. Bref un inconscient souple et sensible aux modifications dynamiques de la conscience du sujet.* » Naccache se risque alors à envisager cette propriété : « *Savoir que l'on possède la capacité de modifier une partie de ce qui nous échappe, sans pour autant jamais connaître cette partie* [...]. *Ces différentes formes de processus mentaux* [...] *sont inconscients, c'est-à-dire qu'ils ne sont pas rapportables par le sujet qui les héberge* [...]. *Par commodité, nous continuerons cependant à les réunir sous ce vocable piège d'inconscient cognitif au singulier*» (Naccache, 2009, pp. 213-216)

À partir d'éléments puisés dans mon *habitus* culturel, je me suis construit une histoire de mon expérience, une sorte de roman, comprenant des déplacements incessants dans l'espace et dans le temps et selon les diverses narrations, spontanées, auprès d'un public diversifié. Ce premier récit de vie non-dit, pour soi, et parfois oral, pour autrui, a commencé dès les débuts des indices de la maladie, et il est entré en résonnance avec mon substrat culturel sociologique et psychologique et s'est recomposé au fil de l'expérience de la maladie. Il faut donc pouvoir décrypter derrière des formes très diverses et inattendues du récit, selon l'histoire biographique particulière de chacun, les mécanismes d'évitement, de fuite, de déplacement, d'anticipation de la réalité du sujet. Comme le souligne Giovanna Vicarelli, «*la narration permettrait donc au patient mais aussi au professionnel de reconstruire et d'organiser* [...] *cette expérience subjective dans une structure temporelle qui nous éclaire sur les conditionnements culturels et sociaux des différents acteurs. En effet, ces narrations ne se limitent pas à décrire les symptômes mais à raconter des histoires dont la reconstruction exprime le sens que la maladie endosse dans chaque contexte spécifique, subjectif et culturel. Nous disposons là d'un instrument qui va au-delà de l'incommunicabilité des expériences individuelles de douleur et de souffrance et qui constitue une méthode de relation et d'intersubjectivé*» (Vicarelli. 2015, p. 237).

Avec ces deux exemples, je me situais au point «*focal*» *où convergent différentes connaissances et perspectives scientifiques.* On perçoit facilement que l'approfondissement de l'expérience de la maladie nécessite une approche pluridisciplinaire combinée, c'est-à-dire la conception de problématiques qui articulent des connaissances sociologiques, psychologiques, linguistiques et biologiques et pas seulement la simple addition ou juxtaposition d'éléments séparés. Cela revient à se mettre à la place du sujet contraint, *in situ*, de "bricoler" une représentation ou un récit de son expérience à partir de dimensions multiples. Et, comme le montre Alain Ehrenberg, «*l'opposition entre neurosciences et sciences sociales est souvent caricaturale, et caricaturée. Or il faut considérer les neurosciences cognitives elles-mêmes comme faisant partie du social* [...]. *La maladie n'est plus un handicap, mais un atout, une part de soi*» (Ehrenberg, 2015, p. 68).

D. Temporalité et dynamiques subjectives

1. Des comportements perturbés

Les manifestations d'angoisse que j'ai connues avant l'opération et au cours des quatre années suivantes se sont atténuées lentement pour laisser place à une anxiété diffuse, mais durable. Celle-ci se concrétisait par des perturbations de plusieurs de mes comportements quotidiens dont le plus spectaculaire était celui des vérifications successives de fermeture des portes, appartement, maison, voiture, bureau à l'université, etc. Autant dire qu'il s'agissait d'un comportement devenu très fréquent, plusieurs fois par jour, qui par conséquent ne pouvait m'échapper. Ces situations d'incertitude, par exemple les voyages internationaux ou encore les changements dans mon emploi du temps, me provoquaient également un sentiment d'anxiété. Je ne sais pas vraiment quand cela a commencé, mais j'en ai eu conscience vers la fin de la troisième année, après l'opération. J'ai procédé alors à un examen plus approfondi, notamment auprès de mes proches, pour vérifier que je n'avais pas ces comportements avant le cancer, ils sont bien apparus après la maladie. Leur fréquence et mes inquiétudes augmentaient progressivement et devenaient une légère gêne dans la vie quotidienne, elles nécessitaient un effort psychologique particulier, notamment pour les longs voyages en avion. Je mettais également en place de plus en plus de stratégies d'évitement face à ma participation à certains événements difficiles comme les funérailles d'amis décédés de cette maladie, c'étaient des situations étranges pendant lesquelles je devais faire le vide en moi.

L'évaluation des comportements et des symptômes s'avère toujours très relative. Le critère principal d'observation n'était pas seulement celui de leur intensité et de leur fréquence disproportionnées, mais la nouveauté de ces conduites et de ces attitudes par rapport à la situation antérieure à la maladie. Cependant, cela n'allait pas jusqu'à des troubles phobiques, des crises de panique ou encore d'anxiété excessive et quotidienne. L'anxiété s'intensifiait lorsque je prenais mon rendez-vous pour passer le scanner de contrôle au cours du mois de septembre et cela, jusqu'en 2015, année à partir de laquelle les contrôles changeront de périodicité. Celle-ci passera à deux années (contrôle en 2017), puis trois (contrôle en 2020). C'est pendant cette dernière période que ces comportements liés à l'anxiété diminueront très nettement, près d'une dizaine d'années après les avoir constatés.

Le constat que je peux faire *a posteriori* est celui d'une évolution subjective très lente de mon rapport à la maladie et, surtout, l'impression d'un décalage entre mes comportements, puis mes ressentis et la conscience que j'en avais. J'étais considéré comme guéri quatre ans et demi (décembre 2010) après l'opération, mais je n'ai eu le *sentiment* de l'être réellement que quatre ou cinq années plus tard. La conscience de ma guérison et le fait de savoir que ces perturbations étaient un effet psychologique de l'expérience du cancer n'ont pas effacé les sentiments d'anxiété qui en étaient la source. Il ne suffisait pas que j'en connaisse les causes pour qu'ils disparaissent immédiatement. L'étalement des contrôles annuels passant successivement de un an à un an et demi, puis deux ans et trois ans aujourd'hui explique cette quasi-disparition de ces comportements perturbés. Je précise qu'il ne s'agit pas d'une disparition de l'anxiété, en particulier avant les contrôles, mais seulement de ces effets comportementaux. L'étalement des contrôles a diminué la fréquence des moments où l'anxiété devenait plus intense, permanente, j'entrais dès lors dans une nouvelle temporalité.

L'effet des traces laissées dans la mémoire par cet événement traumatique est imprévisible. Après plusieurs années, certains faits qui n'avaient pas suscité mon appréhension sont apparus sous d'autres formes. Par exemple, je n'avais pas évoqué dans mes notes la sonde à oxygène que j'avais gardée pendant une semaine à l'hôpital et dont je m'étais accommodé facilement. Pourtant, lors d'un voyage au Pérou avec mon épouse en 2018, cet aspect médical est revenu à ma mémoire. Depuis la ville d'Arequipa, située à 2 200 m, nous avions pris la route et gagné rapidement de l'altitude jusqu'au col de Patapampa situé à 5 000 m d'altitude et admiré au loin le volcan Sabancaya à 6 000 m. Puis après une journée de voiture, nous étions arrivés à l'hôtel de la petite ville de Chivay à près de 4 000 m d'altitude.

Je n'allais pas échapper à ce qu'on appelle « *le mal des montagnes* », lié à la raréfaction de l'oxygène dans l'air. Au fur et à mesure que l'on prend de l'altitude, la quantité d'oxygène diminue : à 5 000 m, elle est de moitié inférieure à celle disponible au niveau de la mer. L'organisme réagit à ce manque par une accélération de la fréquence de ventilation et de la fréquence cardiaque, afin de capter davantage d'oxygène dans l'air. Même en étant resté plusieurs jours à 2 200 m, l'adaptation aux altitudes élevées n'avait pas été suffisante et, en début de soirée, mon corps avait réagi, se manifestant par une grande fatigue et une très forte somnolence. Je pensais alors m'endormir rapidement, mais des maux de tête et surtout la sensation d'étouffement m'ont empêché de trouver le sommeil. Dès que je fermais les yeux, je me revoyais sur mon lit d'hôpital avec cette sonde dans le nez pour respirer, accompagné de l'impression que j'allais mourir si on me la retirait. J'aurais aimé pouvoir en obtenir une immédiatement, car, même dans les moments les plus angoissants avant mon opération j'ai toujours dormi plusieurs heures chaque nuit. Le plus intéressant ici, c'est qu'en réalité je ne voulais pas m'endormir, tellement j'avais peur de ne plus me réveiller. Dès que je fermais les yeux, je croyais que j'allais mourir asphyxié pendant mon sommeil, et le souvenir de mon hospitalisation douze années plus tôt avec cette sonde nasale en permanence pour combler le manque d'oxygène m'obsédait. Alors, je luttais pour rester éveillé afin de rester vigilant jusqu'au matin.

Si l'idée de la mort était évidemment permanente avant mon opération, après celle-ci mes difficultés respiratoires avaient pris sens dans le contexte d'une récupération physique et, comme mon état s'améliorait jour après jour, ma capacité respiratoire réduite n'était plus une angoisse pour moi. En Argentine, quelques années avant mon opération, dans des conditions similaires à plus de 4 000 m d'altitude, je n'avais pas du tout eu ce sentiment mortifère malgré un essoufflement assez important. Ainsi « *le mal des montagnes* » qui, quelques années auparavant, prenait sens dans le cadre d'une simple activité physique en montagne, était, cette fois-ci, référé immédiatement à l'expérience du cancer. L'angoisse éprouvée pendant cette nuit-là n'entrait pas dans la temporalité de mes voyages, elle ne se situait pas dans la linéarité des événements similaires vécus, mais elle était marquée du sceau dramatique des sondes de soutien respiratoire sur mon lit d'hôpital. Ma pensée agissait non pas sur la base d'un lien logique ou historique, en me renvoyant à des expériences similaires en montage, mais essentiellement sur des liens émotionnels se référant à une situation dramatique et mortifère. Subitement, je revenais à cette obsession du cancer, comme si toute temporalité établie au cours de ces douze années après l'opération s'était évanouie pour me ramener dans la « *conscience d'un présent perpétuel* » (Debord, 1967, p. 106).

Ce dernier exemple montre que des sensations vécues dans des situations particulières peuvent réactiver immédiatement la mémoire traumatique de nombreuses années après l'événement initial. La particularité de cette association entre ces deux situations était son intrusion inattendue et brutale dans ma conscience, dans un contexte totalement éloigné de l'événement traumatique du cancer, d'autant plus que pendant cette journée nous avions évoqué notre séjour dans les Andes d'Argentine et cette première expérience du « *mal des montagnes* ». Cette sonde était "tombée dans l'oubli" mais sans disparaître totalement. Je n'y prêtais plus attention. Et comme le décrit Stanislas Dehaene, c'est par un processus d'« *attention sélective* » d'informations dans ma mémoire qu'elles sont parvenues ou ont « *accédé* » à ma conscience de nombreuses années plus tard et que je les ai gardées en tête pendant toute la nuit (Dehaene, 2014, pp. 41-48). Je crois que la dimension physique de la sensation d'étouffement constituait l'élément « *d'accroche* » dans ma mémoire, à la fois concrète et émotionnelle d'un événement similaire. À la différence des exemples précédents, il n'y a pas de métaphore ou de production fictionnelle, mais une simple superposition de deux vécus angoissants. Dès le lendemain, cette crise d'angoisse avait totalement disparue, ce n'était qu'une sorte de « *réplique* » de la situation traumatique du cancer, le temps d'une nuit, et elle m'est apparue disproportionnée le lendemain matin.

2. *L'imaginaire comme dynamique subjective de la re-prise de soi*

La brièveté de cette dernière situation d'angoisse a eu pour effet de me montrer que l'expérience du cancer appartenait maintenant au passé, ce n'était pas ce pic d'angoisse qui me provoquait ces sensations d'étouffement et de palpitations, mais c'était à l'inverse ces signes, dont l'origine était bien identifiée, me rappelant des sensations déjà vécues. Il ne s'agissait pas d'une « *réplique* » de la situation du cancer, mais du rappel d'un souvenir d'une situation similaire. Si, momentanément, j'avais eu l'impression d'être dans l'ambiance de ma chambre d'hôpital, sa brièveté indiquait que la temporalité de ma trajectoire d'ancien malade n'avait pas été abolie. Comme le montre Norbert Elias, la temporalité apparaît quand les sentiments ne sont plus répétitifs, et que les faits ne rappellent plus l'origine, mais une différence dans la trajectoire du malade, donnant ainsi la possibilité de déterminer un avant et un après de l'expérience. Je me retrouvais dans ce processus de temporalité où « *tout ce qui existe est pris dans le flux incessant des événements* » : « *Le temps traduit les efforts déployés par les hommes pour se repérer à l'intérieur de ce flux en y déterminant des positions, en y mesurant des durées d'intervalles, des vitesses de changement, etc.* » (Elias, 1984, p. 41).

La forme de mon texte, peu littéraire, et le cumul successif de faits réels ou fictifs ne donnent pas l'impression de mon *immersion fictionnelle* quotidienne. Ils laissent entrevoir un écart entre la présentation que j'en fais et le vécu expérientiel du rapport à la maladie. Cette mise en langage, influencée par la culture de l'écriture sociologique crée des distances entre les émotions vécues et leur expression. C'est mon activité imaginaire, en permettant tous les allers et retours dans le temps et l'espace, qui ouvre des brèches dans le *figement* psychique créé par le choc traumatique. Les faits réels sont séquentiels ou chronologiques, ils ne peuvent être inversés dans le déroulement du temps : ils sont aussi physiquement situés, on ne peut pas les changer dans l'espace. En revanche, le processus de subjectivation, mêlant faits réels et auto-fiction, est intemporel et "a-spatial". Ainsi, à un instant donné du parcours de malade, l'activité réflexive combine sans contrainte le temps et l'espace, la réalité et l'auto-fiction, construisant et transformant progressivement la conscience de soi et les états intérieurs.

Ce qui me semble fondamental dans l'analyse de ces situations d'auto-fictions, c'est la réaction de mon épouse qui recevait "en direct" ce genre d'élucubration et, même si elle n'aimait pas mes formules qui dégageaient une impression mortifère, elle les écoutait et je n'étais pas freiné dans mes rêveries. C'est cette possibilité de *dire à autrui* ce qui encombre nos pensées qui facilite notre réflexivité et un rapport apaisé à l'expérience de la maladie. Cette activité imaginaire était spontanée, dans le sens où elle ne résultait pas d'un souhait de ma part. Elle apparaissait progressivement à ma conscience. Elle n'était pas le produit de la mise en œuvre volontaire d'une méthode quelconque comme on peut le lire ici ou là, par exemple chez Guy Corneau (Corneau, 2010). La prégnance de ces auto-fictions s'évanouissait d'elle-même lorsque celles-ci avaient rempli leur fonction de réassurance symbolique.

Dans le chapitre 6, j'avais évoqué la «*valeur symbolique*» du cancer dans les différentes formes de communication sociale et, en particulier, à travers le langage et les images, ce qui conférait à la diversité des expériences de cette maladie une dimension dramatique commune. Les différentes scènes ou représentations que j'ai décrites dans les paragraphes précédents de ce chapitre sont d'un autre registre, celui de l'imaginaire, et il est important de distinguer clairement les deux concepts si on veut en comprendre leur fonction spécifique dans l'expérience et la trajectoire de la maladie. L'imaginaire renvoie au monde des idées et des représentations, c'est l'ensemble des interprétations que l'homme s'invente pour s'expliquer l'ordre ou le désordre. C'est un monde réel, composé de réalités idéelles, mentales, d'idées, de jugements et de raisonnements, qui «*fonctionne sur le principe de l'analogie, s'exprime par des images symboliques organisées de manière dynamique* [...], détermine des perceptions de l'espace et du temps, des constructions matérielles et institutionnelles, des méthodologies et des idéologies, des savoirs et des comportements collectifs» (Legros *et al.*, 2006, p. 2). Surtout, ces productions imaginaires, comme le précise Maurice Godelier, «*restent à l'intérieur de la pensée des individus, inconnues de ceux qui les entourent et ne peuvent donc être partagées par eux et agir sur leur existence*» (Godelier, 2006, p. 599), c'est typiquement ce monde intérieur de chacun qui demeure secret. En revanche, le domaine du symbolique et celui de la communication sont les moyens, avec le langage et les images en particulier, par lesquels les réalités idéelles possèdent une existence sensible, concrète et communicable. L'activité symbolique entre directement dans les relations intersubjectives, tandis que l'imaginaire est exclusivement l'apanage de la subjectivité de l'individu.

Le contenu de l'activité imaginaire se présente sous une diversité de caractéristiques. Il peut être *répétitif* et reproduire en boucle les mêmes images ou scènes déjà connues. Il peut être *inventif*, à travers un contenu totalement nouveau ou créatif dans la reprise de situations anciennes, ou le lieu de tous les possibles et par conséquent de confrontations de toutes les contradictions. Ce monde imaginaire peut être merveilleux ou dramatique : il permet de se représenter soi-même en situation et de se projeter, mais il est en même temps le lieu de l'indécision et de l'inaction. Dès lors, comment cette activité imaginaire, autoréférentielle, peut-elle contribuer à la dynamique subjective de dégagement de l'emprise du traumatisme de la maladie ? J'ai déjà cité par exemple le mécanisme du *déplacement* dans les exemples du « *couloir de la mort* » et de la « *tuerie du cochon* » qui m'ont permis d'*atténuer* l'angoisse. Cette activité imaginaire constituait pour moi un refuge face à l'épreuve de la réalité et l'impensable de sa propre mort, elle était une forme de protection de soi.

La notion de *déplacement* renvoie à une autre caractéristique fondamentale de l'activité imaginaire : c'est la faculté de l'esprit de *se représenter*, de se voir penser, ou en action. Ainsi, me représenter en mouvement, sans contrainte de temps et d'espace, stimulait ma réflexivité et ouvrait une *brèche* dans la circularité de l'obsession de la maladie. Ce travail sur soi se déroulait dans mon intériorité, *indicible* et en dehors de toute communication symbolique et du réel concret. Elle était alors sans risque, car à l'abri du regard d'autrui. Cette réflexivité sans contrainte permettait de penser mon rapport au réel dans des dimensions diverses et contradictoires, et de réinscrire de la temporalité dans mon épreuve. C'était fondamental, car elle m'ouvrait la possibilité de *comparaison* de mon état et de mes perceptions, selon certaines périodes, d'observer des progressions et de m'auto-évaluer. Le travail de l'imaginaire me rendait dynamique dans mon rapport au réel, non pas de la maladie au niveau médical et symbolique mais de ses effets traumatiques, en soutenant la motivation du dépassement de soi. Comme nous l'avons vu avec les exemples précédents, le référentiel concret de l'événement et sa fiction ne pourront de la sorte être considérés comme des objets indépendants et sans lien, « *s'opposant l'un l'autre, comme le vrai et le faux, mais plutôt comme deux registres qui cohabitent au sein même de la vie intérieure du sujet et qui devront être appréhendés dans leur mouvement. Il n'y a pas, d'un côté, un objet extérieur immuable et, de l'autre, sa représentation* » (Vedelago, 2020, p. 89).

II. LA MAÎTRISE DE SON CORPS : UNE DÉMARCHE STRATÉGIQUE

L'expérience du cancer a-t-elle modifié les rapports à mon corps, au travers de deux angles principaux : la réparation des dommages physiques et son entretien sous l'angle de ma consommation alimentaire ? La réponse est très clairement non. J'ai toujours eu une activité physique importante : travaux à la ferme et maçonnerie pendant l'enfance puis sports en club, avec la pratique du karaté et du football. J'ai arrêté le sport régulier en club à l'âge de 38 ans et, après une période de relâchement d'une douzaine d'années, j'ai repris des activités physiques avec l'intention d'arrêter de fumer et de perdre du poids pour être dans la fourchette de l'IMC (indice de masse corporelle). Si j'avais perdu plus d'une dizaine de kilos fin 2005 et atteint mon objectif, en revanche je n'avais pas pu m'arrêter de fumer. Voilà qu'elle était ma situation en ce domaine lorsque j'ai été diagnostiqué d'un cancer et opéré. Mes comportements antérieurs et mes motivations n'ont pas été modifiés par la maladie ; en reprenant ces activités, je n'ai fait que poursuivre ce que j'avais pratiqué auparavant. Cependant, dans ce contexte biographique et plusieurs mois après mon retour à la maison, un nouvel objectif est apparu pour justifier les activités physiques et le contrôle de mon alimentation. Il s'agissait de me construire des repères, un *seuil de vigilance*, afin d'être alerté très tôt par les signes ou symptômes d'une récidive possible. Bien que l'objectif soit identique, je distinguerai l'activité physique de celle de l'alimentation, car mes comportements et leurs effets n'ont pas eu la même évolution dans les années qui ont suivi.

A. Forger ma volonté pour résister à une éventuelle récidive

Je n'avais pas de traces corporelles *visibles* de l'intervention chirurgicale. L'ablation d'un lobe pulmonaire et la paralysie d'une corde vocale étaient totalement internes et cachées au regard d'autrui. Mon image de sportif était quelque peu affectée par l'affaiblissement de mes performances physiques. L'absence de voix, elle, diminuait presque totalement les possibilités de communication dans tous les secteurs de ma vie. Après une période d'essai pour maîtriser la corde vocale par des exercices d'orthophonie, une chirurgie réparatrice s'était avérée nécessaire pour réduire ce handicap. Après celle-ci, la communication orale était totalement rétablie ; par contre, dès que je devais «*porter*» ma voix, celle-ci s'éteignait rapidement et, dans la situation professionnelle d'enseignement, il me fallait un équipement spécifique de sonorisation.

Dès mon retour au domicile, j'ai commencé un programme d'activités physiques de trois heures par jour en moyenne (musculation du torse et marche) que je réalisais avec abnégation en vue de me ramener à mon niveau de performance antérieur à l'opération. À ma grande surprise, il m'a fallu une année pour approcher de cet objectif ; la recherche de la *performance* fait partie de la culture du sportif (Ehrenberg, 1991) et j'avais besoin de me comparer, de m'évaluer, par rapport à d'autres personnes. Aussi, un an après mon opération, je me suis inscrit dans un club de marche nordique dont la philosophie était plus proche des thérapeutiques non médicamenteuses (TNM) que de l'activité sportive (HAS, 2011). C'est là que j'ai perdu mes illusions de récupération totale de mes capacités physiques. Si, sur le plat, je pouvais maintenir un rythme très satisfaisant, dès qu'une côte se présentait, je ne pouvais plus suivre le groupe. Je m'asphyxiais très rapidement avec une sorte de râle dans la gorge à l'inspiration que je ne pouvais pas contrôler et qui inquiétait les personnes marchant près de moi. J'ai poursuivi une nouvelle année ma participation à ce groupe le temps de retrouver un meilleur niveau physique, puis j'ai continué seul mon programme d'activités constitué de cinq sports principaux (salle de musculation, course à pied, VTT, natation et yoga), dans le but de diversifier le travail musculaire et les postures corporelles.

Dans les clubs sportifs que j'ai fréquentés au cours de ces deux années, inévitablement, lorsque les performances physiques d'un participant apparaissaient largement en deçà de l'apparence de mes capacités, on se demande s'il ne présenterait pas une difficulté particulière. J'avais conscience de cette image décalée que je pouvais donner, au regard des performances attendues. Me fallait-il expliquer ou non les motifs de ce râle dans ma gorge, et l'incapacité à soulever des poids de quelques kilos avec le bras gauche ? C'était souvent une situation inconfortable, car parler des suites de mon cancer pouvait modifier l'ambiance du groupe. Ainsi, je me retrouvais assez souvent devant un choix complexe. De plus, sachant que la rumeur se diffuse rapidement au sein des relations interpersonnelles, comme le reflète l'adage : « *de bouche à oreille* », c'est-à-dire confidentiellement d'une personne à une autre en qui on a toute confiance, cela faisait un grand nombre de personnes au bout de la chaîne ! Dans ce type de situations, d'un côté je savais que *dire* mon cancer, c'était rompre des conventions sociales de "bonne ambiance" dans ce lieu, mais en même temps, le *taire* pouvait être interprété comme un manque de confiance à l'égard des membres du groupe, en instaurant une différence entre ceux qui savaient le vrai motif de mes faiblesses physiques et ceux qui devaient rester dans l'ignorance, l'*indicible* devenait dès lors une forme de trahison de l'amitié (Vedelago, 2014).

Mais le plus fondamental ici c'était la question que certains ne manquaient pas de me poser : pourquoi toutes ces activités ? N'était-ce pas excessif ? Parfois, je répondais ainsi : « *Je pense à ma récupération et aussi à l'avenir. Je me prépare en cas de récidive. Il faut que je forge ma volonté, l'opération du poumon c'est dur, il faut être en bonne forme physique* » et, d'autres fois, je déviais la conversation sur un autre sujet. J'avais l'impression que ma réponse les surprenait et pourtant c'était la vérité, je le pensais vraiment et j'étais fortement convaincu que je devais accomplir tous ces efforts. Je crois qu'au-delà de la surprise, il y avait quelque chose d'« *in-entendable* », c'était inaccessible à l'entendement ou à la compréhension ou encore à l'intelligibilité. C'était *indicible*, car je renvoyais autrui à mon cancer et je réduisais, du même coup, le champ thématique possible d'une discussion sur les activités physiques ou d'autres domaines. L'apparition de cet objectif n'était pas le résultat des représentations générales sur les bienfaits des APS (activités physique et sportives) concernant la santé (INSERM, 2008, pp. 70-707 ; Ancellin, 2012) et qui peuvent alimenter les conversations conviviales, mais le produit direct de mon expérience et de ma culpabilité. Ce dernier point était lié à mon tabagisme, nous y reviendrons plus loin.

En effet, diagnostiqué au début de la maladie alors que je n'avais pas de symptômes perceptibles, demeurait en moi cette idée très anxiogène que si j'avais eu le cancer sans le savoir, alors tout pouvait recommencer imperceptiblement ! J'avais aussi appris qu'une perte de poids apparemment inexplicable pouvait être une conséquence très fréquente du processus cancéreux. Elle pouvait parfois être le signe avant-coureur d'une tumeur, non encore diagnostiquée. L'activité physique conjuguée à la surveillance de ma consommation alimentaire devait ainsi me permettre de maintenir un poids, situé dans la fourchette de l'IMC et me servir de repère si je constatais une tendance à l'amaigrissement continu. Il me fallait courir le plus souvent sur le même circuit pour répertorier l'évolution de mes temps accomplis. Je ne sais pas si cette stratégie était pertinente mais je trouvais mon raisonnement logique. Cela me donnait l'*illusion* de pouvoir anticiper une récidive, je repensais souvent à l'aphorisme de Cioran : « *La vie n'est tolérable que par le degré de mystification que l'on y met.* » (Cioran, 1949, p. 150), d'ailleurs depuis quatorze années, je continue de l'appliquer. Je définis ce comportement comme *stratégique*, dans le sens où il devait permettre d'anticiper l'apparition d'une rechute par une meilleure perception des symptômes possibles, pour ne pas être soumis à l'aléatoire. Le problème ici n'est pas de savoir si ce raisonnement est juste ou faux, pertinent ou non, car il s'agit d'une construction intellectuelle, sur la base d'informations plus ou moins scientifiques, et de mon expérience mais ce comportement *stratégique* avait un intérêt motivationnel. Combinée avec les scanners de contrôle, tous les ans, puis tous les trois ans, cette conception réduisait l'effet anxiogène de l'*imaginaire* de la rechute, symbolisé par la figure de l'« épée de Damoclès », en me focalisant sur les aspects de mise en place de mes activités physiques et, plus largement, sur des comportements de prévention.

Non seulement l'activité physique est une forme d'écoute de son corps, fatigue, respiration, poids, énergie ou amaigrissement, mais c'est aussi la première forme de re-prise en main de soi. Dans les années qui ont suivi l'opération, je ne dirai pas que chaque amélioration de mes capacités physiques me rassurait, mais c'était agréable de les ressentir et mes conditions de vie devenaient plus supportables, notamment du point de vue de la douleur. *A posteriori*, mon récit fait ressortir une continuité de ma trajectoire parce que je n'ai pas eu de récidive, mais dans l'instant présent j'avançais évidemment à l'aveugle. À l'époque, je ne pouvais savoir si elle allait se produire ou non et cela pendant au moins cinq ans. J'avais l'impression que mes activités physiques étaient bénéfiques sur l'évolution de mon état psychologique mais peut-être que cela se serait produit sans cette débauche d'énergie, comment le savoir ? Maintenant, je pense que la ténacité avec laquelle j'ai pratiqué ces activités a patiemment construit une nouvelle temporalité, résolument tournée vers l'avenir, par le fait même de mesurer des différences, d'évaluer en permanence mon état entre le passé et le présent. Le cerveau est un « *comparateur* », écrit Alain Berthoz, « *qui mesure des écarts entre ses propres prédictions fondées sur le passé et les informations qu'il prélève sur le monde en fonction de son but* » (Berthoz, 2013, p. 134). Je favorisais ainsi cette restauration d'une continuité psychique et identitaire sur la base fondamentale d'un état médical stable. Cependant, je suis convaincu à présent que l'activité physique n'aurait pas eu d'effet pour contenir l'angoisse provoquée par une récidive mais probablement pour soutenir ma volonté en cas de traitements lourds.

B. Contrôler son poids : créer un repère pour anticiper la récidive

Aujourd'hui les questions d'environnement, d'alimentation, d'hygiène de vie en relation avec le cancer ont pris une très grande importance, dans le cadre des politiques publiques de recherche et de prévention, des productions d'émissions dans les médias et le secteur de l'édition. Naturellement, j'ai pris connaissance des régimes anti-cancer d'auteurs sérieux comme les cancérologues David Khayat, premier président de INCa en 2005 (Khayat, 2010), le psychiatre David Servan-Schreiber (Servan-schreiber, 2007), Dominique Belpomme sur l'impact des facteurs environnementaux, cancérologue chargé de mission pour la mise en œuvre du Plan Cancer au début des années 2000 (Belpomme, 2004), et quelques autres également. J'étais informé sur le Programme national Nutrition Santé (PNNS), « *manger bouger* », consommer cinq portions de fruits ou de légumes quotidiennement et faire 10 000 pas chaque jour. Mais la question de la consommation alimentaire ne se posait pas de ce point de vue, car mes bilans sanguins étaient tout à fait corrects. Je n'étais pas un sédentaire et la diversité des légumes, en particulier, faisait partie de mon alimentation quotidienne depuis mon enfance. Avant le diagnostic de la maladie, j'avais atteint l'objectif que je m'étais fixé : être dans la fourchette de l'IMC et m'y maintenir. Contrôler ce poids relevait plutôt de la maîtrise de ma consommation alimentaire dans le but de repérer le début d'un amaigrissement non voulu, signe probable d'une récidive.

Je me suis réellement inquiété, trois années plus tard, en 2009, lorsque j'ai largement dépassé le poids maximum que je voulais tenir : j'avais pris une vingtaine de kilos depuis ma sortie de l'hôpital. Je n'avais pas réussi à maîtriser mon poids, à la différence de mes résultats sportifs. Il me fallait avoir un poids stable en permanence pour le considérer comme un critère de *vigilance* vis-à-vis d'une récidive possible, l'amaigrissement non voulu pouvant être alors imputable à une récidive. Cela m'a conduit à commencer un régime pour perdre à nouveau ces 20 kilos et me stabiliser à ce nouveau poids situé à l'intérieur de la fourchette IMC afin de retrouver ce *seuil de vigilance*. Il m'a fallu quatre années pour cela. Il n'y avait pas de mystère au fait de m'être soumis avec rigueur à ces contraintes : je ne voulais pas connaître à nouveau la frayeur du premier diagnostic. Mais à ce moment de mon récit, on peut se demander comment ces croyances pouvaient soutenir ma motivation et guider mes conduites. Je crois que j'avais pris très au sérieux la *peur*, comme l'écrit Michela Marzano, elle est « *un affect qui s'impose à l'âme et à la volonté* [...]. *Incapable de trouver une solution rationnelle pour résoudre un problème, ne consiste-t-elle pas aussi en une émotion positive, un stimulant, une façon de rester en alerte et de prévoir les périls imminents, une tonalité de l'âme qui permet aux individus de trouver un horizon de compréhension d'eux-mêmes et des autres ?* » (Marzano, 2010, pp. 12-13).

Cette évolution soulève aussi une autre interrogation : pourquoi n'ai-je pu contrôler mon poids avant que ne s'accumulent les kilos ? Pourtant il aurait été plus facile d'y parvenir conjointement à mon activité physique qui entraînait un bon niveau de dépense d'énergie. Il est probable que les efforts psychologiques requis après l'opération ne pouvaient pas s'effectuer sur tous les "fronts" et que les plaisirs retirés de la "bonne table" étaient supérieurs à la frustration de leur renoncement. Mais dans cette période-là, je devais choisir entre affiner une stratégie pour anticiper une récidive, ou me laisser aller à mon *intempérance* (Pharo, 2007). Le constat étant posé, mon raisonnement a été le suivant : je devais absolument commencer un régime alimentaire sérieux. Pour cela, je m'étais fixé la contrainte de noter mon poids chaque matin, ce que je continue de faire depuis onze ans. J'ai mis quatre années (2013) pour perdre une vingtaine de kilos et atteindre l'objectif de revenir dans la fourchette de l'IMC. Finalement, en examinant attentivement ces deux exemples, ce n'est pas tellement dans les activités physiques et sportives que je «*forgeais ma volonté*», ce que je croyais, je ne faisais que me réaliser dans un domaine aux effets positifs, tandis que la poursuite de l'objectif d'amaigrissement me demandait davantage d'efforts, et par conséquent de *volonté* dans la durée, pour limiter ces excès alimentaires aux effets négatifs.

Les années suivantes, j'ai consolidé cette position pour que mon repère soit bien établi. Il m'a donc fallu sept ans, après l'opération, pour réaliser mon objectif de création d'une "alerte" à la récidive, en combinant l'activité physique et un poids acceptable et stabilisé. Quelques années plus tard, j'ai passé des tests respiratoires auprès d'un pneumologue, puis un test d'effort (2016) et mon état général de santé s'est avéré être dans les normes médicales, en fonction de mon âge naturellement.

Quelles que soient les expressions employées, «*maîtrise*» ou «*re-prise de*», ou encore «*contrôle sur soi*», il s'agit d'un processus interne d'auto-emprise qui reposait sur l'élaboration d'une auto-fiction théorique. Face au risque et à l'inconnu de la récidive, je m'étais construit un récit argumenté, justifiant ma stratégie, pour observer le plus précocement possible les symptômes d'une récidive. Elle était fondée sur mon expérience et l'intérêt d'un diagnostic précoce de la maladie dans le processus de guérison et sur mes connaissances scientifiques en la matière. Mais cette stratégie pour anticiper une récidive à l'aide d'une observation précoce, par moi-même, d'un amaigrissement, était illusoire au regard de la complexité scientifique de l'apparition des cellules malignes. Siddhartha Mukherjee rappelait, dans son ouvrage, que le chercheur Auerbach avait noté dès les années 1950 que «*des cellules prémalignes pouvaient s'observer dans le poumon des fumeurs bien avant l'apparition du cancer*» (Mukherjee, 2013, p. 454). Plus récemment, poursuivant les pistes ouvertes par ces pionniers, Laurent Alexandre rapporte que les chercheurs sont en train de mettre au point «*une technique de dépistage ultra-précoce du cancer par simple test sanguin*». Aussi «*quand un cancer est déjà visible au scanner ou provoque des signes cliniques chez les patients, il est souvent trop tard pour espérer une rémission durable*» (Alexandre, 2014, p. 305). La stratégie que j'avais construite, à partir de mes comportements sportifs et alimentaires pour percevoir très rapidement un amaigrissement non voulu, ne reposait pas sur une rationalité scientifique. Je n'étais pas tout à fait dupe, mais j'aimais bien croire à ma capacité de maîtrise, ou de contrôle de certains aspects de ma santé. L'important était d'y croire. Cette *illusion* faisait partie de mon processus de subjectivation : en modifiant mes représentations sur certains de mes comportements alimentaires, je me positionnais comme acteur de ma survie. Face au risque de devoir faire face une seconde fois à la mort, je devais mettre « *tous les atouts de son côté* », même s'il y existait une part d'illusion. Il est sûr que face à la mort on recherche toutes les solutions possibles. David Servan-Schreiber, l'auteur d'*Anticancer*, dans son dernier ouvrage, reconnaissait « *qu'*[il] *avait eu la faiblesse de croire qu'*[il] *était protégé du seul fait qu'*[il] *respectait un certain nombre de précautions : je surveillais ma nourriture, je me déplaçais quotidiennement à vélo, je méditais un peu et faisais un peu de yoga chaque jour* » (Servan-Schreiber, 2011, p. 63). Il montrait par là la frontière fragile entre les croyances et les propositions scientifiques et, s'il y avait une part de croyance, cela avait maintenu sa motivation pendant vingt ans. Ce n'est pas parce que je *savais* qu'il s'agissait d'une illusion que je ne devais pas y *croire*.

Dans ce processus de guérison subjective et compte tenu de la ténacité à poursuivre ces comportements en restant vigilant à tous les signes de récidive, j'avais non seulement la ferme conviction qu'il fallait d'abord compter sur moi, mais surtout que cela me semblait être un *devoir moral* envers moi-même. Je devais « *faire de mon mieux* » et avec le plus de perfection possible pour avoir les comportements les plus favorables à la prévention de la récidive. Qu'en était-il vraiment de cette motivation basée sur le dépassement et le désir de transformation de soi ? Cette forme de *perfectionnisme moral* n'est pas « *une théorie morale à proprement parler, mais une accentuation, un recentrage de la morale sur* "ce qui nous importe", *sur la nécessité d'une transformation de soi, avant l'action dans le monde…* » (Laugier, 2010, p. 1). La réponse était pour moi évidente : le cancer du poumon dont j'avais été victime était lié à mon addiction au tabac et les liens de causalité entre le tabac et le cancer du poumon étaient bien établis depuis le début des années 1960. Je ne pouvais pas dire que je ne le savais pas, d'autant plus que j'avais fait quelques essais pour arrêter cette consommation. Je n'ai jamais ressenti de reproche, sous quelque forme que ce soit, de mon épouse et de mes enfants, mais la culpabilité n'est pas liée seulement au regard de l'autre, les discours publics de prévention suffisent à faire surgir ce sentiment. Sans qu'on me le dise, je mesurais l'effet tragique que mon décès aurait eu sur ma famille. Ainsi, j'avais une *dette* dont je devais me racheter par une conduite exemplaire, pour ne pas aggraver et même protéger mon état de santé.

III. LE RETOUR IDENTITAIRE

Suite à un cancer, on doit se « *sentir différent* », « *un autre* », « *ne plus voir la vie comme avant* » : « *quand on a eu un cancer, on va davantage vers l'essentiel.* » Ces multiples expressions entendues, lues dans la profusion d'articles et de blogs, ou qui m'étaient adressées, me renvoyaient que je n'étais plus le même ou identique. Je les avais également connues avant mon diagnostic, vis-à-vis d'autres malades. Bien *sûr, ce n'est pas anodin d'être atteint d'un cancer,* mais que signifiaient ces différentes expressions ? Altération de soi consécutive à ce choc, impression de rupture, sensation d'être devenu plus fragile, en instabilité continue, être ébranlé psychologiquement qui se manifestaient parfois par une inquiétude sourde dans des actes de la vie quotidienne, toutes ces impressions pouvaient-elles être interprétées comme un bouleversement au niveau identitaire ? Même s'il y avait eu un avant et un après cet événement subit et brutal, s'agissait-il pour autant d'une transformation profonde de mon identité ? Je n'en suis pas si sûr, j'ai plutôt un point de vue contraire, celui de l'expérience d'un retour ou d'un débordement identitaire primaire et d'un *ajout* d'identité.

Le choc *de l'annonce* active des représentations du cancer déjà existantes en nous, indépendamment de la nature de son degré de gravité, qu'il s'agisse d'un stade avancé de la maladie ou du tout début de ses manifestations. Ce traumatisme, prolongé et amplifié *par la période de traitement,* se cristallise dans la mémoire. En termes informatiques, on pourrait dire qu'il y a eu comme un *encryptage* ou un *encodage* d'un message dans la mémoire, dont les effets sur la vie psychique vont perdurer plusieurs années. Cette violente secousse émotionnelle provoque un arrêt, une *fixation* sur l'événement, entraînant une inscription mémorielle indélébile, inoubliable, ineffaçable et qui revient perpétuellement et spontanément à l'esprit. Tous mes projets et actions se trouvaient involontairement accompagnées par l'idée du cancer. Aussi, avec la perspective de la mort qui obérait l'avenir, c'est le passé qui ressurgissait avec force, c'était à un *retour sur soi* dans lequel j'ai été immergé pendant plusieurs années. Je ne reviendrai pas ici sur la notion d'identité et de crise d'identité que j'ai abordé dans le chapitre 6, je voudrais principalement illustrer le contenu de ce retour sur soi par quelques faits concrets et analyser les processus psycho-sociaux à l'œuvre dans ce long parcours du malade et qui ont eu une fonction centrale dans le processus de guérison.

A. Le dépouillement de soi

Chacun est en partie un étranger pour l'autre et lorsque la partie la plus visible de nous-mêmes, celle de nos rôles sociaux se modifie, on donne alors l'impression d'apparaître différent. Toutefois, dans le même temps je me recentrais sur la partie interne peu ou pas connue de moi-même. J'ai rapidement eu, après l'annonce de la maladie, l'impression d'un *dépouillement* et d'un *dédoublement.* En me recentrant sur moi-même, je devais conserver l'image sociale qui prenait de moins en moins d'importance à mes yeux, car la priorité était ailleurs. Lorsque, à ce moment-là, j'ai écourté mon voyage en Italie, j'ai prétexté auprès de mes collègues italiens l'aggravation de la maladie de ma mère qui me contraignait à rentrer très rapidement. Plus tard, je leur en ai donné la raison, mais dans l'instant, cela m'était impossible, je ne pouvais pas *dire* à autrui que j'avais un cancer. Commençait alors cette double existence : celle de ma vie intérieure et celle de mon existence sociale, la première secrète, invisible qui, par son intensité, pouvait affecter la perception de la seconde par autrui.

Le sentiment de dépouillement m'est venu très tôt, mais c'est surtout après le traitement au cours de mon arrêt maladie, soit environ une année, qu'il s'est affirmé. Mes activités, principalement professionnelles, et mes engagements associatifs, qui occupaient un volume de temps très important, se sont considérablement réduits. Mon environnement social est devenu alors quasiment inexistant pendant cette longue période de convalescence, ce qui allait faciliter de fait, un recentrage sur moi-même. Ces préoccupations, qui existaient avant, s'évanouissaient face au sentiment d'avoir échappé à la mort. Cette dernière devenait le centre de gravité de mes pensées, comme un *trou noir* qui absorbe tout lorsqu'on s'en rapproche. J'avais l'impression d'être « à fleur de peau », indépendamment de la perspective psychanalytique et de la notion de « *moi-peau* » développée par Didier Anzieu (Anzieu, 1985). Il me semblait qu'entre autrui et moi il n'existait plus de protection, de barrière sociale, j'étais nu, transparent. Je me demandais toujours si la personne qui était en face de moi connaissait mon réel état de santé.

Si l'on avait connaissance de mon cancer, j'avais l'impression qu'on me voyait autrement et, dans ce face-à-face avec l'environnement, j'étais plus fragile. En ce sens, je me sentais dépouillé de mon "habit social", c'était en réalité comme si cette suspension de mon identité sociale me laissait seul face à moi-même, avec cette crainte que se réalise cet aphorisme de Cioran : « *Toute expérience capitale est néfaste : les couches de l'existence manquent d'épaisseur ; celui qui les fouille, archéologue du cœur et de l'être, se trouve, au bout de ses recherches, devant des profondeurs vides. Il regrettera en vain la parure des apparences* » (Cioran, 1949, p. 27.) Selon l'expression courante, ce retour sur soi pouvait se traduire par une certaine mélancolie, des moments de "déprime". Ils étaient la conséquence de ce choc traumatique qui, comme une onde, se propageait à l'intérieur de moi, et la fixation sur l'événement dirigeait mon attention vers le passé.

Je ne ressentais pas d'emblée l'événement-cancer comme une, « *bifurcation* » de ma trajectoire, mais comme le surgissement de ma finitude plus ou moins proche. En ce sens, il constituait une « *limite* » (Vedelago, 2020), un arrêt de mon parcours de vie, face à l'incertitude dans laquelle on ne peut pas se projeter. Les seules choses stables qui me donnaient le sentiment de mon *existence* étaient celles de mon histoire. Le passé, en me montrant ma trajectoire avec ses bifurcations, me maintenait comme sujet de mes actions, élément fondamental de mon identité. L'expérience du cancer, comme épreuve et souffrance, entrait en résonnance avec mon parcours de vie, tout simplement par l'attitude réflexive qu'elle suscitait sur ses causes. L'événement-cancer se trouvait, du même coup, réintroduit dans la totalité de mon expérience de vie et relié à des événements similaires. C'est pourquoi on considère qu'il est source de sens, d'un sens nouveau sur des choses passées. Face au néant de l'avenir, ce retour sur le passé me permettait de *continuer* de produire du sens sur mon existence, notamment pour tenter d'introduire ce nouvel événement dans mon histoire. Je devais composer avec cet événement, inévitablement, et de ce fait même, je commençais à me reconstruire comme je l'écrivais précédemment à propos de l'activité sportive. Je m'appropriais cet événement en fonction de mon identité biographique.

C'est bien plus tard, lorsque j'ai commencé à écrire, que je me suis rendu compte que ce processus de résilience ou d'adaptation après le choc traumatique commençait *automatiquement*. Autrement dit, le processus de subjectivation, en tant que restauration d'un sujet agissant sur lui-même, se mettait en route sans que j'en aie réellement conscience à travers ce retour sur soi. C'est pourquoi je parle de submersion identitaire. Ce retour du passé était devenu routinier sur plusieurs années : mes pensées glissaient insensiblement de mon vécu du cancer vers celui d'expériences antérieures. D'une certaine façon, on se croit un autre parce qu'on est davantage soi-même. Les réinterprétations du vécu de mes événements biographiques me donnaient l'impression d'une découverte de soi. Ainsi, l'expérience du cancer élargissait la conscience de moi-même, en faisant apparaître des significations nouvelles d'événements biographiques anciens.

La dynamique de cette immersion dans mon histoire repose sur le mécanisme de l'association des émotions et des sentiments entre cette expérience nouvelle et d'autres événements similaires qui lui étaient antérieurs. Avec l'instabilité psychique résultant de cette épreuve affleuraient à ma conscience des expériences vécues principalement dans mon enfance, moins fréquemment pendant ma vie professionnelle et, lorsque cela arrivait, il n'y avait pas toujours de charge émotionnelle aussi intense. Revenaient à ma mémoire le hangar et l'étable auxquels j'avais mis le feu à l'âge de quatre ans, l'accident de tracteur de mon père, les décès d'une sœur et d'un frère, ma chute de vélo et, plusieurs années plus tard, la soutenance de ma thèse, le décès de mon père, et plus récemment mon accident de voiture dix ans avant le diagnostic du cancer ou le décès de ma mère avant mon hospitalisation. Assurément, je n'avais pas oublié tous ces faits de mon enfance mais ils avaient trouvé leur place parmi les souvenirs. Certains étaient devenus de petites anecdotes qu'on se raconte occasionnellement en famille au cours de moments agréables. Apparemment, il n'y avait là rien de particulier, ni de nouveau, sauf la fréquence de ces retours, plus exactement leur permanence, de même que je pensais au cancer dès mon réveil. Dans la journée, je revisitais une partie de mon enfance, je me retrouvais dans une boucle sans fin que je ne maîtrisais plus.

J'avais l'impression de faire un saut dans un passé lointain, j'enjambais un demi-siècle de vie pour replonger dans ce qui avait initialement construit mon identité fondamentale, celle qui ne nous quitte pas et qui, au fil des années, se range dans la mémoire grâce au travail de l'oubli. Il y a une forme d'individualisation de l'expérience du cancer en fonction de l'histoire du sujet, et des événements très anciens hautement significatifs sont alors associés avec celle-ci. La réactivation de la charge dramatique qu'avaient ces événements de mon enfance se liait avec l'épreuve présente pour susciter très progressivement, le sentiment d'une unité de vie. Les sciences sociales, écrit Louis Quéré, « *négligent trop souvent le fait que l'expérience est un composé d'agir et de pâtir ; leur schème préféré est celui de l'action de sujets mus par des raisons d'agir, des motifs ou des intérêts ; s'en trouve occultés la dimension du subir et le fait que les agents sont affectés par les événements* » (Quéré, 2006, p. 187).

Ce retour sur le passé était en fait un va-et-vient entre un passé ancien, celui de l'enfance, et un passé très récent, celui de l'épreuve du cancer qui se faisait dans la conscience au présent. Mais le passé récent s'imposait à ma conscience et produisait l'effet d'une intrusion permanente en associant des liens significatifs avec des événements, des sentiments du passé ancien. Dans l'immédiat après-cancer, la répétition de ce récit intérieur, cet *Éternel Retour du même*, me rendait incapable de me projeter dans l'avenir et m'emprisonnait dans cette expérience. Le rappel de toutes ces traces, leur résonnance continuelle et sans but me maintenait dans le *présent perpétuel* de cet événement (Debord, 1967, p. 106) comme s'il ne pouvait pas, ou ne fallait pas, qu'il devienne un souvenir parmi les autres. Il s'agit maintenant d'appréhender le contenu et la dynamique subjective particulière de ce retour sur soi. Trois sentiments majeurs, établissant des ponts entre l'expérience du cancer et celles de l'enfance, seront maintenant précisés : la culpabilité, la honte et l'humiliation. Les alliances qui se sont établies dans cet ensemble d'épreuves et de sentiments constituent la dynamique de la restauration d'un équilibre identitaire ou d'un nouveau sentiment d'unité psychosocial.

B. Cause et sentiment de culpabilité

Si on peut éprouver un sentiment de culpabilité, du fait des conséquences que la maladie provoque dans la vie familiale, il n'y a toutefois pas de raison *a priori* de se sentir coupable d'être atteint d'un cancer, dans la mesure où l'on n'en maîtrise pas les causes. Je savais, comme beaucoup de gens, que le tabac était une cause du cancer du poumon et d'autres organes. Je connaissais également cette donnée épidémiologique, à savoir qu'un fumeur sur deux décédera d'un cancer, mais, à l'inverse, un fumeur sur deux a une chance de ne pas être atteint par celui-ci. On trouve toujours des arguments qui nous arrangent et, si le hasard nous aide, on peut échapper à son destin de fumeur. Quoiqu'il en soit, malgré tous mes essais pour arrêter de fumer, je n'y étais pas parvenu. Je n'avais donc aucun doute sur la *cause* du cancer qui se développait silencieusement dans mon poumon gauche.

« *En France, quatre cancers sur dix pourraient être évités* », titrait *Le Monde* (Morin, 2018) parce qu'ils seraient attribuables à des facteurs de risque, liés au mode de vie ou à l'environnement, au premier rang desquels on trouve le tabagisme et l'alcool. Les causes du cancer font toujours débat parmi les scientifiques. Des chercheurs anglais concluaient un article dans la revue *Science* en indiquant que, dans 65 % des cas, ces cancers étaient attribuables au pur hasard (Tomasetti C. and Vogelstein B., 2015). Deux semaines plus tard, le CIRC (Centre international de recherche sur le cancer) publiait un communiqué selon lequel « *conclure que la malchance est la principale cause des cancers serait trompeur et peut gravement obérer les efforts entrepris pour identifier les causes de la maladie et la prévenir efficacement* » (CIRC, 2015). La réponse a été forte et rapide, comme s'il fallait immédiatement limiter la portée de ce résultat qui risquait d'anéantir les efforts de prévention fondés sur les causes environnementales et comportementales de la maladie.

Qu'une proportion importante des cancers soit liée au hasard, c'est une chose bien connue selon Simone Mathoulin-Pélissier, médecin épidémiologiste en cancérologie : « *Le hasard semble jouer un réel rôle dans l'apparition de certains cancers – ce que nous savions déjà... Un tiers d'entre eux sont quand même liés à nos comportements ou à notre environnement, sans oublier que 5 % à 10 % des cancers résultent de prédispositions génétiques* » (*Sud-Ouest*, 12 janvier 2015). On peut donc retenir une fourchette de 35 à 40 % liés à nos conduites, ce qui correspond finalement aux proportions annoncées dans l'étude des deux auteurs précédents, 60 % à 65 % des cancers dus au hasard, la somme faisant le même total de 100 %. Selon le chiffre utilisé, on peut produire une interprétation en rapport avec ses intentions : si je veux montrer l'importance de la prévention, je mettrais en valeur la partie haute de la fourchette du résultat sur les causes liées aux conduites (40 %), et par conséquent cela suggère que beaucoup d'individus sont responsables de leur cancer car ils n'ont pas contrôlé leurs comportements. Au contraire, si je veux montrer que globalement le cancer est le résultat du « *hasard* » ou de la « *malchance* », alors je mettrais en évidence le résultat de 65 %. En réalité, il n'y a pas de débat sur la solidité et les interprétations possibles de ces résultats sur les causes du cancer, mais on peut discuter sur leurs effets et les objectifs de politiques publiques que l'on peut éventuellement retenir ou souhaiter.

La première fois que des causes sociales furent évoquées, c'était en 1775 lorsqu'un chirurgien anglais, Percival Pott, avait donné une description précise du premier cancer professionnel recensé, celui des petits ramoneurs, ces garçons travaillaient dans les cheminées étroites et chaudes et le contact avec les particules de suie provoquait des tumeurs du scrotum (Darmon, 1986). Mais c'est surtout à partir des études de Richard Doll et Austin Bradford-Hill, en 1956, montrant l'existence d'un lien de causalité entre le tabac et certains cancers, qu'on a commencé à considérer les facteurs environnementaux et comportementaux. Le débat concerne aussi la nature des liens et des notions employées : corrélation, cause ou facteur de risque. Il n'est pas toujours simple pour un non initié de comprendre toutes ces subtilités, mais cela donne au moins quelques bonnes indications.

Selon l'épidémiologiste renommée Catherine Hill, 91 % des décès par cancer du poumon chez les hommes et 44 % chez les femmes étaient attribuables au tabac (Hill et Laplanche, 2003, p. 99). Les dernières études du CIRC indiquaient que le tabagisme était responsable de huit cancers du poumon sur 10 chez les hommes (83 %) et de sept cancers sur 10 chez les femmes (69 %). Globalement, Santé publique France donnait des résultats similaires en 2019, 80 % à 90 % des cancers du poumon étant liés au tabagisme actif. En mai 2009, le *Figaro Santé*, reprenant les chiffres du ministère de la Santé titrait : « *Un fumeur sur deux meurt du tabac* ». Ces résultats étaient présentés à l'occasion du lancement d'une nouvelle campagne de prévention, lors de la Journée mondiale sans tabac. Parmi les cancers évitables attribués aux facteurs de risque liés au mode de vie et à l'environnement, la consommation de tabac représente 20 %, l'alcool apparaît comme le second des « *facteurs évitables* » (8 %) Chez les hommes, c'est ensuite l'alimentation qui prédomine (5,7 % des cas), tandis que chez les femmes, c'est le surpoids et l'obésité (6,8 %) (Rogel et Hamers, 2015, p. 430). Cette part importante du tabac, première cause évitable des décès, explique certainement l'importance accordée, par les politiques publiques, à la lutte contre le tabagisme.

Selon l'angle à partir duquel on observe les liens entre tabac et cancer du poumon, on n'aura pas la même impression : si l'on considère que 91 % des cancers du poumon ont pour cause le tabac, on prend peur, mais si on part du résultat selon lequel seul un fumeur sur deux décédera du tabac et parmi ceux-ci 20 % seulement auront un cancer du poumon, on peut en tirer la conclusion que fumer ne conduit pas nécessairement à ce cancer. Au moment où j'ai été diagnostiqué, on estimait les décès par cancer dus au tabac à 59 000 chez les hommes et la part des cancers du poumon était de 19 000, soit un taux de 32 % (Hill et Laplanche, 2003, p. 100). Ainsi, le lien entre tabac et cancer ne se manifeste pas seulement avec le cancer du poumon, mais aussi dans beaucoup d'autres formes de décès. Ce lien devient encore plus difficile à introduire dans des conduites de prévention lorsqu'on tient compte du fait qu'il s'écoule environ trente ans entre le moment où une fraction de la population commence à fumer régulièrement et celui où les conséquences sur la santé deviennent détectables (*ibid.* p. 98). Il est donc difficile pour un jeune de se projeter dans les effets de son comportement tabagique sur sa santé, trente ou quarante années plus tard. Une étude récente, dans le cas de l'alimentation, montrait qu'il est aussi important de poursuivre les messages de prévention, même pour les femmes ayant été traitées pour un cancer : « *Il est également primordial de poursuivre à communiquer sur l'importance d'adopter une alimentation saine en prévention primaire et tertiaire des cancers* » (Affret *et al.*, 2017).

Comme le précisent les auteurs de l'ouvrage *Question(s)s cancer*, un facteur de risque très important reste un facteur de risque. Même lié au tabagisme, le cancer est multifactoriel : « *lier le tabagisme et le cancer comme s'il s'agissait d'une bactérie et de la maladie infectieuse qu'elle déclenche est faux… Il n'y a pas de grippe A sans virus H1N1, mais il peut très bien y avoir un cancer du poumon sans tabagisme* » (Pujol *et al.* 2010, p. 30). Un comportement alimentaire sain, même s'il réduit le risque de cancer du côlon, ne peut prétendre l'empêcher, écrivent-ils. Par conséquent, le cancer du poumon est aussi multifactoriel comme la plupart des autres cancers, même si un facteur "pèse" plus que les autres. Ce qui est insupportable et le plus angoissant pour l'individu qui doit faire face à une grande épreuve, c'est de ne pas savoir d'où vient le danger, c'est l'*incertitude* car, sans percevoir d'issue éventuelle, il est sous l'emprise totale de la peur. Des connaissances peuvent réduire cette incertitude, mais tous les types de savoir ne réduisent pas avec la même ampleur cette dernière. Par définition, les croyances répondent avec une assurance totale à notre questionnement puisqu'on *croit* aux réponses, alors que les connaissances scientifiques répondent toujours avec une marge d'*incertitude* plus ou moins grande. Même si, selon les études citées précédemment, autour de 80 % des cancers du poumon sont liés au tabac, ce dernier n'en est pas pour autant la seule cause. La revue *Science et avenir*, faisant référence à une étude européenne sur le cancer du poumon publiée par le *Journal of the National Cancer Institute*, intitulait son article : « *Cancer du poumon : le tabac pas seul responsable*» et évoquait notamment l'exposition professionnelle à des toxiques environnementaux (*Sciences et Avenir*, 2008).

On peut aussi mentionner les facteurs génétiques. Des chercheurs, sous l'égide de l'Institut national du cancer, présidé alors par le Professeur Dominique Maraninchi, montraient que le risque de cancer serait près de deux fois plus élevé chez les personnes qui portent certaines variations sur les deux chromosomes 15 ; en pratique, alors que le risque pour un fumeur invétéré d'être atteint d'une tumeur maligne au poumon est de 16 %, il passe à 23 % si la personne est porteuse de variations sur les deux copies, ce qui est loin d'être négligeable (*ibid.*, 2008). En réfléchissant sur les causes de mon cancer avec les travaux de recherche cités dans les paragraphes précédents ou d'autres, plus récents, on tempère la prégnance de ce sentiment de culpabilité. On se dit que le cancer du poumon peut ne pas être totalement attribué au tabagisme et qu'il peut aussi être multifactoriel et lié à des facteurs génétiques.

Ces résultats présentés ici sur les liens tabac/cancer et, plus largement, avec l'environnement, je ne les connaissais pas précisément, mais concerné par un cancer du poumon, l'épreuve prend une autre expression qui est celle de la *culpabilité*. Car si l'on peut discuter sur les autres facteurs de risque, celui du tabac semble solidement établi et perçu ainsi par une grande majorité. Il ne s'agit pas ici de répondre à la question : pourquoi ai-je eu un cancer ? Pourquoi moi ? La recherche d'explications les plus diverses, même d'ordre psychologique, n'avait pas lieu d'être puisqu'il était clair que, pour moi, la cause en était le tabagisme. Par conséquent, il n'y avait qu'un *fautif* : moi-même ! J'étais responsable et coupable de l'apparition de ma maladie. Psychologiquement c'était compliqué, car je savais que je mettais en jeu l'avenir de ma famille dans les prochaines années et que celle-ci allait vivre également dans l'incertitude, mais ce sentiment a été plus facilement supportable car on ne m'en a pas fait le reproche. Toutefois, cela ne m'a pas empêché de me penser responsable et coupable de l'impact de ma maladie sur mes proches.

J'éprouvais ce sentiment de culpabilité car, si j'avais été tenace, j'aurais pu faire autrement, en m'arrêtant de fumer pour éviter la maladie. J'étais coupable aussi de n'avoir rien fait lors du premier symptôme pour que ce cancer soit détecté plus tôt. La culpabilité est un sentiment très largement partagé, qui contribue à notre structuration psychologique et il nous incite à agir selon les normes et les valeurs sociales. Il peut être justifié mais on peut y trouver de «*bonnes raisons*», ce qui ne crée pas un stress négatif en permanence. Dans la relation entre le cancer du poumon et le tabagisme, je ne trouvais pas ces «*bonnes raisons*». Au contraire, tous les discours publics, publicitaires, informatifs, scientifiques rappelaient avec force la responsabilité du fumeur dans sa maladie. Je m'attribuais une grande faiblesse de ne pas avoir réussi à contrôler cette addiction, et cet échec provoquait un sentiment de dévalorisation.

Quand on me demandait combien pouvaient coûter pour la sécurité sociale une opération aussi longue que celle que j'avais eue et une hospitalisation prolongée par un séjour en centre de rééducation, on me signifier, d'une certaine manière, que le coût du cancer incombant aux fumeurs était supporté par la collectivité. J'aimais bien cette question d'ordre économique qui sous-entendait le poids financier de cette conduite irresponsable, mais j'en avais la réponse, et cette dernière, un peu provocante et défensive, surprenait mes interlocuteurs. J'expliquais, calcul à l'appui, qu'avec les taxes sur les cigarettes que j'avais payées pendant plus de trente années, je pouvais encore m'offrir deux opérations comme celle-là, selon les calculs de l'époque. Et s'il le fallait, je pouvais en rajouter sur le montant total de ces taxes sur le tabac qui permettait de financer les soins d'autres malades du cancer. Je pouvais également compléter mon argumentation en rappelant que, sur les personnes atteintes d'un cancer du poumon, 50 % décédaient dans les deux années après le diagnostic et qu'après cinq ans seuls, 15 % environ survivaient, ce qui réduisait nettement les coûts de prise en charge par rapport à d'autres cancers. Sur le plan économique, je n'avais aucune culpabilité quant à ma conduite de fumeur. L'augmentation des taxes, si elle a permis de diminuer le nombre de fumeurs, n'a pas entraîné une diminution des recettes fiscales. Au contraire, celles-ci sont passées de 11 milliards d'euros environ en 2017 à 15 milliards en 2020. Autrement dit, selon la formule courante dans les négociations, l'augmentation du prix du tabac est un choix gagnant/gagnant : avec moins de fumeurs, on obtient les mêmes recettes fiscales et davantage, tout en ayant une action de prévention. Logiquement bientôt, on devrait faire la même chose pour l'alcool.

Le vécu traumatique est un tissage complexe où se mêlent histoire récente et histoire ancienne, et lorsque mon esprit se laissait aller à revisiter mon enfance je ressentais plus profondément la souffrance de mes parents et la peur qui s'était emparée de nous lorsqu'à l'âge de quatre ans j'avais mis le feu à la grange et à l'étable un soir d'été. Je me souviens encore du ronflement du feu consumant le foin ramassé quelques semaines auparavant et de ses flammes gigantesques. Sans aucun doute, la peur tout d'abord, comme émotion primaire, relie le cancer à cet événement très ancien ; le sentiment de culpabilité viendra par la suite, car dans l'instant je ne réalisais pas l'ampleur du problème ainsi créé. Dans ce vagabondage rétrospectif de mon imaginaire, j'ai retrouvé une *continuité* émotionnelle entre ces deux événements. L'actuel, l'événement-cancer, passant par-dessus plus de cinquante ans de vie pour fusionner avec cette peur de mon enfance. Finalement, j'étais remonté à mon premier souvenir d'enfance et je me percevais avec la même frayeur, j'étais toujours le *même*, identique. L'enfance, c'est la période de l'innocence, je ne pouvais pas être coupable d'avoir mis le feu, car il n'y avait pas eu d'intention et la seule réponse que je pouvais faire à la question de ma mère : « *Pourquoi as-tu fais ça ?* », était tout simplement : « *J'allais chercher des œufs.* » Ce retour très lointain, aurait-il eu un effet d'atténuation de la culpabilité ressentie par le fumeur adulte ? Je n'en sais rien, car je n'ai pas de compétences psychologiques ou psychanalytiques suffisantes pour répondre à cette question. Le sentiment de culpabilité ne disparaît pas quinze ans plus tard, mais il s'atténue. Sa présence constitue un formidable facteur de motivation et ce fut un aspect positif pour modifier mes comportements, notamment avec l'arrêt du tabac dès mon diagnostic et, plus généralement, en ce qui concerne certains aspects de mon mode de vie décrits précédemment.

C. Honte et humiliation dans l'expérience du cancer

Après le diagnostic de mon cancer, j'ai rapidement éprouvé un sentiment de culpabilité, mais le sentiment de honte, lui, n'est apparu que plusieurs années après la fin des traitements, comme une effraction tout à fait inattendue. Je devrais dire, plus précisément, qu'il a été réactivé massivement car j'en avais déjà une conscience assez claire depuis longtemps, mais je n'en ressentais plus ses effets. Il demeurait comme un souvenir éteint qui ne perturbait plus vraiment mes conduites. Ainsi, le fait de ressentir à nouveau cette émotion m'a préoccupé et je ne peux l'esquiver dans mon analyse de l'expérience du cancer. Même si « *on préfère ne pas en parler* » (de Gauléjac, 1996, p. 13), il me revient à l'esprit, le principe et le respect du *pacte autobiographique* que j'ai posé comme nécessaire dans la partie méthodologique de cet écrit.

1. Réactivation du sentiment de honte

La *honte* est une relation sociale inégalitaire dans laquelle l'un peut appliquer un jugement de déshonneur à l'autre, un opprobre, par des actes de parole et des injonctions, ou encore par un jugement social négatif dont l'intériorisation sous-tend durablement une image négative de soi. Cette auto-évaluation négative de soi nous pousse, à échapper au regard d'autrui, à nous cacher pour ne pas subir la stigmatisation. Ainsi, la honte doit être qualifiée d'affect frontière entre soi et l'autre : « *Elle n'existe pas en dehors de la relation à l'autre, mais elle révèle une image dégradée de soi et l'extrême difficulté dans laquelle se trouve le sujet de constituer un lieu d'intimité. C'est un affect à la fois relationnel et narcissique* » (Selz, 2010, p. 62).

Dans le domaine de la maladie, on confond trop souvent le registre de la honte avec celui, proche, de la *pudeur* qui est la retenue de donner à voir son corps, la honte à l'inverse, est la réprimande de donner à voir sans retenue : « *La honte du péché enfermait en soi,* [alors que] *la pudeur est un chemin vers l'autre* » (Lelièvre, 2010, p. 132). Dans les relations de soins, la pudeur est une attitude courante : elle s'inscrit dans des conventions sociales, alors que la honte est plus profonde, va au-delà d'un sentiment de gêne, et elle est culturellement attachée à certaines maladies. La maladie elle-même est honteuse et, socialement, elle exclut celui qui en est atteint. Le regard pudique protège, alors que celui de la honte bannit l'autre, « *révélant une blessure ou une défaillance narcissique alors que la pudeur témoigne de la qualité de la relation à l'autre et de l'existence d'un espace de discontinuité entre soi et autrui* » (Seltz, 2010, p. 56). Selon les organes concernés (colon, vessie, rectum utérus, testicules), le cancer peut être ressenti comme honteux : on fait souvent la distinction entre le haut et le bas du corps. Les représentations imputées à la partie supérieure du corps comme les poumons, le cœur, le cerveau sont plus positives. Compte tenu de cette hiérarchie des organes, il est moins infamant d'avoir un cancer du cerveau que du rectum. Dans son étude sur « *les enjeux de la honte chez un patient atteint d'un cancer digestif* », Flore Chevet montre, à l'occasion de l'apparition de ce cancer digestif et de sa prise en charge, que la rupture de l'intimité favorise le sentiment de honte (Chevet, 2012, p. 102). L'atteinte du côlon, du rectum ou de l'anus réactualise des mécanismes de défense infantiles notamment par « *la régression nécessaire pour accepter de se laisser soigner* » (Chiappa *et al.*, 2008, p. 158).

Dans mon expérience du cancer, la honte n'a pas été ravivée pendant mes relations avec les soignants, mais plutôt au cours d'une conversation avec le personnel administratif. Cette année-là, en 2009 à l'inverse des années précédentes, le chirurgien ne m'ayant pas rédigé l'ordonnance pour un prochain scanner, par téléphone j'ai contacté la secrétaire du service qui m'a renvoyé sèchement en me disant : « *Est-ce que vous croyez que le chirurgien n'a que ça à faire ? Demandez à votre médecin traitant.* » La réponse ne pouvait pas être plus claire, précise, directe, sans détour, indiscutable. En raccrochant, j'étais choqué, surpris, étonné tellement c'était inattendu et je l'ai ressenti comme une véritable effraction psychique. Il était convenu que le chirurgien assurait mon suivi durant les cinq années après l'opération. À la fin de chaque entretien, il rédigeait l'ordonnance pour le scanner suivant, par conséquent, cela allait de soi, de demander cette ordonnance à son secrétariat. Dans l'instant, je n'ai pas très bien compris pourquoi j'étais rabroué de cette façon-là et j'avais le sentiment d'être grondé comme un enfant. Mais surtout, j'ai eu le sentiment que je n'aurais pas dû faire cela : dans mon imaginaire, c'était comme si on m'avait mis à la porte de l'hôpital.

Je me suis senti vraiment blessé, j'étais très profondément atteint, et peut-être avais-je fait une erreur. J'aurais dû, en effet, contacter mon médecin traitant. J'ai eu l'impression qu'on me prenait pour un idiot, quelqu'un qui ne comprend rien au fonctionnement de l'hôpital. Je ne culpabilisais pas, car j'étais absolument de bonne foi et honnête dans ma démarche puisque, jusqu'à ce jour, le chirurgien m'avait toujours fait cette ordonnance. La forme de la réponse de la secrétaire induisait que j'étais vraiment naïf de *croire* que le chirurgien s'occupait de ces choses-là, comme s'il était à mon écoute permanente. Mais, par la suite, une phrase équivalente, un peu modifiée, résonnait continuellement dans ma tête comme une réprimande ou une remontrance et signifiait pour moi : « *Vous n'avez pas* honte *de demander ou de déranger le chirurgien pour une simple ordonnance* ». J'osais importuner le médecin chargé de mon suivi, c'était comme si j'avais transgressé une convention morale implicite. J'imaginais le regard réprobateur de mon interlocutrice au téléphone devant les autres collègues, dans ce bureau que je connaissais : « *La honte est affaire de regard.* », écrit Franck Lelièvre (Lelièvre, 2010, p. 132), elle est le produit d'une relation intersubjective, de la parole par laquelle on indique à l'autre « *ce qui ne se fait pas* » et dont on devrait avoir honte. Elle génère une sensation désagréable de malaise, elle pousse à se cacher, à se faire tout petit, à vouloir disparaître aux yeux des autres. Elle dévalorise et diminue fortement l'estime de soi.

C'est quelque chose que je n'ai pu évoquer auprès de mon entourage et que j'ai dit bien plus tard à mon épouse, j'avais tellement *honte* qu'on sache que je ne connaissais pas les conventions relationnelles ou les « *bonnes manières* » à l'adresse des médecins. Au téléphone, je n'ai rien pu dire, j'ai ressenti immédiatement cette phrase comme venant d'une personne représentant l'autorité acceptant ou rejetant à la fois la demande et le demandeur. Je me suis facilement imaginé dans cette salle en présence de l'ensemble du personnel, « *rouge de honte* » en subissant cette injustice, sachant qu'il ne faut jamais manifester la moindre opposition face à l'autorité sous peine d'encourir sa colère. Je gardais au fond de moi un intense malaise, comme une blessure persistante, une trace forte et désagréable, au point de vouloir le cacher.

Quelques semaines plus tard, la pression étant un peu retombée, j'ai tenté de comprendre ma réaction. Le sociologue reprenait, de façon plus "froide", cette séquence et trouvait la réponse de la secrétaire tout à fait fondée. J'avais étudié les réformes des politiques publiques de santé, notamment la notion de « *médecin référent* » introduite par les ordonnances d'avril 1996, présentées par Alain Juppé et « *portant réforme de l'hospitalisation publique et privée* ». Si ce projet n'a pas été réalisé, il a été repris une dizaine d'années plus tard dans le cadre du parcours de soins coordonnés, institué par la loi du 13 août 2004, sous la dénomination de « *médecin traitant* ». Mais concrètement, en 2006, tout mon parcours de soins et de suivi après le diagnostic s'était réalisé en dehors du médecin-traitant, toutes les ordonnances avaient été établies par les médecins hospitaliers. Il ne m'était pas venu un instant à l'esprit que je devais entrer dans le cadre de cette procédure récemment mise en place.

La disproportion qui ressort dans cet épisode était très étonnante et cela sur deux plans : tout d'abord entre sa brièveté, le temps d'un appel téléphonique, et l'ampleur durable de l'impact affectif que cette phrase avait eu, comme un choc dont les "ondes" faisaient écho très loin dans ma mémoire. Puis, j'ai ressenti ce glissement rapide de la surprise vers des émotions liées à un sentiment de *honte*. Logiquement, c'est un sentiment de *culpabilité* qui aurait dû se manifester du fait de la connaissance que j'avais du système de santé et des procédures que j'aurais dû appliquer. La culpabilité correspond à une transgression des interdits ou à un non-respect des procédures et des normes, alors que la honte est une défaillance de soi au niveau des valeurs : elle est de l'ordre de l'honneur, de la dignité. Je me sentais indigne mais pas fautif, « *La culpabilité touche à la question de l'avoir et du faire, la honte à celle de l'être et du subir. Cette dernière a trait à l'image de soi* » (Selz, 2010, p. 56). Or, cet événement se déroulait trois années après l'opération, dans une période encore très incertaine par rapport à l'évolution de la maladie, et l'ordonnance pour le scanner de contrôle représentait encore pour moi une très forte charge émotionnelle, ainsi que le lien tissé avec le chirurgien qui surveillait la rémission de ma maladie. J'étais donc dans une situation de fragilité, réceptif aux associations qui surgissaient et évoquaient des situations émotionnelles semblables. Les enchaînements avec des faits similaires, qui revenaient à ma mémoire sous l'effet de ces paroles, s'avéraient insoupçonnables pour la personne ayant prononcé cette phrase. Mais l'effet psychologique, lui, était bien réel et indépendant de l'intentionnalité de l'auteur de cette phrase.

2. *Honte et humiliation*

Lorsque je repensais à cet épisode, c'est une cascade de liens avec d'autres faits de mon histoire familiale qui revenait à ma conscience alors que je n'y pensais plus depuis longtemps. Dans cette phrase, il y avait une injonction très forte de l'ordre de la crainte, qui me renvoyait à ma relation à l'autorité. Cela évoquait par exemple cet épisode de mon enfance, lorsqu'à dix ans, en moto avec mon père, les gendarmes nous avaient arrêtés et lui avaient demandé sa carte de séjour. En rentrant à la maison, il en avait reparlé et je me souviens qu'il en avait été très affecté. Je repensais aussi à ma mère qui à près de 80 ans, et vivant en France depuis 1926, se demandait à la fin des années 1990 si l'administration allait accepter le renouvellement de sa carte de séjour. Et surtout, la période de mes sept à douze ans où j'entendais régulièrement cette phrase, qui me qualifiait de « *rital venu manger le pain des français* », comme si nous étions des voleurs. Du point de vue littéral, pour un enfant de dix ans, cela n'avait pas de sens puisque nous cultivions le blé et le vendions pour faire du pain, quoi de plus normal ! Aux très pertinentes descriptions et analyses d'Annie Ernaux (Ernaux, 1997*a*) et Didier Éribon (Éribon, 2009) liées à la pauvreté et aux origines sociales, on peut ajouter cette dimension de l'immigration comme venant complexifier l'entrelacement des émotions et des sentiments (Milza, 1993, pp. 487-488). À l'origine sociale de la honte s'ajoutait la honte de mes origines, d'autant plus que dans les années 1950 la participation des Italiens à la guerre auprès des Allemands était toujours vive dans la mémoire des Français. Je portais donc aussi le déshonneur de l'étranger qui avait combattu contre la France, pourtant pays de ma naissance.

L'image du cancer du poumon renvoie, elle aussi, au vécu des inégalités sociales dans les couches populaires. Cette accumulation des caractéristiques qui lui confèrent une représentation dévalorisée et, en premier lieu, le fait qu'il soit lié à l'image du tabac. Il suffit de voir les images répugnantes employées sur les paquets de cigarettes pour la prévention spécifique de ce cancer. Les maladies liées au tabac et à l'alcool sont associées à la « *défavorisation sociale* » (Bryere *et al.*, 2017, p. 73), et à leur mode de consommation populaire. Ces sentiments de honte et de culpabilité sont contenus dans la peur du jugement d'autrui et, en particulier, de la part des professionnels de santé. Dans une récente enquête de BVA, plus de 50 % des Français retardaient leur accès aux soins, par crainte d'être jugés ou à cause d'un jugement déjà subi par des soignants. Dans le même sondage, on notait que 74 % craignaient, ou en avaient déjà fait l'expérience, le jugement d'un médecin généraliste ou spécialiste, 17 % celui d'un pharmacien et 16 % celui d'une secrétaire médicale (total supérieur à 100 % car plusieurs réponses possibles) (BVA-ZAVA, 2017).

En réalité, ce ne sont pas les mots prononcés par la secrétaire, mais l'émotion créée par son *injonction* à la soumission qui a fait vibrer des sentiments déjà là, enfouis dans ma mémoire depuis des dizaines d'années. Mais c'est parce qu'elles ont été réactivées plus ou moins souvent dans des situations sociales de ce genre et qu'elles sont toujours susceptibles de se manifester à nouveau. C'est la *trace*, comme une « *empreinte neuronale* », laissée dans la mémoire par ces événements, qui se trouve réactivée. J'étais étonné qu'une phrase apparemment aussi anodine ne le soit pas pour moi. La signification de ce fait ne m'est pas apparue immédiatement, cela s'est fait progressivement, au fil des associations d'idées, des diverses évocations et des réminiscences. Néanmoins, l'interprétation est assez évidente, je m'identifiais à mes parents dans le vécu de leurs relations de contrainte, de contrôle et de soumission forcée à l'autorité administrative, aux institutions de police et tout simplement aux employeurs. Pour les immigrés italiens de l'après-guerre, l'évocation de la carte de séjour faisait partie des conversations courantes. Surtout, il fallait toujours l'avoir sur soi, ne pas l'oublier, car la police ou les gendarmes pouvaient la demander à tout moment. Ces contrôles provoquaient toujours un sentiment d'*humiliation* et d'abaissement et voir mes parents humiliés me renvoyait un sentiment de *honte*, ainsi que le déshonneur d'avoir des parents qui risquaient d'être punis, sanctionnés pour des motifs que je ne comprenais pas et, dans le même temps, je vivais et ressentais cette même *humiliation*.

« *La honte est véritablement contagieuse* [...] : *si je perçois que quelqu'un qui m'est proche est honteux, j'ai tendance à m'imaginer moi-même dans la même situation et à m'angoisser de vivre un sentiment aussi catastrophique* » (Tisseron, 2006, p. 24). Je me retrouvais alors dans une situation d'insécurité et de *peur* de ce qui pourrait advenir. C'est ici qu'un lien peut être fait avec le cancer. Je ne crois pas que j'ai ressenti la honte de la maladie elle-même comme pour d'autres maladies, voire d'autres cancers liés aux viscères ou aux organes sexuels. La peur, ou précisément l'anxiété permanente qu'instaure le cancer, constitue un facteur de fragilisation favorisant le retour d'émotions de l'enfance. C'était l'expérience du cancer dans son ensemble, notamment dans les relations diverses qu'elle impliquait qui me renvoyait à des situations vécues, me rappelant l'épreuve de l'humiliation. Le sentiment de honte se nourrit à différentes sources, au niveau psychique et dans les rapports à la société. Dans cet ensemble de processus, Vincent de Gaulejac retient un axe dominant, celui « *de la construction identitaire dans ses rapports à l'idéalité, l'image de soi, à la position sociale de la famille et sa trajectoire* » (de Gaulejac, 1996, p. 201).

Honte et humiliation sont liées : la première s'appuie sur la seconde, on subit d'abord un processus d'abaissement et de déshumanisation qui nous rend honteux dans les regards des autres. Confronté à une épreuve, « *l'homme ne dispose que de trois choix : combattre, ne rien faire ou fuir* », écrivait en 1976 le biologiste Henri Laborit (Laborit, 1976, p. 16). Dans la situation d'humiliation, la révolte, c'est prendre le risque d'être exclu, la fuite celui de perdre ce que l'on a, il ne reste donc que la soumission qui alimentera la honte d'avoir été déchu. En pratique, cela signifie, selon Serge Tisseron, que celui qui a honte est dans l'angoisse de perdre « *trois choses : l'amour de ses proches, l'estime de lui-même et ses liens à sa communauté de rattachement* » (Drieu, 2010, p. 12). La honte est donc une menace de l'identité de chacun, la souffrance provoquée par l'humiliation et elle est au sens propre *indicible*.

Cette idée de perte de la relation avec l'autre permet de comprendre comment se fait l'association entre la communication téléphonique que je qualifierais de *réprimande-injonction* assénée à mon encontre et les faits de l'enfance se rapportant à l'humiliation et la honte. Objectivement, j'étais partiellement freiné dans mon accès au médecin qui me suivait habituellement. Symboliquement, cela avait naturellement l'effet d'une perte, d'un abandon qui me renvoyait à des événements ayant la même coloration signifiante dans ma biographie. Cette réactivation de la honte qui demeurait en sommeil s'avérait un effet collatéral du traumatisme du cancer, suite à la désorganisation psychique provoquée par le choc traumatique. Ce dernier peut déclencher le retour à des problématiques familiales de l'enfance : le cancer et le sentiment d'humiliation avaient en commun l'expérience de la *limite* de l'humain, la confrontation à la mort pour le premier, à la perte du sujet pour le second. Cette proximité émotionnelle avec des dimensions déshumanisantes et d'anéantissement peut rendre les associations psychiques plus promptes.

S'il était difficilement objectivable, l'effet produit par cette phrase demeurait protégé par la dimension privée, mon entourage n'avait pas eu connaissance de cette réplique, puisque je l'avais cachée et, tant qu'elle demeurait non dite, les effets internes restaient invisibles, je pouvais m'accommoder de ce fait et laisser le temps faire son œuvre d'oubli. Mais à partir du moment où j'avais eu le projet de rendre publique mon expérience par l'écriture d'un ouvrage, je me devais éthiquement de respecter le *pacte autobiographique* ; je m'étais engagé à la sincérité de l'exposé et je ne pouvais pas m'autocensurer. Mais ce fut long pour dépasser ce blocage de l'écriture, car ce qui était en jeu, ce n'était plus mon passé, mes ressentis d'enfance mais, dans l'instant, ma relation avec ce lecteur imaginaire. Je changeais de statut : j'étais l'auteur, un adulte, avec un parcours de vie, un parcours professionnel d'enseignant-chercheur en sociologie de la santé qui allait afficher ses tourments internes de l'enfance. C'est pourquoi j'avais *honte* de décrire le retour de ces émotions anciennes. J'étais incité à me *taire* plutôt qu'à m'exposer publiquement ! Avoir été humilié, le montrer, c'était aussi prendre le risque du regard méprisant de l'autre. On ne peut pas tout dire de soi, l'*indicible* est alors une forme de protection ou de survie. Je ne serais pas aussi tranché que Serge Tisseron lorsqu'il écrit que « *dire sa honte, c'est montrer qu'on échappe au risque d'être irrémédiablement marginalisé à cause d'elle* » (Tisseron, 2006, p. 24).

D. Le retour sur les épreuves de l'enfance comme dynamique de restauration de soi

1. *La fuite et la revanche sociale*

Cette expérience du cancer, par son effet traumatique, venait stopper ma « *fuite* » en avant, du fait de l'arrêt qu'elle m'imposait au moins momentanément. Par les associations qui se présentaient à mon esprit, j'étais transporté dans mon passé lointain, comme un retour aux sources de mon identité. Dans ce rapport de soi à soi, c'est un retour profondément identitaire aux dimensions qui, par leur ancrage, demeurent permanentes et incontournables et rétablissent une continuité du sujet. Il n'y a pas de recomposition de l'identité, mais une hiérarchisation des dimensions et l'introduction d'une nouvelle. En ce sens, il y a réagencement mémoriel.

Il s'est donc instauré une dialectique entre la « *substance intime* » stable et l'instabilité créée par cet élément traumatique nouveau, le cancer. Ce dernier a généré chez moi, en permanence, des tensions émotionnelles, par les retours sur soi, les évocations de la mort, les incertitudes sur la guérison et ont menacé mon sentiment ou illusion d'unité. Si on poursuit l'analyse selon cet angle de vue, l'individu se trouve dans un déséquilibre persistant, en situation de rupture, de bifurcation, soumis à la peur, la honte, l'angoisse. Ce retour identitaire le désorganise et le déstructure, l'immergeant dans un profond désarroi. De ce fait, on devrait constater logiquement un taux élevé de consultations en médecine générale dans la période post-traitement, or ce n'est pas le cas. Selon les résultats de l'enquête Vican5, « *sur l'ensemble des répondants, si une majorité a déclaré avoir des troubles ou séquelles consécutifs au cancer et à ses traitements (63,5 %), seule une minorité bénéficie toujours d'un suivi spécialisé (16,5 %, soit 26,1 % des personnes avec séquelles), et seulement 16,9 % de ces suivis spécifiques consistent en un accompagnement psychologique* » (Inca, 2018, p. 49). Il y a là un paradoxe entre l'ampleur des déséquilibres identitaires supposés, provoqués par le cancer et la nécessité de consulter un soignant, médecin traitant, psychologue ou psychiatre. Ce paradoxe ne peut être compris que si on se place, me semble-t-il, du point de vue des patients qui perçoivent à la fois des séquelles et des améliorations de leur état de santé dans la durée depuis le diagnostic de leur maladie.

Cela me rappelle une petite anecdote après mon second scanner de contrôle montrant « *une image hypo dense de la selle turcique* », soit en langage moins spécialisé une image suspecte dans le cerveau au niveau de l'hypophyse et pour laquelle le radiologue suggérait une IRM. Le chirurgien m'avait demandé ce que j'en pensais, autrement dit si je souhaitais la faire. Il ajoutait : « *Quand on cherche, on trouve toujours quelque chose.* » J'avais répondu oui, évidemment, toute inquiétude devant être réduite. Le résultat avait montré qu'il n'y avait rien de particulier. Après ce résultat négatif, j'avais trouvé vraiment intéressante la remarque du chirurgien indiquant, en réalité, la part d'incertitude qui existe dans l'exercice de la médecine et, plus généralement, de la science. En lien avec les considérations précédentes, si on part de l'idée que l'irruption du cancer déstructure le sujet, sans penser que concomitamment celui-ci met en place une activité psychique de restauration de l'équilibre identitaire, alors on ne peut pas comprendre ce paradoxe entre le ressenti de séquelles et une faible demande de consultations médicales post-cancer, sauf si on réintroduit la temporalité du patient, ce dernier percevant une évolution positive de sa dynamique subjective.

La fonction du processus identitaire, qui consiste à produire de l'équilibre entre toutes ces tensions, en homogénéisant ses émotions pour donner un sentiment d'unité du sujet, n'est jamais réellement totalement close. Pendant les années de rémission complète, je n'ai pas immédiatement eu conscience de ce processus à l'œuvre, à travers des retours sur mon enfance. Réduire les contradictions, réinterpréter les émotions des expériences antérieures, permet d'introduire dans la biographie l'événement récent en lui trouvant une "place" dans la trame socio-psychique, mais cela n'apparaît que lorsqu'on se retourne sur le passé récent. Cette activité psychique intense a inhibé l'idée de mort en me montrant que j'avais déjà surmonté les épreuves antérieures et m'a permis d'envisager de me projeter dans l'avenir, la prudence étant toujours de mise. Cette activité réflexive, fictionnelle a reconstruit ainsi une unité imaginaire par sa fonction dynamique que j'ai pu constater *a posteriori*. C'est comme si cette restauration identitaire avait un ressort interne propre, et insoupçonné.

Ce retour à mon enfance à partir de l'expérience du cancer a mis en relation deux épreuves ayant laissé des traces très profondes au niveau socio-psychique. Les effets de l'humiliation et de la honte arrivés tôt dans ma construction psychique se sont traduits par une forte dévalorisation. Dans cette période de mon enfance, j'ai intériorisé cette non-reconnaissance qu'est l'humiliation, cette forme de déshumanisation qui engendre une perte de confiance en soi. On comprend dès lors pourquoi l'expérience du cancer m'a conduit à ce retour aux événements de l'enfance par la similitude du vécu de la souffrance et de la douleur dans ces deux expériences. Mais quels intérêts y avait-il à me laisser aller vers ces retours sur mon enfance ? Je dirai, tout d'abord, qu'ils s'imposaient à moi : les chasser ou les repousser m'aurait peut-être coûté trop d'efforts, alors je les ai laissés advenir. Le plus important dans ce réexamen de mon histoire était qu'il crée une décentration, un détournement de l'emprise de l'événement-cancer, par *déplacement* de mon attention vers des événements tout autant dramatiques, mais dont la charge émotionnelle était plus faible, car le *deuil* avait été accompli. Il y avait comme un transfert des émotions produites par l'événement présent vers le passé, ce qui avait un effet d'apaisement.

Ce retour sur le passé me rassurait dans la mesure où il montrait que l'incertitude pouvait se combattre, que je pouvais survivre à la peur de la mort, à l'humiliation, à toutes ces épreuves accumulées, et ce cancer ne devenait qu'une nouvelle épreuve supplémentaire dans mon parcours de vie. Je me retrouvais dans une situation semblable à celles déjà connues, certes face à une épreuve différente mais, malgré tout, une épreuve à surmonter. L'action au niveau médical ne dépendait pas de moi ; par contre j'étais le premier acteur de mon engagement psycho-sociologique. J'avais dépassé des épreuves antérieures au moyen de deux mécanismes dont j'ai eu conscience bien plus tard après ma thèse de doctorat ; il s'agissait d'une conduite de *fuite* de mes conditions sociales et la poursuite tenace d'un objectif de *revanche sociale*. Ces deux aspects étaient complémentaires pour échapper à la soumission et la honte produites par l'humiliation. Poursuivre et réussir mes études, c'était fuir ma condition sociale et, par là même, retrouver dans cette *revanche sociale*, une part d'estime de moi perdue dans cette période de soumission au regard des autres.

Dans son *Éloge de la fuite*, Henri Laborit rappelle que la fuite a quelque chose de sain et salutaire. C'est une condition de survie, elle peut se réaliser aussi bien par l'abandon ou un départ vers d'autres horizons, d'autres milieux. Néanmoins, elle m'a laissé des sentiments mélangés entre l'exil et le « *transfuge de classe*» (Bourdieu et Passeron, 1964), ou la sensation d'être traître à mes origines, sans pour autant développer un sentiment exclusif, d'appartenance à un nouveau groupe. La conception de la fuite chez Laborit n'est pas seulement physique, au sens de partir, elle est aussi «*imaginaire, fonction spécifiquement humaine qui permet à l'homme contrairement aux autres espèces animales, d'ajouter de l'information, de transformer le monde qui l'entoure. Imaginaire, seul mécanisme de fuite, d'évitement de l'aliénation environnementale, sociologique en particulier, utilisé aussi bien par le drogué, le psychotique, que par le créateur artistique ou scientifique*» (Laborit, 1976, p. 13).

L'anecdote suivante illustre les aspects imperceptibles pour autrui de ces humiliations et des réactions qu'elles provoquaient. Il y a une dizaine d'années, rencontrant un de mes anciens professeurs présents à ma soutenance de thèse, celui-ci me demanda, au cours de notre très amicale conversation, ce que pouvaient signifier les mots que j'avais dits spontanément dans les discussions à bâtons rompus d'après soutenance : «*je les ai eus.*» Il en avait été très fortement marqué pour me demander sa signification une trentaine d'années plus tard. Il est vrai qu'elle était totalement incompréhensible en dehors de mon contexte biographique. Elle s'adressait à ceux qui nous avaient humiliés, mes parents et moi pendant mon enfance. Après l'adolescence, ce sentiment ne transparaissait qu'inversement par une revendication d'italianité exagérée, notamment en montrant avec fierté mon passeport italien. La réussite scolaire était donc l'aboutissement d'un objectif de *revanche sociale* porté pendant plusieurs années, et l'obtention de ce diplôme était la fin d'une course d'obstacles, du moins le croyais-je à ce moment-là.

Les deux notions, *revanche* et *vengeance*, si elles ont les mêmes origines latines (verbe *vindicare*) nécessitent d'être clairement distinguées. Selon le dictionnaire, ce verbe signifie aussi bien châtier, «*infliger une peine à quelqu'un*», que revendiquer ou «*réclamer ce qu'on considère comme son bien*» et, dans certaines constructions, la signification est inversée : *aliquem in libertatem vindico* est traduite comme l'équivalent de «*donner à quelqu'un la liberté, libérer quelqu'un*», s'agissant d'un esclave. On trouvera alors dans les dictionnaires français deux significations au terme de revanche : «*le fait de rendre la pareille pour un mal que l'on a reçu*», synonyme de vengeance et de punition, mais aussi le fait d'offrir une nouvelle possibilité à un adversaire vaincu d'être gagnant et, en quelque sorte, de recouvrer sa liberté. La vengeance est dirigée contre quelqu'un à qui on va infliger un châtiment, alors que la *revanche sociale* c'est l'opportunité et la capacité de jouer une nouvelle partie et de reprendre l'avantage sur les déterminismes sociaux qui nous enfermaient ou nous contraignaient à une destinée tracée par avance.

Ici, la *revanche sociale* vise à dépasser la situation d'humiliation par une ambition et une logique constructive de soi ; quant à la vengeance, à l'opposée, elle vise à détruire l'autre. Ainsi, la *revanche* est une fuite positive qui consiste à conquérir une place dans le «*camp adverse*», c'est-à-dire des positions auxquelles on ne pense pas et qui étaient de ce fait inaccessibles, quand vient la capacité d'agir et de jouer cette nouvelle partie qui offre la possibilité, selon

Vincent de Gaulejac, de « *la revanche contre la déchéance qui humilie et détruit l'image des parents* » (de Gaulejac, op.cit. p. 232). Par ailleurs, les personnes ayant eu ce type de trajectoire peuvent éprouver le « *syndrome de l'imposteur* », expression créée et utilisée par les psychologues Clance et Imes pour désigner le sentiment que des personnes ont d'« *usurper* » leur place, malgré leur réussite académique et professionnelle, persistant à croire qu'elles ne sont vraiment pas brillantes, croyant avoir trompé quiconque pense le contraire (Clance et Imes, 1978). C'est aussi ce que j'exprimais plus haut avec le terme d'« *exil* », ce sentiment d'occuper une place qui n'était pas pour moi et pouvait alimenter, parfois, une peur étouffée qui minait cette réussite (Clance, 1992).

2. *Dynamique de restauration*

Les allers et retours entre l'expérience du cancer et les épreuves de l'enfance m'incitent à penser qu'il faut sortir d'une approche dualiste, celle d'une identité perdue, comme si le malade du cancer avait subitement la mémoire déficiente. Les renvois à mon histoire sont précis, ils ne portent pas sur la période professionnelle, celle de la « *socialisation secondaire* », mais précisément sur l'enfance ou la « *première socialisation* », celle qui très tôt construit ce socle d'identitaire résolument ancré, « *encrypté* », dans notre mémoire. Cette dynamique en lien avec mon enfance a servi de recours, de point d'appui dans cette nouvelle épreuve du cancer, reposant des questions de vie ou de mort avec cette différence que, dans la dernière situation, la fuite était essentiellement vers une activité *indicible* de l'imaginaire et non à travers des projets de vie et professionnels à long terme. Comme l'écrivait Georg Simmel, « *le secret permet un extraordinaire élargissement de la vie, parce que la publicité totale empêche bien des contenus existentiels de se manifester.* [Il] *offre la possibilité d'un autre monde à côté du monde visible, et celui-ci est très fortement influencé par celui-là* » (Simmel, 2009, p. 40). Je précise, à nouveau, que cette dynamique subjective positive était possible car je n'ai pas eu de rechute, sinon le processus aurait été à recommencer. En décrivant cette dynamique positive au cours de toutes ces années, j'ai été touché par le « *syndrome de Lazare* », ce sentiment d'une injustice à vivre, à écrire, alors que la conséquence logique des taux de mortalité pour ce cancer ne m'était pas favorable. Évidemment, je ne le regrette pas, mais c'est une impression surprenante.

Contrairement à la proposition de Sonia Gérard (Gérard, 2012, p. 3) selon laquelle le concept d'identité « *ne servirait qu'à produire une illusion, une perception erronée, dont nous pourrions fort bien nous passer* », l'analyse de ces exemples me montre précisément l'inverse. L'illusion est d'abord une activité réflexive au contenu très varié, je peux avoir des interprétations fausses de mes perceptions et ressentis, être victime d'informations erronées, me créer des fictions, peu importe le contenu, l'essentiel étant que celui-ci existe. Dans le cas d'une maladie grave, le risque est de rester bloqué sur une réflexivité en boucle propre à l'attitude dépressive, alors que l'activité imaginaire inventive, irréelle, farfelue, constitue une ouverture, une échappatoire momentanée à la situation pénible du présent et une réélaboration permanente de son réel émotionnel et relationnel. Le rapport entre la réalité présente et les retours sur mon enfance a favorisé des comparaisons d'expériences dans une relation dialectique entre celles-ci. Ainsi, l'événement récent s'est incorporé dans mon histoire subjective. Ces retours sur les sentiments de culpabilité et de honte réaliseraient, si on retient le point de vue d'Albert Ciccone et Alain Ferrant, « *un véritable travail psychique,* [ils auraient] *une fonction : garantir le lien, préserver le moi et l'objet, soutenir la subjectivation (davantage pour la culpabilité), encapsuler les expériences traumatiques (plutôt pour la honte)* » (Ciccone et Ferrant, 2010, p. 45).

Les rêveries sur ces expériences passées m'ont amené à reconstruire des *scénarii* dans lesquels j'étais coupable, honteux, humilié, ils avaient en réalité une fonction d'atténuation de l'impact traumatique du cancer, dans la mesure où ils me montraient que l'altération subie pouvait être surmontée, comme dans mon histoire personnelle. Cette activité imaginaire me permettait également de soutenir l'appropriation de l'expérience du cancer par ce processus de subjectivation de l'événement. Je pouvais ainsi retrouver une position de « *re-prise* », d'« *emprise* » sur l'expérience présente de ma maladie. En termes psychanalytiques, l'analyse de Serge Tisseron pourrait être pertinente : « *Certaines personnes qui ont éprouvé une fois l'expérience de honte ont juré que cela ne leur arriverait plus jamais : ils deviennent alors des ambitieux démesurés. Ils ont une addiction à la réussite sociale, au travail, à la recherche des décorations diverses. De telles attitudes sont souvent mises en place à partir d'une expérience de honte catastrophique non résolue et même non pensée. Le mécanisme psychique mis en jeu est celui que Freud a appelé la "formation réactionnelle"* » (Tisseron, 2006, p. 29). Par ce mixage des expériences passées et présentes, de tous ces sentiments et émotions, ce fut une manière de sauvegarder ou de retisser mon intégrité, au sens d'*unité* identitaire, par la mise en place d'un processus d'*acceptabilité* de ce nouveau drame et d'intégration de l'événement-cancer dans mon histoire biographique. Ces quelques pages retranscrivent une activité psychique qui s'est développée entre 2009 (année de l'entretien avec la secrétaire médicale) et 2014, où j'ai commencé à rédiger ce fait et quelques éléments d'analyse. Le travail sur soi après le traumatisme d'un cancer demeure une affaire de longue haleine.

IV. L'INDICIBLE DANS L'EXPÉRIENCE DU CANCER

Dans le chapitre précédent j'avais esquissé une définition de la notion d'indicible et, au début de celui-ci, j'ai décrit cette part *indicible* de l'expérience du cancer qui surgit dans le rapport de soi à soi, au travers des sentiments, émotions et réflexions. Dans cette section, je souhaite développer davantage cette notion d'indicible, au regard des descriptions précédentes et en vue du chapitre suivant consacré notamment au rapport avec autrui.

A. Problématique de l'indicible

1. *Le paradoxe de l'indicible dans le foisonnement de la communication sur le cancer*

L'histoire du cancer est celle d'une «*maladie qui n'a pas de nom*», pas de mot, l'*indicible* par excellence, puisque qu'on ne pouvait pas dire son nom (Azouri, 1995, p. 225). C'était un «*tabou linguistique*», un terme qu'on ne pouvait pas prononcer dans certaines circonstances, notamment lorsqu'on apprenait la maladie de quelqu'un. Le terme de «*tabou*» n'a pas ici tout à fait le sens qu'on lui donne en ethnologie, où il avait une dimension religieuse et exprimait surtout une forme de contrôle social des ancêtres ou du chef. Ce qui a changé depuis la fin des années 1990, c'est une inflexion de l'image du cancer, conséquence de l'augmentation de la survie, d'où la différentiation entre les cancers de «*bons pronostics*» et ceux de «*mauvais pronostics*». Les campagnes de prévention ont aussi affaibli l'image fataliste du cancer en développant la notion de cancers évitables. Toutefois, le mot même était tellement tabou que le simple fait de le prononcer dans les médias, à la place de l'expression consacrée : «*Il est décédé d'une longue maladie*», donnait l'impression d'une attitude de transparence aisée sur cette maladie. Actuellement on observe des formes diverses de cette monstration dans l'espace public. Les traces physiques de certains cancers s'affichent comme dans cette exposition *The SCAR Project*, réalisée par le photographe David Jay (Jay, 2010) à New York en octobre 2010 et intitulée : *Le cancer du sein n'est pas un ruban rose*. Le photographe y présente une série de photos de femmes dont les corps ont été mutilés par les diverses opérations chirurgicales. De même, une Australienne, Beth Whaanga, a diffusé sur *Facebook*, en février 2014, des photos de son corps montrant toutes ses cicatrices et ses amputations occasionnées par les effets des traitements contre le cancer du sein (Vedreine, 2014).

Le foisonnement *communicationnel*, grâce à la multiplicité des supports, a-t-il réellement fait disparaître l'*indicible* du cancer ? Cela n'est pas aussi simple : les représentations sociales ne s'évanouissent pas sous la profusion des messages et la diffusion des images dans les grands médias. Lorsque j'ai été malade en 2006, j'ai pu assister à cette abondance de témoignages dans l'espace public. En 2007, David Servan-Schreiber, décédé en 2011 publiait son ouvrage Anti-cancer dans lequel il évoquait son expérience de la maladie diagnostiquée une vingtaine d'années auparavant, et la manière d'augmenter les défenses naturelles du corps en plus des traitements classiques, pour lutter efficacement contre le cancer. Bernard Giraudeau avait déclaré son cancer en 2001 et, depuis 2006, il faisait notamment de nombreuses apparitions à la télévision ; Alain Bashung était invité, le 28 février 2009, à la télévision pour les *Victoires de la musique*, alors gravement malade, il devait décéder quinze jours plus tard, le 14 mars 2009 Laurent Fignon commentait le Tour de France à la télévision, tout en étant sous chimiothérapie ; l'actrice Angelina Jolie déclarait sa double ablation des seins à titre préventif en 2013 et, la même année, la ministre Dominique Bertinotti révélait le diagnostic de son cancer.

L'image de la maladie évolue très lentement, pour plus de 60 % des salariés le cancer reste toujours un sujet tabou dans le monde du travail et ce d'autant plus s'ils ont été concernés par la maladie (Ligue nationale contre le cancer, 2014, p. 66). La sociologue Marie Ménoret déclarait, en 2013, dans un article du journal *Aujourd'hui en France* que : « *Le seul fait que tout le monde s'en émeuve prouve que le tabou est encore là. Les lignes bougent très lentement. Avant, le dire ou pas, était l'affaire du médecin. Maintenant, c'est l'affaire du malade. Mais il est encore très seul face à une société qui a la trouille. Même si une personne sur deux guérit du cancer, les gens entendent qu'une personne sur deux en meurt.* »

De nombreux faits et pensées liés à mon expérience de la maladie évoqués depuis le début de cet ouvrage, je ne les avais jamais *dits*, et mon épouse en a découvert certains en relisant mon texte. Bien que la communication ait été intense entre nous, je ne racontais pas tout de ce qui pouvait animer ma vie intérieure. Même si le tabou qui entourait le cancer s'estompe depuis une vingtaine d'années, du fait en particulier d'un nombre croissant de patients qui survivent beaucoup plus longtemps, il n'en demeure pas moins que l'expérience du cancer commence par une difficulté de *communication*. Comme transmission d'informations au moins entre deux sujets, un émetteur et un récepteur, la communication constitue une composante fondamentale des interactions humaines et la *parole*, comme langage articulé, en est le support le plus immédiat et le plus quotidien. Les formes de communication sont plurielles : le regard, le toucher, le silence, l'écriture, mais l'acte de *dire* fait appel à la langue et au son, en y ajoutant la voix qui vient moduler le langage.

Plus précisément, l'établissement du diagnostic par le médecin commence par la prise de parole du patient. Avec la langue s'expriment un malaise, la perception de symptômes, le ressenti d'une inquiétude. Les mots seront entendus et interprétés par un professionnel de santé. À partir des signes constitués par le langage et formulés par la parole du patient, le médecin donnera aussi *oralement* le résultat de son diagnostic. *Dire, écouter, répondre* sont trois actes essentiels du processus de communication permettant la réciprocité dans les interactions sociales et, de ce fait, les conditions de leur bon déroulement. L'annonce du cancer constitue un moment crucial pour le malade, ainsi que pour son entourage familial. Aussi, en réponse à la demande des personnes malades formulée lors des États généraux de la santé organisés par la Ligue contre le cancer en 1998, un dispositif d'annonce, dès le premier *Plan cancer* en 2005, a été élaboré pour faciliter la communication. Il était structuré autour de quatre temps (temps médical, temps d'accompagnement soignant, accès à une équipe impliquée dans les soins de support, temps d'articulation avec la médecine de ville) et a été expérimenté ultérieurement (INCa, 2012). L'annonce du cancer, à la fois *indicible* et *inaudible*, devait être soutenue, et cette étude montre un taux élevé de satisfaction des patients qui ont bénéficié de ce dispositif. Mais plus de dix ans après sa formalisation, force est de constater que « *son déploiement demeure très hétérogène, et ce parfois au sein d'un même établissement. Trop souvent encore, l'annonce est réalisée sans que les différents temps de ce dispositif ne soient proposés par les professionnels ayant prescrit ou réalisant les exa-*

mens de diagnostic, sans respecter totalement le cadre souhaité par les patients » (INCa, 2019, p. 4).

L'annonce d'une maladie grave, faite par le soignant, est ressentie comme un traumatisme par le patient, ainsi que par son entourage. Cela rend émotionnellement très douloureuse la communication et l'audition de la *parole*, car un mot ne peut être prononcé, il doit demeurer *indicible* : il s'agit de la *mort*. Le dispositif d'annonce, qui n'a jamais cité ce mot, indique clairement qu'il faut s'astreindre à éviter « *tout vocabulaire à connotation morbide ou mortifère* » et à « *une ouverture vers un espoir réaliste* » ((INCa, 2019, pp. 10-11).

2. *L'indicible ou l'au-delà de l'existant*

De toute évidence, à l'instar de von Busekist, le champ couvert par la notion d'*indicible* va de l'ineffable mystique à l'interdiction magique ou religieuse de prononcer certains mots, en passant par ce qu'on ne peut ou ce qu'on ne doit pas dire en politique. Cette notion est très vaste recouvre des réalités très différenciées (von Busekist, 2001). Elle constitue une catégorie des diverses formes de *non-dit* dans la communication orale et doit être clairement distinguée des deux autres notions : le *secret* et le *mensonge*. La première se définit comme un ensemble de connaissances, d'informations qui doivent être réservées à certains et que le détenteur ne doit pas révéler, tandis que dans la seconde, on cache quelque chose à autrui par le moyen de propositions fausses.

Étymologiquement Le terme d'*indicible* est un adjectif qui vient qualifier une chose inexprimable ou innommable, en se référant à un sentiment (angoisse, peur, joie), une attitude (honte, humiliation), une qualité ou un défaut, ou encore un événement (douleur, accident) : « *C'est un nom qui ne nomme pas, ou plus exactement, qui désigne ce qui échappe à toute nomination ; un concept inconcevable qui renvoie à ce qui précède toute pensée* » (Killeen, 2004, p. 10). Son emploi proviendrait de l'insuffisance des mots ou de l'absence du mot juste pour exprimer ou décrire la grandeur de cette chose. Cet adjectif est alors employé comme le superlatif des superlatifs, celui que l'on va utiliser lorsque tous les autres mots nous semblent trop pauvres pour exprimer la joie ou la peine que l'on ressent, la beauté ou l'ignominie d'une chose. Lorsqu'il est substantivé, l'*indicible* désigne la chose elle-même ou, plus précisément, un groupe, une catégorie d'éléments qui deviennent dans leur essence même inexprimable, un phénomène difficile ou impossible à dire, voire interdit de dire. Cette transformation d'une part du réel en substantif, à partir d'un mot qui n'appartient pas originellement à cette classe, suggère que l'on souhaite amplifier l'effet produit par l'usage d'un simple adjectif. L'événement cancer, dans le cas présent, serait intrinsèquement, ou dans son essence, une chose indicible.

L'indicible, comme contraire du terme *dicible*, désigne une chose inaccessible à l'homme qui ne peut être exprimée et transmise par la parole, insuffisante pour la représenter car elle est au-delà de l'humain, de l'Être. Cette notion appartenait initialement au vocabulaire religieux pour indiquer l'ineffabilité divine ou le fait que Dieu est *indicible* car il est au-delà de tout nom, il est innommable et personne n'a le droit de le citer. Dans la tradition hébraïque, le nom de Dieu, le tétragramme YHWH, est imprononçable : « *Le nom est à la fois révélé et indicible : ce qui est donné par les consonnes est soustrait par le vide entre elles* » (Rétif, 2004, p. 7). Dieu étant parfait, le simple fait de lui donner un nom serait le rabaisser, car ce qui est dit de Dieu est toujours au moins imparfait, au pire faux (Lossky, 1960). Ici, l'indicibilité contient sa propre contradiction, car dire que Dieu est ineffable c'est déjà le nommer, c'est en dire quelque chose. Dans sa recherche sur la théologie négative Lossky renvoie à saint Augustin qui a signalé cette aporie : « *Si l'ineffable est ce qui ne peut être dit, il cesse d'être ineffable du fait qu'on en dit quelque chose en le nommant ainsi. Il est donc préférable d'éviter par le silence ce "combat verbal", plutôt que d'essayer de l'apaiser par les paroles* » (Lossky, 1960, p. 15). Les deux aphorismes de Wittgenstein qui terminent le *Tractatus logico-philosophicus* nous semblent prolonger cette réflexion augustinienne quelques siècles plus tard : « *6.522- Il y a assurément de l'indicible. Il se montre, c'est le Mystique* » et « *7- Sur ce dont on ne peut parler, il faut garder le silence* » (Wittgenstein, 1993, p. 112). L'indicible demeure de l'ordre du religieux et se trouve exclu de la réflexion de la philosophique analytique. Il renvoie à une réalité inexprimable dans le langage de la logique, qui délimite ce qui est pensable de la réalité du monde, laquelle se trouve circonscrite dans les propositions, vraies ou fausses, de la science.

La philosophie a pour but d'élucider, non pas les faits, ce qui est le propre de la science, mais les propositions ou le langage qui les expriment : « [son] *but* […] *est la clarification logique des pensées* » (ibid., p. 57). L'*indicible* comme chose extérieure au langage et par conséquent non pensable, serait alors une réalité vide de sens ou *dépourvue de sens* selon la terminologie du philosophe. Selon l'auteur, il y a une impossibilité logique à parler d'indicible, d'exprimer quelque chose que l'on dit inexprimable. Par conséquent, cette contradiction serait une absurdité : il s'agirait d'exprimer une chose dont on a posé au départ qu'elle était innommable. Pour Philippe de Lara, cette notion apparaît « *comme une machine à précipiter l'auto-contradiction : soit on soutient, dans un pathos romantique, qu'on peut parler de l'indicible, soit, à la manière du* Tractatus *et du positivisme logique, on trace rigoureusement la frontière du sens et du non-sens mais, dans les deux cas, on est obligé pour ce faire, d'exprimer l'indicible, de franchir la frontière, tout en disant qu'elle est infranchissable* » (Lara, 2005, p. 45).

Si le langage naturel et ordinaire ne permet pas le développement de la connaissance scientifique, il est un des moyens favoris de communication entre les individus et, à ce titre, objet de la science. Dans les interactions sociales, l'usage du langage et son absence ne recouvrent pas tellement l'existence ou l'absence de communication entre les individus. Comme l'ont bien montré la sémantique, la psychologie et la sociologie, ce qui est dit peut être déterminé ou orienté par ce qui n'est pas dit, il y a donc de l'*indicible* dans ce qui est exprimé. C'est bien la finalité des méthodologies développées par les chercheurs en sciences sociales que de réussir à mettre au jour ce qui n'est pas immédiatement évoqué par les individus.

Si nous nous plaçons dans la continuité de l'origine religieuse de ce concept, nous sommes conduits, logiquement, au *silence* car on ne parvient pas à établir une frontière claire et nette entre le dicible et l'indicible, et ce que l'on peut dire de Dieu sera toujours insuffisant. Mais l'indicible ne renvoie pas uniquement au fait religieux, il évoque également des états émotionnels, sentimentaux, douloureux liés à l'éthique et l'esthétique, aux valeurs… Nous pouvons alors choisir une posture relative qui, entre le dicible et l'indicible, suggère plutôt une continuité qu'une séparation entre l'exprimable et l'inexprimable, entre le connaissable et ce qui demeure encore inconnu ; les imperfections logiques du langage reflètent ce flou entre ces deux états de chose. L'indicible ne peut être réduit à la dualité «*dit/non-dit*», l'implicite et la présupposition dans la communication verbale montrent bien cette fluidité, ces glissements entre ces deux dimensions de la relation de communication : «*On a fréquemment besoin, à la fois de dire certaines choses, et de pouvoir faire comme si on ne les avait pas dites, de les dire, mais de façon telle qu'on puisse refuser la responsabilité de leur énonciation*» (Ducros, 1991, p. 5).

Au cours du XXe, plusieurs écrivains et philosophes n'ont cessé de transgresser l'aphorisme précédent de Wittgenstein, «*en creusant, dans leurs œuvres, le paradoxe qui consiste à choisir la voie du langage pour parler de ce que le langage a d'emblée forclos*» (Killeen, 2004, p. 9). Dans son ouvrage, Killeen étudie trois écrivains : Maurice Blanchot, Marguerite Duras, Edmond Jabès, pour lesquels «*l'écriture se lie toujours à une interrogation des limites du langage, puisqu'elle fait immanquablement ressurgir la difficulté, voire l'impossibilité de dire*» (*ibid*., p. 9). Certains romans ou récits autobiographiques racontent des traumatismes individuels et privés, vécus par leurs auteurs et souvent demeurés longtemps indicibles comme l'évoque Annie Ernaux dans un entretien avec Philippe Vilain à propos de son roman : «*Il s'agissait pour moi d'écrire ce qu'il serait le plus difficile et le plus "dangereux" d'écrire. On peut y voir là* [sic] *un désir de "honte retournée", écrire ce qui est pour moi le plus honteux, encore indicible, aller plus loin dans ce qui est l'effroi de la réalité vécue*» (Ernaux, 1997*b*, p. 146). Ce genre de roman représente justement «*la recherche et la découverte d'un langage pour narrer le trauma* […] *qui permet à la victime de devenir sujet de son propre discours traumatique*» (Havercroft, 2005, p. 123).

Les études sur les témoignages des survivants de guerres décrivent cette grande difficulté d'expression pour les soldats de retour du front ou à la fin du conflit. Le poilu de la Grande Guerre a subi des épreuves indescriptibles, c'était trop de souffrances pour décrire cette expérience. Sylvain Rhéault évoque cette impossibilité de «*narrer la peur ressentie en affrontant un nid de mitrailleuses ou la décapitation d'un ami cher par un bombardement de tranchées, voilà des exemples de témoignages indicibles*» (Rhéault, 2006, p. 3). Et il s'appuie sur les travaux de Jean-Norton Cru, dans Témoins, résumant assez bien les difficultés qu'éprouvait le soldat de la Première Guerre mondiale à relater l'expérience vécue : «*L'impuissance du vocabulaire à désigner les choses autrement que comme des abstractions,* […] *l'impuissance du soldat à traduire en mots ce qui est à peu près intraduisible, parce que les mots sont destinés à être compris, tandis que les choses du front, serties dans leur atmosphère, ne peuvent être perçues que par les cinq sens et surtout, et par contrecoup, par l'âme* » (Cru, 1929, pp. 225-230).

De même, la Seconde Guerre mondiale avec les camps de concentration a été l'objet de recherches illustrant l'intérêt de la notion d'*indicible*, lors d'entretiens et témoignages des "rescapés" des camps, avec notamment les sociologues Michael Pollak (Pollak, 1986) et Nathalie Heinich (Heinich, 2011). On aura les mêmes analyses lors du retour des survivants de la guerre au Vietnam qui « *sont comme perdus, incapables de communiquer leurs sentiments avec ceux qui n'ont pas vécu leur "cauchemar"* [...] *de cette expérience indicible, qui sépare après la guerre les vétérans de leur famille, de leur compagne, de leur pays* » (Tessier, 2005, p. 120). Mais, peu après la fin de la Seconde Guerre mondiale, l'un des premiers intellectuels à avoir employé la notion d'*indicible* comme substantif (*unsäglich*) a été le philosophe allemand Théodor Adorno, dans plusieurs de ses ouvrages il évoquera cet *indicible* que fut Auschwitz « *Les trous de mémoire, notoires parmi les Allemands qui prétendirent n'avoir pas su ce qui se passait sous le Troisième Reich* [...], *s'expriment aussi par des euphémismes* » (Waszek, 2004, p. 71).

3. *Une conception interactionniste de l'indicible*

La notion d'*indicible* doit être séparée de son ancrage historique d'ineffabilité et de son contexte culturel religieux et mystique qui, finalement, interdisent toute représentation et parole sur l'objet ou l'événement parce qu'elle serait imparfaite. On peut mettre des mots sur toute chose, même si le langage possède ses limites, nommer l'horrible et l'effroyable, comme le beau et le rassurant. Le cancer n'est pas indéfinissable, indescriptible, inexprimable, innommable ou encore impensable, mais cela dépend par qui, quand, comment, autrement dit il faut contextualiser ce qu'on qualifie d'*indicible* (Vedelago, 2014). Les récits sur l'expérience du cancer et du choc traumatique dans la confrontation avec sa propre mort ne manquent pas, la discussion porte sur la capacité à traduire cet effroi par des mots ce que la pratique littéraire s'efforce de faire.

Pour le sociologue il ne s'agit pas de l'inexprimable dans la littérature, de l'expérience du sujet (Baron, 2002), ni de l'indicible du philosophe dans le rapport des mots au monde, pour la connaissance, mais des mots et de l'expérience du monde dans des interactions d'intercommunication, marquées par des intérêts ou des attentes des sujets. Il s'agit de choses ressenties ou connues par le sujet sur son expérience traumatique qui demeurent indicibles, sans être de l'insaisissable psychanalytique ni d'un au-delà métaphysique explicatif de la réalité. C'est une activité réflexive propre au sujet non traduite dans des énoncés qui, pour diverses raisons, restent indicibles, mais agissent sur ses conduites et sur ce qu'on appelle sa « *qualité de vie* ».

À partir des analyses précédentes, la problématique de l'*indicible* me semble pouvoir être structurée autour de six dimensions : a) l'indicible est le produit du rapport d'un sujet à un événement ; b) cet événement est pensable, nommable ; c) l'indicible possède un contenu sémantique ; d) il s'inscrit dans une temporalité ; e) il est fonction de dimensions socio-culturelles ; f) indicible parce qu'inaudible. En prenant en compte la situation d'interaction du sujet, on peut définir l'*indicible* ainsi : il s'agit d'idées ou d'images se référant à un événement dont l'expérience vécue constitue une trop grande épreuve. De ce fait, mais pas seulement, son vécu est devenu psychologiquement et socialement inexprimable pour l'individu concerné et pour le récepteur, inécoutable car le laissant «*sans voix*». On doit considérer l'ensemble des éléments de cette problématique et étendre cette notion à tout ce qu'on ne dit pas, sur l'événement, dans ses interactions avec les autres. Par ailleurs, on peut également considérer deux niveaux concrets pour l'étude de cette notion : l'indicible *pour soi* et l'indicible *pour autrui.* Chaque dimension peut maintenant être approfondie en fonction de mon expérience décrite précédemment.

a. L'indicible indissociable de l'événement

Plus qu'un événement, l'indicible qualifie une expérience spécifique en rapport avec un événement traumatique particulier, c'est une dimension de l'expérience du cancer et non de la maladie elle-même. Cependant, tous les événements traumatiques ne sont pas équivalents, On peut au moins en distinguer deux grands types : ceux qui sont le résultat d'une relation entre des acteurs et le plus souvent mettant en jeu une relation de domination, d'humiliation d'un individu ou groupe sur d'autres individus (des génocides, des viols, etc.), et ceux qui sont le résultat de facteurs non humains (tremblement de terre, maladie, etc.). Dans le cas du cancer, il n'y a pas de bourreau, de maltraitance de la part d'autrui qui provoque la souffrance, c'est plutôt tout le contraire, car les autres sont protecteurs. Les conditions de production de l'indicibilité de cette expérience commencent essentiellement dans un rapport avec soi, suite à l'événement. Entre tous ces types d'événements, des intensités traumatiques et des effets sur l'expérience vécue pourraient aussi être distingués.

b. L'indicible est nommable

Le cancer, comme d'autres situations traumatiques (guerre, viol, etc.), n'est pas posé comme un objet impensable dont le fait de le nommer serait une transgression sociale à l'instar du nom de Dieu. La science l'étudie, écrit à son sujet, les médias en parlent et, maintenant, beaucoup des malades également. Dans mon parcours, dès mon premier entretien avec l'oncologue, je lui ai demandé si c'était un cancer afin que l'échange soit direct, mais je m'étais préparé psychologiquement avant d'aller à l'entretien. L'annonce demeure toujours problématique et, souvent, dans la vie quotidienne prononcer le mot «*cancer*» face au malade provoque des émotions différentes que les termes «*AVC*» ou maladie «*cardiovasculaire*» ou encore «*infarctus*».

Le choc traumatique n'est pas impensable en soi pour des personnes extérieures à l'événement, mais il l'est pour celles qui en font l'expérience car il entraîne un blocage cognitif comme un *figement* du sujet. C'est l'impossibilité d'agir et de penser l'individu dans sa totalité, corps et esprit, qui se trouve dans l'état de paralysie, d'hébétement, parce que la chose désignée dépasse l'humain. L'immense tristesse empêche de mettre des mots ou en mots le mal-être, et la mise en mots effraie, car la nommer et la penser, c'est donner une existence à la chose. Mais au regard de mes descriptions précédentes tout au long de mon écrit, on peut noter que ma parole, si elle pouvait échouer à dire ce que je ressentais, n'était pas "bloquée" Le processus d'élaboration d'une définition, d'un concept pour cerner une réalité aboutit à la création d'un idéal-type correspondant à la démarche proposée par Max Weber. Il faut donc observer empiriquement la diversité des formes concrètes de cet empêchement de la parole ou d'*indicibilité* et des facteurs explicatifs. Entre l'absence totale de parole, due à des traumatismes physiques de la voix, à des traumatismes psychiques, des lésions neurologiques, et le refus de s'exprimer, il y a plusieurs formes et degrés dans la qualité et la quantité du contenu énoncé par celui qui a vécu une expérience traumatique.

c. Le contenu sémantique de l'indicible

Dire, consiste à utiliser le langage pour exprimer des idées sur quelque chose ou à s'exprimer sur son expérience et, dans ce dernier cas, c'est un sujet qui dit quelque chose sur lui-même comme l'indique la forme réfléchie du verbe. L'indicible, en tant que non-dit, ne présuppose pas que l'absence de parole ou d'écrit soit une absence d'idées, on peut considérer que les idées préexistent au langage et que le sujet s'abstient de les dire. L'indicible ne se réduit pas à l'impossibilité de prononciation de ce mot, il possède un contenu sémantique plus vaste sur l'expérience de cette maladie demeurée inexprimée et que la médiation du langage n'a pas réussi à lui donner une forme par la parole ou l'écrit. En exposant ainsi mon expérience, je donne du sens à des affects, ressentis, émotions, peurs, mais il ne s'agit aucunement de «*donner du sens au cancer*». La maladie n'a pas de *sens*, c'est un phénomène biologique qui s'est imposé à moi. Certes, elle est l'objet de représentations, de croyances, mais le contenu sémantique se rapporte au vécu de l'expérience. Le langage est une mise en forme avec des mots - des idées préalables liées à cette expérience ou, plus exactement, à ce bouillonnement, cette "fermentation" interne, cette confusion de sentiments, émotions, idées vagues, cette production imaginaire irraisonnée - qui vont produire des significations, un sens sur cette expérience. Verbaliser ses affects, ses perceptions et ses images est une démarche préconisée par les psychologues : «*mettre des mots sur les maux*» permettrait de prendre conscience, d'élaborer des idées, de raisonner, de comprendre, toutefois cette activité peut se limiter à une activité introspective, de l'ordre de l'indicible.

d. La dynamique temporelle

Les dimensions décrites précédemment donnent une représentation statique de ce contenu indicible et cela peut produire l'image d'un noyau sémantique, d'une cristallisation permanente du sens dans la conscience individuelle. J'ai déjà noté que la période de déni du terme «*cancer*» se situe, pour ce qui me concerne, avant même le diagnostic, dès que j'ai perçu un premier symptôme. Mais après les premiers examens en vue d'établir le diagnostic, c'est moi qui ai nommé la maladie à l'oncologue en lui posant la question : «*est-ce un cancer ?*» Le récit et l'analyse de mon expérience indiquent que le contenu sémantique de l'indicible varie dans le temps et qu'une porosité va exister entre l'indicible et ce qui sera dit.

L'indicible, inséparable de l'événement produit de cette expérience, comme contenu de la non-énonciation de celle-ci, resté à l'état d'une potentialité, il n'en est pas moins soumis à l'évolution socio-psychologique du sujet et de son contexte ou de son parcours de vie ainsi qu'à la multiplicité des interactions qu'il contient. Il possède une dynamique, résultat de facteurs internes et externes qui, dans mon expérience, commence dès la perception du premier symptôme jusqu'à aujourd'hui avec l'écriture de ce texte. Il y a donc une sociologie et une histoire possibles de l'indicible du cancer. Non seulement en ce qui concerne son contenu sémantique, mais aussi ses évolutions, son influence sur les comportements, la parole dite et plus globalement les interactions du sujet. C'est aussi lorsqu'on croit pouvoir passer directement des choses ressenties ou perçues aux mots qu'on se heurte à l'impossibilité de dire, voilà pourquoi l'indicible est relatif à une temporalité. Les circonstances peuvent rendre dicible à un moment ce qui ne l'était plus dans d'autres circonstances. Tout au long de mon parcours, c'était une observation récurrente. Ce qui n'était pas dicible avant même le diagnostic, l'est devenu quelques années plus tard. L'exprimable a toujours eu un temps de retard par rapport au moment où j'en ai eu l'idée. Sauf certaines expériences que j'ai décrites dans les paragraphes précédents, il y avait un «*socle*» plus difficile à franchir et qui s'est brisé au cours du temps. Ce contenu, qui est innommable à un moment donné de l'histoire du sujet, peut, notamment par la réflexivité que l'individu exerce sur lui-même, devenir ultérieurement dicible.

e. Dimension culturelle et sociale de l'indicible

L'indicible que j'évoque ici n'est pas celui de l'écriture littéraire ou de la philosophie et du chercheur qui se posent la question de la possibilité ou de l'impossibilité d'écrire ou de montrer la réalité. Pour l'immense majorité des malades du cancer, le mode d'expression est celui de l'*oral* et non de l'écrit, sauf quelques rares exceptions. La notion d'indicible doit être prise dans son sens strict, ne pas *dire* ou *parler*. La situation avec l'écrit est totalement différente, car le malade se trouve dans une relation physique d'interlocution et non de communication à distance médiatisée par un support écrit. Certes, dans les deux cas, la maîtrise de la langue constitue un avantage réel pour moduler l'expression de soi, avec cette différence importante que, dans la communication orale, lorsqu'un mot est prononcé on ne peut le rayer, on ne peut le supprimer, ce qui est dit a été définitivement entendu. L'oral, contrairement à l'écrit, ne permet pas de retour en arrière, les formulations se succèdent les unes aux autres, alors le risque de l'incompréhension devient plus grand. Il faut se reprendre, chercher un nouveau mot, faire patienter autrui par des expressions qui marquent notre hésitation : «*Comment dire…*», «*Je ne trouve pas les mots…*», mais le nouveau terme ne remplace pas le précédent, il s'ajoute à lui.

La communication du malade correspond à une culture de l'oral, de la parole et met en œuvre des compétences linguistiques : maîtrise de la signification des mots, précision dans le choix d'un terme pour exprimer des sentiments et émotions, richesse du vocabulaire, emploi des formes rhétoriques, aptitude à l'éloquence. Les moyens linguistiques et de l'expression orale ne manquent pas pour dire notre vécu et ressenti, mais les capacités de chacun sont fonction de ses dispositions socioculturelles : « *Les frontières de mon langage sont les frontières de mon monde* » écrivait Wittgenstein. Dans la situation présente, j'ajouterai de mon monde *exprimable*, laissant ainsi la place à une partie de celui que je *tais* ou indicible, mais qui existe néanmoins (Wittgenstein, 1993, p. 93). Cet aphorisme peut également signifier qu'en élargissant les « *frontières de mon langage* », j'étends « *mon monde* » et, dans ce cas, mes idées ne préexistent pas à mon langage, l'extension de mes capacités linguistiques élargit les significations, le sens, que je peux donner au vécu de mon expérience. Par conséquent, la langue permettrait de clarifier des idées en cours d'élaboration et de développer la capacité d'exprimer son vécu des effets de la maladie. Toutefois, pour d'autres motifs, on serait conduit à les *taire* partiellement.

f. Indicible parce qu'inaudible

L'accueil réservé aux souvenirs des soldats de retour des Première et Seconde guerres mondiales, ainsi que pour les vétérans du Vietnam pour s'en tenir à ces exemples classiques, montre la transmission extrêmement difficile des expériences traumatiques auprès de ceux qui n'ont pas vécu la même situation. Primo Levi en est l'exemple emblématique. Le 22 décembre 1946 le manuscrit terminé, il le propose aux éditeurs mais aucun ne l'acceptera et c'est un de ses amis qui éditera *Si c'est un homme*, dont seulement 1 500 exemplaires seront vendus (Nezri-Dufour, 2016 ; Prosenc, 2006). La rapidité avec laquelle il proposa son manuscrit après son retour des camps de concentration donne des indications sur le besoin de témoigner de l'horreur vécue qu'il pouvait éprouver. Sa situation constituait un véritable oxymore : pourquoi vouloir dire ce qui est indicible ? On pourrait détourner l'aphorisme de Wittgenstein « *7 - Sur ce dont on ne peut parler, il faut garder le silence* » (Wittgenstein, 1993, p. 112) ainsi : « *Sur ce qui n'est pas audible, il faut garder le silence.* »

J'ai déjà noté cette envie que j'avais eue très tôt dans mon parcours, dès ma sortie de l'hôpital, de *dire* ma maladie. Il fallait que je parle à des amis et j'ai éprouvé, plusieurs fois dans les années qui ont suivi mon opération, ce désir de raconter mon histoire de cancéreux. Cela révèle que, peut-être, comme l'écrivait Emil Cioran, « *le silence est insoutenable : quelle force ne faut-il pas pour s'établir dans la concision de l'indicible ! Il est plus aisé de renoncer au pain qu'au verbe* » (Cioran, 1995, p. 882), j'y reviendrai dans le chapitre suivant. Je crois que le souhait de montrer cette facette est assez fréquemment ressenti par d'autres malades. On peut facilement le constater en parcourant la multitude de sites sur internet, espace virtuel par excellence, qui facilite cette exposition de soi. L'histoire de *Rose magazine*, fondé par Céline Lis-Raoux en 2011, journaliste à *L'Express*, elle-même atteinte d'un cancer du sein, est un exemple parmi d'autres, de forme d'expression publique des malades.

L'indicible n'est pas seulement le produit des limites socioculturelles de mon langage. Donner un nom, dire le mot *cancer*, c'est commencer le récit d'une expérience, et l'acte de parole se déroule dans le contexte d'une relation intersubjective qui met en présence deux identités. La fluidité de la communication sera d'autant plus grande qu'elle sera portée par l'existence préalable d'une reconnaissance réciproque. Dans des paragraphes précédents, nous avons vu que l'expérience du cancer, en même temps que ce face-à-face avec l'éventualité de la mort, provoque un retour sur soi, en suivant les *fissures psychiques* de son histoire personnelle et en particulier les aspects plus ou moins dramatiques de l'intimité du malade ou ancien malade revenant à sa conscience. Mais est-il socialement convenable de tout dire sur soi et de contraindre autrui à tout entendre ? Certaines expériences peuvent être *inavouables*, non pas pour des questions morales, mais tout simplement parce qu'on a peur en les disant de paraître davantage honteux et humilié, on craint la réaction des autres qui mettraient en cause notre identité. Ainsi, l'aspiration à raconter, comme un élan de survie psychique, s'accompagne d'un sentiment de peur de ne pas être écouté, compris, et ce désintérêt d'autrui pour notre propos se retourne en humiliation de ne pas avoir été capable de communiquer et d'exprimer cette part de soi. Le besoin de se raconter est un moyen de réaffirmer son identité, c'est une mise à distance des souvenirs traumatiques, mais autrui n'est pas forcément disposé à recevoir des messages ressentis comme une plainte ni à être positionné dans une fonction de réassurance. Dans cette relation intersubjective, le risque est élevé pour le malade ou ancien malade d'apparaître ennuyeux et surtout de perdre, de ce fait, la *reconnaissance* de son interlocuteur (Honneth, 2002). Par anticipation et par la crainte de ressentir du *mépris* on choisira de se *taire*, consolidant cette part de soi inavouable, parce qu'inaudible. L'*indicible*, dans ce cas, n'est-il pas une souffrance qu'on ne peut pas exprimer, mais qui est contenue par une contrainte extérieure ou *réprimée* par les conditions de l'intersubjectivité ?

En reprenant l'idée de Claude Dubar à propos de la notion d'identité, je considère que le concept d'indicible renvoie à deux niveaux de réalité, individuelle et en situation d'interaction, que l'on pourrait schématiser ainsi :

- le premier : « *Ma souffrance est très grande et je ne peux pas la dire* », j'appellerai ce niveau l'*indicible pour soi* ;

- le second : « *Je sais que ma plainte est inaudible et je préfère la taire* », je nommerai ce niveau l'*indicible pour autrui.*

Généralement, tout individu pratique certaines formes d'introspection ou des attitudes réflexives sur le cours de ses actions et situations. L'expérience de la maladie, le cancer en particulier, s'avère propice au développement de ces attitudes, nous amenant à recentrer nos préoccupations sur nous-mêmes. Cette attitude réflexive peut influencer nos comportements, notamment la forme et le contenu des relations et notre communication avec autrui. L'*introspection* écrit Stanislas Dehaene « *rend certaines de nos motivations et de nos stratégies conscientes, donc transparentes à nous-mêmes, alors que nous n'avons aucun moyen aussi direct de déchiffrer les desseins des autres* » (Dehaene, 2014, p. 160). Comme pour le concept d'indicible, j'ai retenu deux niveaux de réalité pour la conscience de soi, appelée de manière cohérente avec les définitions précédentes : *transparence de soi* au niveau individuel et *transparence pour autrui* en situation d'intersubjectivité. On peut ainsi affiner les modes d'adaptation du sujet au cours de son expérience du cancer qui, nous l'avons vu, ne se s'achèvent pas avec les traitements, mais se poursuivent sur plusieurs années.

B. De l'indicible à la parole entravée : les figures de l'indicible

L'*indicible* est un contenu sémantique non dit. Il s'agit de l'absence d'un acte ; la *transparence*, en revanche, renvoie à un niveau de réalité différent, celui de la conscience plus ou moins aiguë de soi et de « *son être au monde* ». Dans la réalité de la vie quotidienne, nous ne sommes pas dans des situations binaires : dire ou ne pas dire, dire ou se taire constituent les deux postures extrêmes allant d'une attitude de totale fermeture sur soi, ou encore de prostration, à celle d'une exposition de soi, sans retenue. Selon les situations, mon expression était très variable, allant du refus de dire au désir irrépressible de parler de mon expérience, en passant par l'intention stratégique de dire. L'expression de « *parole entravée* » introduit davantage de nuances possibles vis-à-vis de moi-même et des autres. Également, dans ma communication je pouvais être empêché, freiné, voire paralysé psychologiquement, ou je pouvais ressentir des situations propices ou inopportunes à une expression audible.

Si les autres ne sont pas toujours une ressource pour sortir d'un retour sur soi, ils peuvent être une contrainte, d'une certaine manière, ils me réinscrivaient de fait dans un système interactionnel de rôles sociaux. Sauf à se replier totalement et, dans ce cas, sortir du jeu social, je devais répondre à certaines attentes, obligations, astreintes de la part de mon environnement et m'échapper momentanément de mon imaginaire en me confrontant aux faits concrets de la vie quotidienne. Si, dans le processus de socialisation primaire, l'enfant est soutenu pendant de longues années pour intérioriser le cadre socioculturel des interactions entre l'individu et la diversité des autres, comme adulte et malade je devais essentiellement compter sur moi-même pour revenir à nouveau dans le jeu des attentes sociales. C'est à partir de cette autogestion de soi-même, qui suppose de faire preuve de réflexivité et d'une certaine transparence vis-à-vis de soi, que j'ai pu m'engager dans le processus de *restauration* et sortir de ce statut de survivant du cancer qui ne m'inscrivait que dans une temporalité provisoire.

L'indicible est un contenu sémantique par rapport à un événement, une émotion susceptible d'être exprimée par un acte de parole, mais dont on pense qu'il pourrait être aussi peu audible par autrui. Selon la conscience que l'on a de ce contenu et de cette relation à autrui, j'en ai déduit quatre situations types d'absence de communication ou de parole entravée au cours de l'expérience de la maladie (Vedelago, 2018, p. 20). Le tableau n° 1 présente ces modalités que j'ai dénommées : *parole entravée, parole auto-réprimée, parole d'évitement* et *parole de plainte*. Ces quatre figures d'acte de parole ou d'absence d'acte, considérées en situation d'intercommunication et selon le degré de confiance interne au sein de celle-ci, font apparaître huit modalités relationnelles. Le tableau n° 2, nous montre que, parmi toutes ces possibilités, seulement sept peuvent être considérées comme réellement distinctes.

Parmi les quatre figures de l'indicible dans le premier tableau, deux sont d'ordre strict. Il s'agit de celles intitulées *Parole auto-réprimée* (2) et *Parole d'évitement* (3). Il n'y a donc pas d'expression de soi, alors que pour les deux autres figures : *Parole entravée* (1) et *Parole de plainte* (4), il y a des formes d'expression limitée ou excessive et inaudible pour les auditeurs. Je ne me suis pas situé vraiment dans le cas de l'indicible strict, du moins après le diagnostic. En revanche six mois avant le diagnostic, lors des premiers symptômes, comme je l'ai déjà décrit, j'étais dans le déni ou dans la *parole d'évitement*. C'est une fois le diagnostic bien établi que j'ai commencé à m'exprimer sommairement. Mais il s'agissait d'une parole très contrôlée sur les risques liés à la morbidité et, si je savais que le pire était possible, je ne l'ai jamais dit. Enfin quant à la quatrième figure : la *parole de plainte*, je l'ai expérimentée plusieurs fois, mais surtout lors de deux occasions, la première après ma sortie de l'hôpital comme je l'ai déjà raconté et puis cinq années plus tard, ce qui sera décrit dans le chapitre suivant, l'essentiel étant dans ce cas l'illusion d'être écouté et reconnu à travers sa maladie.

Tableau 1 : Indicible et vécu du sujet

	+ **Transparence de soi pour soi** - (Je me connais)	
Indicible pour soi (Je me tais)	1) **Parole entravée** (Je connais mon malheur) Souffrance contenue	3) **Parole d'évitement** Déni (Je ne veux pas le connaître) Se perçoit et se montre non affecté
Indicible pour autrui (Inaudible)	2) **Parole auto-réprimée** Expression de soi inaudible, frustration, indicible strict	4) **Parole de plainte** Illusion d'être audible

Tableau 2 : Indicible et situation d'intercommunication

Situations d'intercommunication	+ **Transparence de soi pour autrui** - (les autres me connaissent)	
4 Types de parole	**Confiance**	**Méfiance ou Distance** (Connaissance vague)
Parole entravée	1) Relation d'empathie	2) Fuite de la relation
Parole auto-réprimée	3) Retrait, isolement	4) Relation conventionnelle
Parole déviée, déni	5) Relation discordante	6) Relation conventionnelle
Parole de plainte	7) Relation d'écoute	8) Relation d'indifférence

Dans ma vie quotidienne, je me suis trouvé face à des interlocuteurs et des situations également très diverses, allant d'interactions duelles à des interventions face à des groupes de taille importante. Les situations de communication étaient très hétérogènes, renvoyant à des relations intersubjectives plus ou moins complexes. En prolongeant les réflexions de Georg Simmel, le critère que j'ai retenu est celui de l'interconnaissance et de la confiance : « *Toutes les relations entre les hommes reposent, cela va de soi, sur le fait qu'ils savent des choses les uns sur les autres* [...] *et on voit bien que, sans ce savoir-là, toutes ces interactions humaines seraient absolument impossibles* [...]. *Tous les rapports comportant des nuances personnelles prennent une certaine intensité, une coloration particulière dans la mesure où chaque partie se révèle à l'autre par ses paroles et par sa vie* » (Simmel, 2009, p. 7). J'ai ainsi distingué, de façon schématique, trois types d'interconnaissance avec autrui : relations fondées sur la confiance réciproque ; relations de méfiance ; et relations de distance ou d'indifférence lorsque les personnes se connaissent peu. En reprenant la distinction de Niklas Luhmann entre « *confiance assurée* » et « *confiance décidée* », la situation de réciprocité correspond à la conjonction de ces deux attentes, alors que la méfiance apparaît lorsqu'il y a disjonction entre ces deux dimensions (Luhmann, 2001).

En fonction des conditions de communication, chaque figure de l'indicible se traduit par une « *coloration* » ou une relation intersubjective particulière. J'illustrerai ici quelques situations relationnelles par des exemples déjà cités précédemment ou qui le seront dans le chapitre suivant. Une analyse attentive de l'ensemble des situations montre qu'il n'existe réellement qu'une seule situation favorable permettant l'engagement d'une relation intersubjective réciproque, celle correspondant à une relation fondée sur l'empathie. Un haut degré de confiance d'autrui est nécessaire pour que la parole soit possible, ou du moins pas totalement bloquée (1). Cela est en partie le résultat de la définition des différents critères, mais pas seulement : le fait qu'il existe avec autrui une relation de confiance n'est pas suffisant pour qu'il y ait une expression de sa souffrance. Une faible réciprocité (3) constitue un frein, voire peut favoriser l'isolement : le degré de réciprocité doit donc être élevé ; l'attitude de déni conduit plutôt au malentendu (5) ; quant à la parole de plainte, elle peut susciter une écoute (7), mais peut évoluer vers de la lassitude ou de l'indifférence (8).

Trois types de situations restent, un type plutôt homogène (4 et 6) qu'on trouve essentiellement lorsque les relations avec autrui sont fondées sur la méfiance ou la distance. On peut dire aussi qu'il s'agit là de relations de "bonne conduite" ou de bienséance. Cela se présente comme une évidence mais on peut interpréter ces dernières situations par l'absence de la circulation de l'idée de la mort, ce qui très certainement facilite les relations conventionnelles. On peut observer deux types de situations relationnelles : l'une, caractérisée par des comportements de fuite (2) dans le cas où l'attitude d'autrui, est plutôt de l'ordre de la méfiance ; l'autre renvoie à une relation d'indifférence (8) vis-à-vis d'un discours ayant une tonalité plaintive. Autrement dit, l'expression de soi s'adresse à un autrui qui n'est pas concerné, détaché, lointain puisqu'il n'y a aucune affectivité, ni positive ni négative. Cette situation n'est pas favorable au commencement d'une relation perçue comme ennuyeuse, et cette parole de plainte pourrait même générer la fuite s'il y avait insistance. Elle est très intéressante car si le blocage n'est pas propice à une parole plus fluide, l'inverse – une parole trop fluide – peut n'être qu'une illusion de réduction de l'indicible si on parle sans être audible. J'aurai l'occasion d'évoquer l'une ou l'autre de ces situations dans le chapitre suivant.

Je me suis retrouvé dans la plupart de ces situations, et ce tableau est construit à partir de mon expérience. Ce qui compte ici, ce n'est pas tant de savoir quelle généralité il possède que d'observer le parcours à travers ces diverses configurations. J'ai d'abord eu un comportement de déni avant le diagnostic, puis une parole entravée une fois celui-ci posé. J'ai aussi souvent expérimenté involontairement et aussi volontairement, comment la prononciation du mot «*cancer*» peut briser la routine des relations sociales conventionnelles. Le prochain chapitre portera essentiellement sur mon expérience de l'après-cancer dans les situations relationnelles principalement professionnelles et dans l'environnement sociétal.

*

* *

L'étude des traces d'un événement traumatique doit prendre en considération la mémoire et l'imaginaire de l'individu : d'un côté, la propriété de conserver et de restituer des informations et, de l'autre, la capacité à représenter les choses, en premier lieu de se représenter soi-même. Dans cette production imaginaire, l'illusion est d'abord une activité réflexive au contenu très varié, il peut y avoir des interprétations fausses de ce que je perçois et ressens, je peux être victime d'informations erronées, je peux me créer des fictions, peu importe leur contenu, l'essentiel étant que celles-ci existent. Dans le cas d'une maladie grave, le risque est de rester bloqué, *figé*, sur une réflexivité en boucle, propre à l'attitude dépressive, alors que l'activité imaginaire inventive, irréelle, farfelue, constitue une ouverture, une échappatoire momentanée à la situation pénible du présent et une réélaboration permanente de son réel émotionnel et relationnel. Le rapport entre la réalité présente et les retours sur mon enfance a favorisé des comparaisons d'expériences, et l'événement récent s'est incorporé dans mon histoire subjective. La dynamique de cette immersion biographique, qui est la part indicible de l'expérience du cancer, s'inscrit dans une longue temporalité, condition nécessaire pour retrouver une position de «*re-prise*», ou d'«*emprise nouvelle*» sur l'expérience présente de ma maladie.

RÉRÉRENCES BIBLIOGRAPHIQUES

AFFRET Aurélie, MANCINI Francesca Romana, BOUTRON-RUAULT Marie-Christine *et al.* (2017), «Influence d'un diagnostic de cancer sur l'évolution de l'alimentation, selon le statut socioéconomique : résultats de l'étude de cohorte E3N», *Nutrition clinique et Métabolisme*, vol. 31, n° 3, septembre, p. 245.

ALEXANDRE Laurent (2014), *La Défaite du cancer. Histoire de la fin d'une maladie*, Paris, Lattès.

ALLODOCTEURS (2016), « L'énigme du cancer du poumon des non-fumeurs », 8 janvier, www.allodocteurs.fr

ANCELLIN Raphaëlle (2012), *Activité physique et cancers, états des connaissances,* Direction de la Santé publique, Département Prévention, et Institut National du Cancer (INCa).

ANSART Pierre (1974), *Les Idéologies politiques*, Paris, PUF.

ANSART Pierre (1977), *Idéologies, conflits et pouvoir*, Paris, PUF.

ANZIEU Didier (1985), *Le Moi-peau*, Paris, Dunod.

ARMISEN-MARCHETTI Mireille (1990), « Histoire des notions rhétoriques de métaphore et de comparaison, des origines à Quintilien. », *Bulletin de l'Association Guillaume Budé : Lettres d'humanité*, n° 49, décembre, pp. 333-344.

ARMISEN-MARCHETTI Mireille (1991), « Histoire des notions rhétoriques de métaphore et de comparaison, des origines à Quintilien, partie 2 », *Bulletin de l'Association Guillaume Budé,* n° 1, mars, pp. 19-44.

AZOURI Edouard (1995), « La maladie qui n'a pas de nom ou les femmes mastectomisées et les hommes », *in* PÉLICIER Yves (sous la dir. de), *Psychologie, cancers et société*, Le Bouscat, L'Esprit du temps, pp. 225-228.

BARON Christine (2002), « Indicible littéraire et expérience des limites (de Blanchot à Wittgenstein) », *in* MURA-BRUNEL Aline et COGARD Karl (sous la dir. de), *Limites du langage : indicible ou silence*, Paris, L'Harmattan, pp. 291-298.

BATAILLE Philippe et BRETONNIÈRE Sandrine (2016), *Vivre et vaincre le cancer. Les malades et les proches témoignent*, Paris, Autrement.

BAUDRILLARD Jean (1968), *Le Système des objets*, Paris, Denoël-Gonthier.

BELPOMME Dominique et PASCUITO Bernard (2004), *Ces maladies créées par l'homme. Comment la dégradation de l'environnement met en péril notre santé*, Paris, Albin Michel.

BERTHOZ Alain (2013), *Le Sens du mouvement*, Paris, Odile Jacob.

BOFFETA Paolo, COUTO Elisabeth, WICHMANN Janine *et al.* (2010), « Fruit and vegetable intake and overall cancer risk in the European prospective investigation into cancer and nutrition (EPIC) », *Journal of the National Cancer Institute*, vol. 102, n° 8, 21 avril, pp. 529-537.

BOURDIEU Pierre et PASSERON Jean-Claude (1964), *Les Héritiers. Les étudiants et la culture*, Paris, Minuit.

BRYÈRE Joséphine, DEJARDIN Olivier, LAUNAY Ludivine, COLONNA Marc, GROSCLAUDE Pascale et LAUNOY Guy (Réseau français des registres des cancers [Francim]) (2017), « Environnement socioéconomique et incidence des cancers en France », *Bulletin épidémiologique hebdomadaire*, n° 4, février, pp. 68-77.

BVA (BRULÉ, VILLE ET ASSOCIÉ) / ZAVA pour le SERVICE DE MÉDECINS EN LIGNE (2017), « Crainte et expérience réelle du jugement dans l'accès au soin » [En ligne], www.Zavamed.com.

BUSEKIST Astrid (von) (2001), « L'indicible », *Raisons politiques*, vol. 2, n° 2, avril-juin, pp. 89-112.

CHATEAURAYNAUD Francis (2015), « L'emprise comme expérience », *SociologieS*, février [En ligne].

CHEVET Flore (2012), « Les enjeux de la honte chez un patient atteint d'un cancer digestif : les méandres de la demande d'aide psychologique », *Psycho-oncologie*, vol. 6, n° 2, juin, pp. 102-107.

CHIAPPA Pascale, GENDRE Isabelle et KELLER Pascal Henri (2008), « Y a-t-il des spécificités psychologiques dans le vécu et la prise en charge des patients atteints de cancer colorectal ? Une expérience alsacienne », *Psycho-oncologie*, vol. 2, n° 3, septembre, pp. 158-163.

CICCONE Albert et FERRANT Alain (2010), « Indices de honte et dispositif psychothérapeutique », *Dialogue*, vol. 190, n° 4, octobre, pp. 41-53.

CIORAN Emil (1949), *Précis de décomposition*, Paris, Gallimard.

CIORAN Emil (1995), *Œuvres*, Paris, Gallimard.

CIRC (Centre international de recherche sur le cancer) (2015), *Non, la plupart des cancers ne sont pas dus à la "malchance"*, Communiqué de presse, n° 231, 13 janvier.

CIRC (Centre international de recherche sur le cancer) (2018), « Cancer du poumon », *Cancer environnement*, le 30 août.

CLANCE Pauline Rose (1992), *Le Complexe d'imposture ou Comment surmonter la peur qui mine votre réussite*, Paris, Flammarion.

CLANCE Pauline et IMES Suzanna (1978), « The imposter phenomenon in high achieving women: Dynamics and therapeutic intervention », *Psychotherapy: Theory, Research & Practice*, vol.15, n° 3, septembre, pp. 241-247.

CORNEAU Guy (2012), *Revivre ! Face au cancer, trouver le sens et le chemin de la guérison*, Paris, J'ai lu (1re éd. : 2010).

COURAUD Sébastien (2015), *Le Cancer broncho-pulmonaire du non-fumeur : un modèle pour le diagnostic non-invasif des biomarqueurs tumoraux et l'évaluation de leurs interactions avec l'exposition aux facteurs de risque*, Université Claude Bernard, Lyon I, https://tel.archives-ouvertes.fr, pp. 50 et *sq*.

CRU Jean-Norton (1929), *Témoins. Essai d'analyse et de critique des souvenirs de combattants édités en français de 1915 à 1928*, Paris, Les Étincelles.

DARMON Pierre (1986), « Le cancer : prise de conscience collective et genèse d'une grande peur », *Histoire, économie et société*, vol. 5, n° 4, octobre-décembre, pp. 591-609.

DEBORD Guy (1967), *La Société du spectacle*, Paris, Buchet-Chastel.

DEHAENE Stanislas (2014), *Le Code de la conscience*, Paris, Odile Jacob.

DERMENJIAN Geneviève (2014), *Mon passager clandestin. Journal intime d'un cancer du sein*, Paris, Larousse.

DOLL Richard et HILL Austin (1956), « Lung cancer and other causes of death in relation to smoking : a second report on the mortality of British doctors », *British Medical Journal*, vol. 10, n° 2, novembre, pp. 1071-1081.

DRIEU Didier et SCELLES Régine (2010), « Introduction. Entretien avec TISSERON Serge et GAULEJAC Vincent (de) à propos de leurs travaux sur la honte », *Dialogue*, vol. 190, n° 4, octobre, pp. 7-24.

DUBAR Claude (1991), *La Socialisation. Construction des identités sociales et professionnelles*, Paris, Armand Colin.

DUCROT Oswald (1991), *Dire et ne pas dire. Principes de sémantique linguistique*, Paris, Hermann.

DUVAL Pascal (2001), « Le perfectionnisme : quelle tradition ? », septembre, https://www.nonfiction.fr.

EHRENBERG Alain (1991), *Le Culte de la performance*, Paris, Calmann-Lévy.

EHRENBERG Alain (2015), « Se définir par son cerveau. La biologie de l'esprit comme forme de vie », *Esprit*, n° 1, janvier, pp. 68-81.

ELIAS Norbert (1996), *Du temps*, trad. fr., Paris, Fayard (1re éd. en allemand : 1984).

ERIBON Didier (2009), *Retour à Reims*, Paris, Flammarion.

ERNAUX Annie (1997*a*), *La Honte*, Paris, Gallimard.

ERNAUX Annie (1997*b*), « Annie Ernaux ou l'autobiographie en question : entretien réalisé par Philippe Vilain », *Roman 20-50*, vol. 24, n° 2, décembre, pp. 141-147.

FERRANT Alain (2001), *Pulsion et liens d'emprise*, Paris, Dunod.

GAULEJAC Vincent de (1996), *Les Sources de la honte*, Paris, Desclée de Brouwer.

GODELIER Maurice (2006), « Imaginaire et symbolique », *in* MESURE Sylvie et SAVIDAN Patrick (sous la dir. de), *Le Dictionnaire des Sciences humaines*, Paris, PUF, pp. 598-600.

GUILLON Jean-Marie (2014), « Jean-Norton Cru, littérature et témoignages de la Première Guerre mondiale », *Cahiers d'Études germaniques*, n° 66, janvier-juin, pp. 187-196.

HABERMAS Jürgen (1987), *Théorie de l'agir communicationnel*, trad. fr., Paris, Fayard (1re éd. en allemand : 1981).

HAS (HAUTE AUTORITÉ DE SANTÉ) (2011), *Développement de la prescription de thérapeutiques non médicamenteuses validées*, Rapport d'orientation, Paris.

HAVERCROFT Barbara (2005), « Dire l'indicible : trauma et honte chez Annie Ernaux », *Roman 20-50*, vol. 40, n° 2, décembre, pp. 119-132.

HEINICH Nathalie (2011), *Sortir des camps. Sortir du silence. De l'indicible à l'imprescriptible*, Bruxelles, Les Impressions nouvelles.

HILL Catherine et LAPLANCHE Agnès (2003), « Tabagisme et mortalité : aspects épidémiologiques », *Bulletin épidémiologique hebdomadaire*, n° 22-23, mai, pp. 98-100.

HONNETH Axel (2002), *La Lutte pour la reconnaissance*, trad. fr., Paris, Cerf (1re éd. en allemand : 1992).

INSERM (INSTITUT NATIONAL DE LA SANTÉ ET DE LA RECHERCHE MÉDICALE) (2008), *Activité physique, contextes et effets sur la santé*, Expertise collective, Paris, www.inserm.fr/

INCa (INSTITUT NATIONAL du CANCER) (2012), *Étude sur l'annonce du diagnostic de cancer et le ressenti des malades en 2011*, Boulogne-Billancourt, e-cancer.fr

INCa (INSTITUT NATIONAL DU CANCER) (2017), « 40 % des cancers pourraient être évités : le point sur l'alcool et l'alimentation », communiqué de presse, 5 septembre, e-cancer.fr.

INCa (INSTITUT NATIONAL DU CANCER) (2018), *La Vie cinq ans après un diagnostic de cancer*, Boulogne-Billancourt, e-cancer.fr.

INCa (INSTITUT NATIONAL DU CANCER) (2019), *Évolution du dispositif d'annonce d'un cancer. Référentiel organisationnel*, Boulogne-Billancourt, e-cancer.fr.

JAY David (2010), *The SCAR Project*, New York, www.thescarproject.org/images/NYC-2.jpg.

KAUFMANN Jean-Claude (1997), « Le monde social des objets », *Sociétés contemporaines*, vol. 27, n° 3, janvier, pp. 111-125.

KHAYAT David (2010), *Le Vrai Régime anticancer*, Paris, Odile Jacob.

KILLEEN Marie-Chantal (2004), *Essai sur l'indicible. Jabès, Duras, Blanchot*, Paris, Presses universitaires de Vincennes.

KOYRÉ Alexandre (1996), *Réflexions sur le mensonge*, Paris, Allia.

LABORIT Henri (1976), *Éloge de la fuite*, Paris, Robert Laffont.

LARA Philippe de (2005), *L'Expérience du langage. Wittgenstein philosophe de la subjectivité*, Paris, Ellipses.

LAUGIER Sandra (2010), « Présentation. L'autre voie de la philosophie morale », *in* LAUGIER Sandra (sous la dir. de), *La Voix et la vertu. Variétés du perfectionnisme moral*, Paris, PUF, pp. 1-30.

LE CORROLLER-SORIANO Anne-Gaëlle, MALAVOTI Laëtitia et MERMILLIOD Catherine (2008), *La Vie deux ans après le diagnostic de cancer*, Paris, La Documentation française.

LEGROS Patrick, MONNEYRON Frédéric, RENARD Jean-Bruno et TACUSSEL Patrick (2006), *Sociologie de l'imaginaire*, Paris, Armand Colin.

LELIÈVRE Franck (2010), « Pour conclure. La honte, traumatisme ou sens oral ? », *Dialogue*, vol. 190, n° 4, octobre, pp. 131-133.

LEVI Primo (1987), *Si c'est un homme*, trad. fr., Paris, Julliard (1re éd. en italien : 1947).

LIGUE NATIONALE CONTRE LE CANCER (2014), *Rapport 2013 de l'Observatoire sociétal des cancers*, www.ligue-cancer.net.

LIGUE CONTRE LE CANCER (2016), *Recherche épidémiologique. Résultats concernant le cancer du sein*, https://www.ligue-cancer.net/article/download/2267.

LOSSKY Vladimir (1960), *Théologie négative et connaissance de Dieu chez Maître Eckhart*, Paris, Vrin.

LUHMANN Niklas (2001), « Confiance et familiarité. Problèmes et alternatives », *Réseaux*, vol. 108, n° 4, juillet, pp. 15-35.

MABILLE Bernard (2001), « Éloges de la fluidité : Hegel, Bergson et la parole », *Les Études philosophiques*, vol. 59, n° 4, décembre, pp. 499-516.

MAISONNEUVE Jean (2011), « Aux sources d'une notion (l'apport de Robert Pagès) », *Connexions*, n° 95, janvier-juin, pp. 11-14.

MANSON Joann, COOK Nancy, LEE I-Min *et al.* (2019), « Marine n-3 fatty acids and prevention of cardiovascular disease and cancer », *New England Journal of Medicine*, vol. 380, n° 1, janvier, pp. 23-32.

MARX Karl (1969). *Le 18 Brumaire de Louis Bonaparte*, trad. fr., Paris, Éd. Sociales (1re éd. en allemand : 1852).

MARZANO Michela (2010), *Visages de la peur*, Paris, PUF.

MILZA Pierre (1993), *Voyage en Ritalie*, Paris, Plon.

MONTLEAU Franck (de) (2010), « L'indicible et l'ineffable », *Inflexions*, vol. 13, n° 1, avril, pp. 59-68.

MUKHERJEE Siddhartha (2013), *L'Empereur de toutes les maladies. Une biographie du cancer*, trad. fr., Paris, Flammarion (1re éd. en anglais : 2011).

NEZRI-DUFOUR Sophie (2016), « Primo Levi ou la transmission difficile de la mémoire de la Shoah », *Cahiers d'études romanes*, n° 33 [En ligne], pp. 59-69.

PAGÈS Robert (1967), « Le "social control" la régulation sociale et le pouvoir », *Revue française de Sociologie*, vol. 8, n° 2, avril-juin, pp. 207-221.

PASTOUREAU Michel (2009), *Le Cochon. Histoire d'un cousin mal aimé*, Paris, Gallimard.

PHARO Patrick (2007), « Sociologie des vertus : l'exemple de la tempérance et du contrôle de soi en matière d'usage de drogues », *Sociologie Santé*, vol. 2, n° 26, juin, pp. 49-70.

POLLAK Michael (1986), « La gestion de l'indicible », *Actes de la Recherche en Sciences sociales*, vol.12, n° 6263, juin, pp. 30-53.

PROSENC Segula Irena (2006), « Primo Levi commentateur de sa propre résilience », *Études littéraires*, vol. 38, n° 1, automne, pp. 69-75.

PUCHEU Sylvie (2008), « Le cancer colorectal, un cancer qu'il faut sortir de l'ombre », *Psycho-oncologie*, vol. 2, n° 3, septembre, pp. 121-123.

QUÉRÉ Louis (2006), « Entre fait et sens, la dualité de l'événement », *Réseaux*, vol. 139, n° 5, décembre, pp. 183-218.

RÉTIF Françoise (2004), « L'indicible et l'insacrifiable. De Wittgenstein à Jean-Luc Nancy ou le parcours inachevé de Ingeborg Bachmann », *in* RÉTIF

Françoise (sous la dir. de), *L'Indicible dans l'espace franco-germanique au XXe siècle*, Paris, L'Harmattan, pp. 89-103.

RHEAULT Sylvain (2006), « Témoignage indicible de la violence : le cas du poilu de la Grande Guerre », *Voix plurielles,* vol. 3, n° 2, septembre, pp. 1-9.

ROGEL Agnès et HAMERS Françoise, (2018), « Les cancers attribuables au mode de vie et à l'environnement en France en 2015 », *Bulletin épidémiologique hebdomadaire*, n° 21, 26 juin, pp. 429-448.

SCIENCES ET AVENIR (2008), *La Part génétique du cancer du poumon,* n° spécial, le 4 avril.

SELZ Monique (2010), « Être ou avoir la honte ? », *Dialogue*, vol. 190, n° 4, octobre, pp. 55-65.

SERVAN-SCHREIBER David (2007), *Anticancer : prévenir et lutter grâce à nos défenses naturelles*, Paris, Robert Laffont.

SERVAN-SCHREIBER David (2011), *On peut se dire au revoir plusieurs fois,* Paris, Robert Laffont.

SIMMEL Georg (2009), *Secret et sociétés secrètes*, trad. fr., Paris, Circé, p. 40 (1re éd. en allemand : 1908).

TESSIER Laurent (2005), « Monuments et films-monuments. À propos de la place des œuvres d'art dans les représentations collectives de la guerre du Vietnam aux États-Unis », *Sociologie de l'Art*, vol. 7, n° 2, septembre, pp. 107-104.

TISSERON, Serge (2006) « De la honte qui tue à la honte qui sauve », *Le Coq-héron*, vol. 184, n° 1, janvier, pp. 18-31.

TOMASETTI Cristian et VOGELSTEIN Bert (2015), « Variation in cancer risk among tissues can be explained by the number of stem cell divisions », *Science*, vol. 347, n° 6217, janvier 2, pp. 78-81.

VEDELAGO François (2014), « Place, fonction et effets de l'indicible dans les échanges sociaux. Étude de situations dans le champ de la santé et du sport », *in* FERRÉOL Gilles (sous la dir. de), *Sport, Santé et Cohésion sociale,* Fernelmont, EME, pp. 115-132.

VEDELAGO François (2018), « Indicible et transparence de soi dans l'expérience du cancer », *Revue de l'Institut de sociologie*, n° 88, janvier-décembre, pp. 11-25.

VEDELAGO François (2020), « Dimensions fictionnelles dans le discours sur soi du patient », *in* FERRÉOL Gilles (sous la dir. de), *Fictions et savoirs,* Louvain-la-Neuve, EME, pp. 89-102.

VEDELAGO François (2021), « Fonction sociale du discours public sur l'épreuve : l'effet rebond des messages publics. Le cas du cancer », *in* FERRÉOL Gilles (sous la dir. de), *Épreuves et limites*, Louvain-la-Neuve, EME, pp. 189-201.

VEDREINE Fanny (2014), « Beth Whaanga expose son corps sur *Facebook* pour montrer les conséquences de son cancer du sein », *Huffingtonpost* [En ligne], 13 février.

VICARELLI Giovanna (2015), « De la solitude des mourants à l'intersubjectivité de la mort », *in* FERRÉOL Gilles (sous la dir. de), *Sentiments et émotions*, Fernelmont, EME, pp. 231-244.

WASZEK Norbert (2004), « L'indicible dans les conférences d'Adorno sur l'éducation », *in* RÉTIF Françoise (sous la dir. de) (2004), *L'Indicible dans l'espace franco-germanique au XXe siècle*, Paris, L'Harmattan, pp. 65-76.

WITTGENSTEIN Ludwig (1993), *Tractatus logico-philosophicus*, trad. fr., Paris, Gallimard (1re éd. en anglais : 1922).

CHAPITRE 9

NORMATIVITÉ ET RETOUR À LA VIE SOCIALE ORDINAIRE

Ce dernier chapitre est construit autour du processus d'évolution que j'ai présenté dans le chapitre 4 et que j'avais dénommé ainsi : *altération, restauration de soi et normativité.* Avec l'observation longitudinale sur une période de quatorze années, on peut voir ces états se succéder et se recouvrir partiellement deux par deux, mais aussi les trois en même temps. Mon parcours a commencé par l'altération de soi, due au choc traumatique, et s'est terminé par un retour à la normativité ou la création de nouvelles normes de vie. Il s'y est ajouté surtout ce sentiment d'une pleine guérison, après une longue phase intermédiaire, marquée par l'incertitude et le travail socio-psychique de restauration d'une certaine unité. Comme on ressent davantage, à un moment donné, le processus dominant, j'ai eu vraiment conscience, plus tard, que d'autres mécanismes étaient aussi à l'œuvre dans ma vie socio-psychique.

La normativité a émergé très tôt, déjà dans la phase aiguë d'altération de soi, par exemple avec mon arrêt du tabac qui a été définitif : c'était une nouvelle norme de vie que je m'étais imposée de façon radicale. En revanche, mes nouveaux comportements concernant l'alimentation ont mis plusieurs années pour émerger et plusieurs autres pour s'imposer de manière durable. Ce processus de normativité est apparu de manière dominante avec l'affaiblissement des deux autres processus, c'est la disparition des formes plus anxieuses et donc le retour à la vie ordinaire qui a permis sa visibilité. Normativité et retour à la vie sociale ordinaire sont deux choses différentes. La normativité commence durant la vie de malade, c'est un processus en soi, il est interne à l'individu et se poursuit pendant la vie ordinaire. La vie sociale renvoie, quant à elle, à l'ordre des choses habituelles de l'individu, elle concerne directement les relations avec l'environnement dans le cadre normatif de celui-ci (familial, entourage, professionnels, les institutions, etc.) et commence avec l'*après-cancer.*

*

* *

I. NORMATIVITÉ ET MODE DE NORMATIVITÉ

A. Normativité : le malade comme sujet

La problématique de la *normativité sociale* est fréquente dans les travaux de différents domaines de la sociologie, en particulier en ce qui concerne la déviance et la santé, mais pas seulement. Toutefois, la notion ne figure pas dans les dictionnaires spécialisés, et son usage demeure souvent assez imprécis. Récemment la revue *Anthropologie & santé* publiait un dossier thématique dont le titre : « *Interroger la normativité au prisme du cancer* » comprenait plusieurs articles sur les liens entre cette notion et l'expérience du cancer. On pouvait noter que cette notion n'était citée qu'une seule fois, sans jamais être définie dans ces articles (Vega et Pombet, 2016). Il semble qu'elle ait été, *grosso modo*, associée à celle de norme. Certes, le terme appartient à une « *carte mentale* », ou une famille de notions très étendues avec celles de norme, normal, a-normal, déviance, normalité, normatif, normalisation. Si on agrandit le cercle, des liens immédiats s'établissent avec les concepts de valeur, d'éthique, de morale, de déontologie, de sanction positive ou négative, pour obtenir la conformité des individus.

Cette absence de précision sur la notion centrale laisse à penser que la définition va de soi : elle serait, à l'évidence, équivalente à celle de normalité ou de conformité. L'objet de la normativité correspondrait aux difficultés rencontrées par les soignés et leurs proches dans le retour à la normalité ou « *l'expérience vécue par les malades et les soignés du cancer lorsqu'ils sont confrontés aux normes biomédicales et sociales, et particulièrement à celles qui les enjoignent à conserver ou reprendre une vie "normale"* » (Véga et Pombet, 2016). Les normes sont souvent analysées dans leurs dimensions contraignantes et d'imposition dont il s'agirait de s'émanciper pour devenir authentiquement soi. Dans ce prolongement, la normativité semble être conçue comme l'effectivité concrète des normes, elle correspondrait aux mécanismes et aux processus qui guident nos conduites. Il y a là un risque de réductionnisme qui voudrait que la normativité s'identifie à l'obligation du respect strict des normes, au risque de l'application des sanctions prévues, dans le cas d'une transgression.

Cependant, le phénomène normatif a subi des évolutions notables dans ses conditions d'émergence, ses acteurs et la production des normes dont la qualification juridique devient un sujet d'interrogation et un enjeu. À côté des normes et des énoncés juridiques qui s'inscrivaient dans « *la trilogie classique : obliger-permettre-interdire* », se multiplient des énoncés qui « *encouragent, favorisent, promeuvent des activités et des comportements, phénomène que Norberto Bobbio avait identifié dès les années 1980 et désigné par le concept de* "droit promotionnel" » (Champeil-Desplats, 2019). La *normativité* renvoie ici à des modes de production des normes dans des champs différents (politique, économique, international, etc.) par des acteurs nouveaux, ou ayant pris une nouvelle importance (groupes d'experts, comités d'éthique, ONG, agences de notation, fédérations internationales, entreprises multinationales…).

Dans le domaine juridique, la notion « *indique une capacité à donner des raisons d'agir et, partant, des justifications pour ces actions, en établissant un lien rationnel entre l'instrument et l'action et en empêchant d'assimiler la normativité à une force ou une coercition quelconque* » (Delledonne, 2012, p. 4). Son contenu se présente comme un débat sur la force de la règle ou de la loi, et il correspond à la qualité d'une norme, en quoi celle-ci peut constituer ou devenir une référence pour l'action, mais sans se confondre avec la contrainte, laquelle se distingue de la sanction. La normativité juridique est d'ordre doctrinal et argumentaire et peut recourir à d'autres domaines théoriques, comme la philosophie ou les sciences politiques pour l'élaboration des justifications et des fondements éthiques dans l'élaboration des normes.

François Chazel, dans un article de synthèse sur les normes et valeurs (Chazel, 2002) distingue les normes en tant que préceptes d'action pour les membres d'un groupe ou d'une organisation, et les valeurs qui sont de l'ordre de l'appréciatif, spécifiant ce qu'il est bien ou mal de penser et de mettre en pratique. Les premières sont de l'ordre de l'impératif et les secondes de la justification ou du bien-fondé. Cependant, si l'accord autour de valeurs communes reste une dimension significative dans la création des normes, l'intériorisation d'une norme ne suffit pas à garantir qu'elle sera respectée en toutes circonstances. Dans de nombreuses situations, elle indique finalement les conduites préférentielles à tenir. Claude Flament, dans son article « Représentation sociale et normativité », publié dans le cadre de l'ouvrage consacré à Serge Moscovici, rappelle qu'« *il y a toujours plusieurs manières d'*être "dans la norme", *car la représentation propose divers modèles de référence pertinents* » (Flament, 2001, p. 214). Cela est particulièrement juste pour certains types de normes, comme ceux liés aux mœurs, aux coutumes et aux usages qui définissent le comportement approprié, selon les situations rencontrées. Avec les liens établis entre le débat sur les valeurs et la place des représentations, on est renvoyé à la question générale des conditions d'élaboration des normes et du débat sur leur justification, autrement dit à la *normativité.*

Dans le domaine de la sociologie de la santé, c'est à Georges Canguilhem, médecin et philosophe, qu'on attribue historiquement le mérite d'avoir travaillé cette question dans sa thèse de doctorat, en 1943, *Essai sur quelques problèmes concernant le normal et le pathologique* (Canguilhem, 1966). La *normativité*, d'abord définie dans un cadre biologique comme « *la création de normes par lesquelles le vivant se maintient et s'individualise* », sera, dans le complément de la seconde édition de sa thèse, en 1966, incluse dans une perspective sociale définissant la *normativité* comme « *la libre confrontation entre les normes existantes du système social et les normes valorisées, individualisées du sujet* ». Ainsi, l'expérience n'est pas conçue comme le produit d'une normalisation, mais elle se trouve en même temps imprégnée par la construction concrète de nouvelles normes par le sujet. (Le Blanc, 1998, p. 53 et 90). De même, la délinquance, comme écart à la normalité, fait émerger de nouvelles normes. Comment l'individu pourrait-il agir sans norme pour s'orienter ? L'expérience de la maladie comme écart ou déviance (Parsons, 1951) à sa propre normalité biologique et sociale est génératrice de nouvelles normes de vie, d'une *normativité* socio-psychologique du sujet.

La normativité ne se confond donc pas avec la normalité : cette dernière notion est liée à la fonction des normes, tandis que la première renvoie à leurs fondements et à leur condition de production ; elle révèle la volonté de ses auteurs de créer une norme et d'asseoir la qualité de son contenu. La normalité est de l'ordre de la prescription de l'application, alors que la normativité se réfère à l'invention et la négociation. Elle est concrètement observable et on peut en relever les régularités comportementales, alors que la normativité suppose d'aller au-delà du comportement pour saisir les intentions. Cela étant précisé, on se doit d'éviter un autre écueil qui consisterait à situer la normativité exclusivement du côté de l'individu en réaction à des formes de normalisation holistique. La normativité en tant qu'activité réflexive et argumentative sur le fondement des normes concerne évidemment le niveau sociétal avec ses acteurs et ses institutions, ayant cette fonction.

B. Situation d'intercommunication et mode de normativité

Notre environnement humain n'est pas du tout homogène et permanent dans le temps, on passe d'une situation interactionnelle à une autre, plusieurs fois dans la même journée. Il y a des régularités et des routines qui s'établissent, sinon nous dépenserions énormément d'énergie psychique dans des ajustements continuels. Le *rôle social* possède cette fonction de facilitation des interactions. Mais, avec cette nouvelle qualité identitaire qui était la mienne, depuis le diagnostic de mon cancer, la *ritualisation* des relations sociales s'était rompue. Sachant que, pour un très grand nombre de personnes, le cancer est considéré comme la maladie la plus grave, en être porteur modifie le cadre de l'interaction. Erving Goffman a théorisé, dans son œuvre, cette codification des diverses positions et la spécialisation normative de ce qui est une conduite convenable au sein de chacune d'entre elles, c'est ce qui constitue l'arrière-plan de la *présentation de soi*, lors de la mise en scène des relations avec autrui (Goffman, 1973 et 1987).

Pour moi, dans ces conditions, la communication avec autrui s'engageait souvent avant même la parole, par l'idée que je pouvais me faire de l'autre et de sa réaction qui était plus ou moins prévisible. J'anticipais le nouveau *jeu de rôles* au sein de ces interactions et j'élaborais en conséquence de petits *scénarii*, selon les situations. Si on considère également des caractéristiques d'ordre plus psychologique et notamment le penchant à développer des attitudes d'empathie avec les malades du cancer, on imagine la complexité des relations auxquelles il m'a fallu m'adapter dans l'après-cancer. Considérant le principe général qu'autrui est plus ou moins étranger à moi-même, dans son histoire, ses attachements, ses appartenances, bref sa dynamique d'existence, j'étais, réciproquement, un étranger pour mon environnement humain. Les autres ne pouvaient me comprendre qu'à partir d'eux-mêmes. Ils ne pouvaient m'attribuer que leurs propres ressentis, leurs expériences et vécus de situations qu'ils estimaient être similaires, afin d'approcher ce que je vivais et ressentais. Selon que la personne ait été affectée d'un cancer ou qu'elle était très éloignée de la connaissance de cette expérience, l'empathie à mon égard était ressentie de manière très différente.

J'ai schématisé, dans le tableau ci-après, les deux variables déterminantes des différents interlocuteurs : le degré de connaissance de l'expérience du cancer ainsi que la connaissance de ma maladie. Concernant la première variable, j'ai distingué trois types de groupes : 1) les individus ayant eu une expérience personnelle du cancer ; 2) ceux ayant connu au moins une personne cancéreuse dans leur entourage plus ou moins proche ; et 3) les personnes n'ayant connu aucun individu, proche ou éloigné, affecté par cette maladie. Pour la seconde variable, deux possibilités en découlent à savoir : les personnes savent que j'ai eu un cancer, ou elles ne le savent pas.

Types d'interactions en fonction des positions d'autrui

<table>
<tr><th rowspan="2">Types d'expérience du cancer des personnes de mon environnement</th><th colspan="2">Connaissance de ma situation par les personnes de mon environnement</th></tr>
<tr><th>Ils ou elles savent</th><th>Ils ou elles ne savent pas</th></tr>
<tr><td>Expérience personnelle du cancer</td><td>1) Relation d'empathie réciproque</td><td rowspan="3">4) Relations de routine</td></tr>
<tr><td>Connaissance d'expériences dans leur entourage</td><td>2) Relation fluide</td></tr>
<tr><td>Aucune connaissance d'expérience</td><td>3) Relation d'ajustement</td></tr>
</table>

Il en ressort quatre grands types de situation d'interaction : si autrui ne connait pas ma maladie et que je ne lui en ai rien dit, nous resterons dans une relation de routine, mais lorsqu'autrui en a eu connaissance, trois types différents se présentent : relation empathique, relation fluide et relation d'ajustement. Mais si on introduit ma position vis-à-vis d'autrui pour chaque critère (qu'est-ce que je sais ou ne sais pas de mon interlocuteur ? Connait-il ou non mon expérience du cancer ?), on peut alors complexifier très largement la diversité des situations. En effet, pour chaque cas, quatre nouvelles situations se présentent, ce qui multiplié par les quatre existantes, nous amènent à seize situations d'interaction potentiellement distinctes. Je n'entrerai pas dans le détail de cette variété du contenu des interactions, mais on perçoit immédiatement le champ de la nouvelle *normativité* que j'ai dû élaborer pour guider mes conduites. C'est ce que j'illustrerai dans la prochaine section. On peut ajouter une distinction importante selon deux grands types de contexte dans lesquels se déroulent toutes ces situations : le premier composé par les relations conviviales et le second structuré par les relations professionnelles. Ce dernier doit être nettement distingué, dans la mesure où il est plus contraignant, notamment du point de vue de l'exigence de performance au travail des malades ou anciens malades.

Nos conduites sont orientées par des normes externes ou internes à l'acteur que nous avons intériorisées, en particulier, pendant la période de socialisation primaire. Par analogie avec les notions de David Riessman dans *La Foule solitaire* où il fait la distinction entre *l'inner-directed*, (intro-déterminé) et l'*other-directed* (extro-déterminé), je définirai deux modes de *normativité* : interne et externe. J'ai précédemment évoqué (Chap. 8) cette idée en employant les termes d'« *auto-réparation psychique* » ou d'« *auto-restauration* » qui me permettaient, par un processus interne de « *travail sur soi* », plus ou moins élaboré, de faciliter l'adaptation de mes comportements. C'est, bien sûr, l'« *intra-normativité* » qui fait l'objet de mes réflexions. Elle suppose d'entretenir une approche auto-évaluative de mes attitudes, de mes comportements et interactions, dans le but de parvenir progressivement à un rapport apaisé avec l'expérience du cancer et de conduites qui ne soient pas continuellement sous l'emprise de la maladie, ou du moins de ses représentations. La mise en œuvre de ce processus de *normativité* suppose deux étapes : descriptive, puis prescriptive, aboutissant à la décision finale de la conduite à tenir.

Je peux distinguer clairement deux modes de *normativité*, pragmatique et spéculative. La première renvoie, par exemple, à ma décision d'une nouvelle *norme* de vie concernant l'arrêt de fumer. L'objectif était simple, et mon attitude déterminée : elle reposait sur un calcul rationnel, solide, puisque j'avais potentiellement encore suffisamment d'années de vie pour que cet arrêt soit efficace. Cette *normativité* s'appuie sur des raisonnements construits et des types d'arguments puisés dans les connaissances scientifiques. La normativité que j'ai appelée *spéculative* repose davantage sur des croyances, des réflexions, des interrogations sur les valeurs qui doivent fonder les conduites. Elle est sous-tendue par des méditations existentielles donnant des orientations souhaitables à nos conduites dans telle ou telle situation. Les normes qui en découlent sont révisables, fluctuantes, selon les discussions contradictoires. Elles sont conditionnées par nos états psycho-affectifs, alors que dans le premier mode de normativité, il n'y a pas de retour en arrière, la norme doit s'appliquer de manière déterminée.

II. LA NORMATIVITÉ À L'ÉPREUVE D'AUTRUI

A. Le réajustement relationnel dans les situations informelles

1. Élaboration d'une norme de conduites en grand groupe

Le 8 juillet, un mois après mon opération et de retour chez moi, j'ai retrouvé l'environnement humain du quartier où j'avais mes habitudes. J'ai pu alors évaluer, non seulement le chemin qui me restait à parcourir pour récupérer physiquement, mais aussi les limitations que m'imposait mon absence de voix dans les échanges. On me questionnait sans cesse sur mon opération, la fatigue, la récupération, les causes de mon cancer, étais-je fumeur ? Quand avais-je perçu les premiers symptômes ? Comment pouvais-je supporter la chimiothérapie ou la radiothérapie, et bien d'autres interrogations. Mes relations en étaient grandement modifiées, je n'existais plus qu'en tant que malade. J'ai facilement imaginé, avec une certaine anxiété, le nouveau problème de communication qui allait se poser pour le mariage de ma fille, prévu six semaines plus tard. Mon amaigrissement et cette voix soufflée, comme un chuchotement, réduisait quasiment à néant mes possibilités d'échanges et créait d'importantes difficultés de compréhension pour les autres. Je me suis rapidement rendu compte que l'expérience du cancer n'allait pas se réduire au rapport individuel entre le malade et sa maladie. Ma vie sociale et mes relations allaient être marquées d'une manière ou d'une autre par cette expérience. Non seulement l'absence de voix modifiait radicalement mes relations avec autrui, mais le mot "cancer" lui-même affectait ces relations dès qu'il était prononcé. Je percevais une rupture dans l'ambiance existante, un bref silence s'installait parfois et les visages devenaient plus graves et interrogatifs.

Dans l'impossibilité de masquer ce handicap (aphonie) très récent, je savais qu'il allait surprendre un grand nombre d'amis et de parents et, par conséquent, susciter beaucoup de questions. Je me demandais combien de personnes en étaient informées. La rumeur avait-elle largement circulé ? Qui savait quoi ? Faudrait-il que j'explique ce qui m'était arrivé ? Il y avait là un sérieux problème : comment accueillir les invités qui allaient être surpris, voire mal à l'aise, face à ma maladie et à ma perte de l'usage de la parole ? D'ailleurs, j'étais dans l'incapacité de parler ou encore si j'avais *les mots pour,* je ne pouvais plus les *dire*, pour paraphraser le titre resté célèbre du roman de Marie Cardinal (Cardinal, 1975) ! Il fallait donc, avec mon épouse, trouver une forme de *présentation de soi* (Goffman, 1973) pour résoudre ce problème de communication. Ce n'était pas chose aisée, d'autant plus que la simple information à propos du cancer véhicule automatiquement des représentations particulières. Il ne s'agissait pas d'une aphonie courante, due à une laryngite banale, il était impossible de tricher sur sa cause. Les cancéreux sont comme des miroirs terrifiants des peurs les plus essentielles dans nos vies, renvoyant à la peur de la mort, au processus inéluctable de vieillir et de la finitude humaine. Le malade sait qu'il mobilise ces images chez ceux à qui il s'adresse, d'où notre questionnement sur la conduite à tenir.

Pour ce rassemblement, tout le monde pourrait constater que j'étais très amaigri, aphone et il me semblait difficile d'expliquer à chacun : « *Je n'ai plus de voix car j'ai eu un cancer, etc.* ». Je pense que cela aurait certainement "plombé" l'ambiance normalement festive pour un mariage. Deux possibilités m'étaient offertes : ne pas en parler et laisser circuler les informations plus ou moins justes qui seraient émises par des invités, ou *inventer* une nouvelle ligne de conduite pour cette situation inédite. Nous avons décidé qu'il était nécessaire que tous aient la même information pour le week-end, simplement, mais clairement, tout en évitant le côté dramatique.

C'est alors que mon épouse a eu l'idée de faire cela sous forme de sketch. Puisque je ne pouvais pas parler, un ami parlerait pour moi et, plus précisément, on jouerait cette situation à deux, au moment où tout le monde serait réuni à l'occasion du discours traditionnel de bienvenue. Il s'agissait de manier l'humour au moyen de quelques jeux de langage donnant ainsi l'information à tous, en dédramatisant l'événement. Ce sketch était émaillé d'expressions imagées comme : « *Tu n'as pas voix au chapitre* », « *J'étais sur la corde raide* », « *Tu avais plusieurs cordes à ton arc* », « *Can-cer arrivé ?* » (pour : quand c'est arrivé ?). C'était clair, honnête, chacun pouvant se situer par rapport à moi et inversement. Cette idée est apparue comme la solution évidente, dire simplement la cause, sans dramatiser et plus précisément « *faire dire* » comme un muet fait traduire son langage des signes par un interprète. Cette élaboration a ainsi levé mon anxiété et nous avons réuni quelques amis pour monter le scénario et émailler le texte de quelques jeux de mots sur le cancer et la voix. Il faut relever également que cette discussion sur la conduite à tenir était d'abord une réflexion sur le sens des conduites, la normativité étant le produit d'une discussion contradictoire dont le but consiste à définir une norme, abstraite, orientant les conduites qui, elles, sont concrètes. Néanmoins, cette réflexion normative a mis en jeu des dimensions éthiques ; pourquoi imposer à tous ce mode de *présentation* de mon problème de dysphonie et de cancéreux ?

Tous furent surpris, car c'était inattendu. Après un léger malaise à l'évocation du mot cancer, quelques jeux de mots ont détendu rapidement l'atmosphère. Chacun savait maintenant, sans que cela dramatise l'ambiance ou la bonne humeur. J'ai été très satisfait car la communication avec les invités, les familles et les amis, s'en est trouvée simplifiée. Ils pouvaient me demander sans-gêne des précisions, comment je me sentais et ce qui m'était arrivé. La parole a pu s'exprimer librement et je me suis aperçu que bien d'autres avaient connu eux-mêmes, ou dans leur entourage, des situations similaires, cela pouvait se parler ou se dire. Surtout, cette situation d'incertitude survenue très tôt après mon opération me montrait qu'il fallait trouver des normes d'orientation de l'action et s'y tenir. Cet objectif de création d'une norme de conduite était le résultat d'une contrainte qui s'était imposée à moi. Je n'avais pas d'assurance sur son succès car, dans ce domaine des relations au sein de groupe, il reste toujours une grande incertitude sur le résultat que l'on souhaite obtenir. C'était le début d'un long « *travail sur soi* » pour élaborer des règles de conduite, sachant que le cancer venait modifier mes relations, même dans des situations de routine dans lesquelles les interactions étaient stabilisées.

2. Déstabilisation des relations micro-sociales : les faits de langage

Pendant une période, les expressions « *Bonjour comment ça va ?* » ou « *Comment allez-vous ?* » m'étaient insupportables. J'ai retenu volontairement cet exemple d'interaction car il concerne les relations duales, situations à l'opposé de la précédente. Cette expression traditionnelle renvoie directement à la santé de son interlocuteur, mais aujourd'hui c'est plutôt une parole de politesse, liée aux bons usages, lorsque deux personnes se croisent et se saluent, ou se rencontrent pour la première fois de la journée. On se doit de répondre positivement, en retournant la même question : « *Bonjour, ça va bien, merci, et vous-même, comment allez-vous ?* ». Il ne conviendrait pas en effet de discourir réellement sur sa santé ni sur celle de son interlocuteur, sauf si c'est un ami. Si l'on veut évoquer la santé de l'autre, il faut appuyer l'intonation sur « ça va », ou compléter l'expression pour montrer qu'on s'intéresse vraiment à l'état de santé de la personne. Depuis ma maladie, je prenais cette expression, entendue plusieurs dizaines de fois, « *au pied de la lettre* ». J'avais systématiquement l'impression qu'on m'interrogeait sur ma santé. J'avais alors souvent tendance à répondre sérieusement à la question, avec les personnes dont je savais qu'elles en avaient connaissance. Avec les autres j'adoptais plutôt une attitude conventionnelle.

Mon comportement et mes attitudes étaient guidés par ce que je pouvais imaginer de ce que les personnes savaient ou non. Pour ceux qui ne connaissaient pas ma maladie, ma conduite ne changeait pas, elle restait conventionnelle. Mais, pour les autres, mon entourage le plus habituel, les relations sociales ne répondaient plus aux attentes normatives antérieures. La formule « *Bonjour, ça va* » avait perdu son sens conventionnel de politesse. Il me fallait alors faire un effort cognitif très rapide : s'agissait-il d'une question sur mon état de santé ? Et dans ce cas, fallait-il que je réponde en donnant une information ? Ou devais-je m'en tenir à la formule de politesse ? Comment trancher le sens de cette interrogation ? *Cela d'autant plus que les situations sociales étaient très variées et pouvaient* soulever des malentendus. Du fait de la rumeur publique, je n'avais pas toujours une idée précise de ce que savait ou non mon interlocuteur, sur mon état de santé ! Tous les jours, il en était ainsi. J'avais décidé que je répondrais « *Bonjour* » tout simplement, en omettant « ça va ». Mais ce n'était pas vraiment satisfaisant, j'avais toujours l'impression d'une micro-instabilité relationnelle dans ce premier contact journalier.

Après quelques situations de ce type, j'ai été ramené à ma réalité de perception d'autrui, car je sur-interprétais les conduites, le langage, les signes non verbaux émis au cours de l'interaction. Mes attitudes antérieures étaient déstabilisées par ce nouvel objet, le cancer, qui se plaçait à l'interface de mes relations avec autrui. Dans cet exemple, mon attitude et mon comportement ne répondaient plus aux attentes normatives habituelles, mais s'orientaient à partir de la cohérence langagière. Le sens de l'interaction n'était plus le produit du contexte social, mais uniquement du langage. Comme l'exprime Jürgen Habermas, « *le contexte extra-linguistique est, dans une certaine mesure, traversé par le langage, c'est-à-dire structuré symboliquement de part en part* [...]. *Désormais, le symbolisme traverse aussi, à l'étape de l'action régulée par des normes, les motivations et le répertoire des comportements* » (Habermas, 1987, tome2, p. 32). La cohérence de cette expression « *Bonjour comment ça va* » s'établissait à partir d'un effet lexical « ça va » que j'interprétais exclusivement en fonction de mon répertoire symbolique, imprégné par les effets du choc traumatique. L'emprise de la maladie sur moi réorientait ma perception du monde extérieur, avec des interprétations en chaîne, des énoncés du langage et leurs ambiguïtés. Les relations avec autrui sont possibles grâce à l'interconnaissance de chacun, et le cancer par son poids symbolique venait modifier le jeu des attentes réciproques dans les interactions ordinaires.

Les années passant, j'avais l'impression d'un enfermement lié à cette expression *factice* qui évoquait la santé et je la percevais de plus en plus comme un rappel de ma maladie. Cette situation avait un caractère insignifiant car elle n'engageait pas ma vie professionnelle et personnelle, c'était simplement un micro-désajustement continu dans mon rapport à autrui. Malgré tout, l'usage cumulatif journellement de cette formule langagière entretenait l'existence de ce malaise. Ce n'était donc pas l'expression qu'il fallait changer, mais ma perception. Ce processus de *normativité* interne, qui consistait à faire l'effort de *re-dire* cette expression traditionnelle dans son entièreté, a finalement été assez long. J'ai enfin pu me dégager de cette emprise du langage lorsque j'ai commencé à entrevoir la guérison possible de mon cancer.

B. Le réajustement relationnel dans les situations formelles et l'invisibilité du handicap de la voix

Globalement, le cancer a un impact négatif sur les situations professionnelles lors du retour en activité des personnes atteintes d'un cancer. Dans son étude très récente sur la situation professionnelle, cinq ans après le cancer, l'INCa faisait le même constat que quatre années plus tôt : « *Un cancer a toujours un impact négatif sur la vie professionnelle des individus concernés, contrasté selon la réalité épidémiologique de la maladie et les caractéristiques professionnelles de l'emploi occupé initialement* » (INCa, 2018, p. 198). Après un cancer du poumon, un grand nombre de personnes voient leur situation professionnelle se dégrader, avec une forte baisse du taux d'emploi et une forte hausse du chômage. Dans cette même étude, l'INCa donne un résultat assez impressionnant : deux personnes sur cinq, soit 40 %, qui avaient un emploi en 2010 et « *diagnostiquées à cette date d'un cancer du poumon ne sont plus en emploi cinq ans après. Une grande partie d'entre elles se déclare en invalidité* » (VICAN 5, 2018, p. 181). Quant à moi, après onze mois d'arrêt maladie, je faisais mon retour professionnel pour la période des examens, mais je n'assurais pas de cours, car j'avais été remplacé pendant l'année universitaire. J'y retrouvais avec plaisir les collègues, les étudiants, dont l'accueil était amical et bienveillant. Je ne me suis pas retrouvé dans une situation quotidiennement insupportable, le contexte universitaire étant peut-être plus favorable, dans la mesure où les situations et les conditions de travail sont très diverses. Il est plus facile d'échapper à la contrainte du groupe, à certaines exigences de performance continue, à l'image de malade du cancer dans des lieux de travail où on sait très peu ou pas de choses sur l'enseignant, en dehors des dimensions strictement professionnelles. Le face-à-face enseignant-élèves est généralement de deux heures consécutives avec, selon l'emploi du temps, deux ou trois séances dans la journée et un public différent et la "pression" diminue naturellement les jours où il n'y pas de cours.

Suite à mon opération de la corde vocale, j'étais devenu un enseignant avec le statut de travailleur handicapé. J'avais comme contrainte médicale de ne pas effectuer plus de deux heures de cours par demi-journée, avec une pose entre chaque séance de deux heures. J'étais muni d'un dispositif de sonorisation pour ne pas forcer ma voix. À la différence des types de situations analysées dans le paragraphe précédent et portant sur les relations informelles, la position d'enseignant possède ses contraintes statutaires et un rôle à tenir comme tout autre métier. Dans celui d'enseignant-chercheur, caractérisé par la diversité des situations, la plus difficile, me semble-t-il, était celle de la conférence en face à face, comme sur une scène de théâtre, avec un public plus ou moins fourni possédant une capacité critique et d'observation. La particularité de mon handicap était d'être invisible car je pouvais parler normalement dans des situations conversationnelles.

En ce qui me concerne, j'ai traversé une période aphone où mon handicap était quasi total : l'air s'échappait sans aucune retenue, avec un essoufflement permanent et je ne pouvais pas vraiment me faire comprendre. Après l'opération de la corde vocale, j'ai retrouvé la voix, mais elle restait fortement fragilisée. Toutefois, ce handicap n'était pas visible lorsqu'il s'agissait de conversations entre quatre ou cinq personnes et dans des espaces non bruyants. Dans la première période, j'étais totalement empêché de communiquer, parce que j'étais dans l'incapacité de produire un son ; dans la seconde, je pouvais parler en public, mais avec des limites que moi seul connaissais. Si les activités en entreprise, ou dans le sport ou encore dans le champ artistique requièrent des performances, les cours ou les conférences de deux heures constituaient aussi une certaine forme de «*performance*».

La conférence académique possède ses rituels, ses modes d'énonciation, sa gestuelle, ses dispositifs matériels et le langage non verbal : tout cela entre en jeu dans l'appréciation didactique portée par le public. Parmi toutes ces dimensions, la voix, en tant que phonation, en est la condition fondamentale, car sans celle-ci ou si elle est défaillante, la conférence n'aura pas lieu. Elle n'est pas seulement l'instrument de sonorisation mais, selon l'expression usuelle, elle trahit notre état intérieur, c'est pour ainsi dire le prolongement immatériel de notre état d'esprit, de nos émotions plus ou moins perçues et discutées par l'auditoire. De plus la voix didactique a une intensité plus élevée que la voix d'expression conversationnelle, c'est une voix projetée afin de soutenir la réception du message. De plus, les conditions de durée et d'environnement (acoustique, bruits divers, etc.) constituent des facteurs très importants d'émission et de réception. Lorsque je commençais un cours le matin à huit heures, je devais procéder à un échauffement rapide de ma voix, sinon le risque était l'apparition d'une inflammation de la corde vocale mobile.

Mes situations d'enseignement constituaient un réel dispositif comparatif puisque, tous les premiers semestres de chaque année universitaire, j'assurais un cours avec un nouveau groupe de cent vingt étudiants en amphithéâtre ; je les retrouvais au second semestre par groupes de trente dans des petites salles. Pendant le premier contexte, comme tous les collègues, j'utilisais un micro et mon handicap n'était pas audible ou très peu perceptible. Mais quelques mois plus tard, ces mêmes étudiants, répartis en petits groupes, me voyaient entrer dans la salle de cours avec mon dispositif individuel de sonorisation. Du fait de mon statut de travailleur handicapé, l'université avait mis à ma disposition l'équipement nécessaire pour l'exercice de mon métier. Il me fallait installer celui-ci (enceinte et microphone serre-tête et émetteur accroché à la ceinture) et le tester. Les étudiants se demandaient ce qui se passait. Avant même que je commence mon cours, on me disait : « *Monsieur le micro n'est pas nécessaire, personne ne l'utilise, on vous entend très bien.* » Comme le notent Benjamin Derbez et Zoé Rollin, « *la plupart du temps, les salariés doivent mettre en place des stratégies adaptatives pour réintégrer leur collectif de travail, dans un contexte où leurs collègues les perçoivent comme avant la maladie* » (Derbez et Rollin, 2016, p. 95). Je m'étais donc préparé, car je me doutais bien que cela surprendrait et serait incompréhensible pour les étudiants.

Pourquoi l'enseignant qu'on a entendu, sans problème particulier en amphi, les semaines précédentes, utiliserait-il un micro dans un petit groupe, là où personne d'autre ne l'emploie ? J'avais choisi de répondre à cette inévitable question de façon posée et sérieuse, en expliquant que pour des *raisons médicales*, je devais parler en permanence avec un micro. C'était l'incrédulité absolue ! Je pensais alors avoir résolu la question en une formule qui n'appelait pas de discussion, mais immédiatement certains étudiants me demandèrent une chanson, ouvrant en même temps la voie à d'autres commentaires. Percevant que la situation allait m'échapper, j'en précisais la raison médicale, c'est-à-dire la paralysie d'une de mes cordes vocales qui m'obligeait à utiliser ce matériel, et que ce *handicap* était dû à cette paralysie. Ce fut l'inverse de l'effet attendu, le chahut s'est alors généralisé et j'entendais : « *Il est handicapé de la corde vocale !* » L'expression faisait rire tellement c'était disruptif par rapport à la situation d'enseignement. Voyant cela, j'ai attendu que le silence se fasse et j'ai commencé mon cours sans autre commentaire. Il reste de cette première expérience dont on ne peut faire abstraction du sens préalable attribué par le public aux situations rencontrées et aux connotations des mots. La rumeur ayant joué sa fonction, je n'ai plus eu de difficulté avec les autres groupes. Mais l'année universitaire suivante, la même situation s'est reproduite. Cette fois-ci, j'ai donné l'explication du problème avec quelques détails, opération d'un cancer du poumon, une très longue intubation, etc. Je n'ai eu aucune réaction comme si je les avais assommés.

Le *mot* "handicapé" faisait rire, parce que c'était surprenant, un handicap qui n'était pas *visible*, alors que le mot *cancer* résonnait différemment dans leur imaginaire et n'incitait pas spontanément aux formes précédentes d'humour. Sur le moment, j'ai eu l'impression d'avoir usé d'un argument imparable, une "arme verbale", car on ne joue pas avec un malade du cancer, mais cela ne m'a pas plu. L'année suivante, j'ai encore changé de stratégie, utilisant le jeu entre ce matériel et moi qu'on m'obligeait à porter depuis trois ans et j'ajoutais : « *Comme moi, il faudra vous habituer à ce théâtre…* ». Ultérieurement, des étudiants, parfois, me demandaient s'ils pouvaient savoir pourquoi. Je répondais clairement et je commençais mon cours. Il m'a fallu trois rentrées universitaires pour trouver le bon ajustement, et plus précisément, comment je devais dès le départ, par le jeu, imposer ma prise de parole, bloquant ainsi leurs plaisanteries. Je prenais un ascendant, tout en laissant ouverte la communication, sans les accabler moralement, évoquant mon cancer avec quelques détails qui laissaient "sans voix".

Il m'a fallu plusieurs expériences pour trouver la conduite la plus pertinente, celle qui, dès le premier contact, s'inscrivait dans une continuité de la situation d'interaction normale, conforme à la routine et comme celle qui existait dans l'amphithéâtre lorsque le handicap n'était pas visible. La voix est aussi sociale et, rapidement, après plusieurs dizaines d'heures de cours, comme l'écrit David Le breton, des «*schémas corporels et vocaux se construisent dans la relation aux autres, ils participent d'un "autrui généralisé", c'est-à-dire de l'intériorisation par les acteurs des modalités de comportements communs afin de se mêler aux autres sans trop d'accrocs*» (Le Breton, 2011, p. 48). Je devais tenir compte de trois niveaux de réalité : la communication linguistique, la situation sociale spécifique et mes caractéristiques psychologiques. Toutefois, cette formule rodée n'a pas du tout fait disparaître mon incertitude et mon angoisse du premier contact. Je continuais à me préparer plusieurs jours avant ces cours en petits groupes. Je savais que j'aurais pu dire que j'avais eu un cancer, mais je ne souhaitais pas commencer par la présentation d'un problème personnel. J'avais fait l'expérience qu'évoquer des raisons médicales, était insuffisant, les mots n'avaient pas d'impact, ils étaient trop vagues et, surtout, ils renvoyaient à une expression passe-partout, d'une grande banalité, évoquant plutôt une justification ou un prétexte non crédible laissant trop d'espace à la réaction. Je constatais que dans les ajustements des interactions, les aspects strictement linguistiques comptaient énormément.

Pendant les dix années suivantes, malgré l'élaboration d'une stratégie qui donnait de bons résultats et la normalisation des interactions, l'effort et le coût psychologique de préparation avant l'«*entrée en scène*» n'ont pu disparaître. Pourtant, dans ces interactions asymétriques, je possédais davantage d'informations, pour anticiper sur les discordances possibles lors de cette première rencontre en petit groupe. C'était donc à moi à trouver le mode de présentation le plus adéquat. En fait, je n'avais pas suffisamment «*travaillé sur moi*» ; comme les étudiants, je percevais le ridicule de cette situation et je m'alignais finalement sur cette représentation du public. Les mots que j'employais dans cette situation de handicap *invisible* ne pouvaient pas retenir leur attention. Je n'avais pas assez approfondi le processus de normativité pour orienter ma conduite et sa mise en œuvre. Je demeurais, en réalité, dans une attente passive de leur bienveillance, due au malade et j'attendais que les mots «*raisons médicales*» produisent leur effet comme par magie en quelque sorte.

Je n'avais peut-être pas bien mesuré l'impact de cette communication particulière car la voix n'est pas simplement le support organique de la communication, elle disparaît derrière la parole, le langage et le contenu de signification. Mais un défaut, une intonation, une mauvaise audition due à la sonorisation, perturbent la communication et la perception du sens. Le théoricien de la communication Marshall McLuhan avançait, il y a déjà de nombreuses années, que la forme d'un média a un impact plus important que son contenu. «*Ce n'est pas au niveau des idées et des concepts que la technologie a ses effets : ce sont les rapports des sens et les modèles de perception qu'elle change petit à petit sans rencontrer la moindre résistance.*» Il crée ainsi son propre environnement : «*Le médium est le message*» (McLuhan Marshall, 1993, p. 53).

Dans ma situation professionnelle, je n'ai pas eu le sentiment d'être stigmatisé comme cela peut être fréquent dans les situations de handicap, ou lorsque la maladie est « *exposée au regard social, altère l'identité sociale et entraîne un risque de stigmatisation* » (Derbez et Rollin, ibid., p. 95). Mais je crois que je me faisais une mauvaise image de moi-même dans cette nouvelle forme d'exercice de mon rôle d'enseignant, ce qui n'est pas la même chose. C'est moi qui me déconsidérais, je savais que ma performance allait être diminuée. Finalement, après avoir élaboré une nouvelle normativité pour mes conduites et l'avoir mis en œuvre, j'ai plutôt ressenti de la bienveillance dans mon milieu professionnel et, également, de la part des étudiants. Mais cela n'a pu compenser suffisamment cette perception d'affaiblissement de la performance de ma prestation.

On pourrait aussi penser à une autre hypothèse qui partirait de l'idée que la trace d'un événement n'est pas une image fixe, comme le copier-coller d'une photo dans un fichier d'ordinateur. Elle nécessite une reconstruction permanente de l'événement fondateur, par le fait même de l'activité cognitive de préparation à la rencontre de ce nouveau public. Ainsi, cela me renvoyait chaque fois à l'acte fondateur, rendant difficile et longue l'*acceptabilité* de ma nouvelle situation. Je craignais alors un enfermement psychique durable, mais la situation d'interaction avec la présence active d'autrui m'obligeait et me contraignait, au contraire, à vivre la situation présente et à différer ce retour réflexif sur les événements anxiogènes du passé. J'étais obligé dans l'instant à un dépassement de moi-même. Dans cette situation d'interactions, autrui comme contrainte extérieure avait une fonction de médiation entre la maladie et moi en m'astreignant à dissocier mes émotions de mon activité cognitive. L'introduction de cette distance, de cette réflexivité permettait de rétablir une temporalité dynamique, j'étais contraint à un effort psychologique de dépassement de soi en m'inscrivant dans une continuité identitaire et en évitant une fixation sur le moment traumatisant. En réalité, cette hypothèse montre davantage comment se fait l'activité cognitive de normativité et l'intérêt pour sa propre dynamique psychique de saisir l'opportunité des interactions sociales et plus largement des *situations*, mais elle n'explique pas pourquoi un nouvel ajustement des rôles a pu se produire instantanément.

Pour cela, il faut revenir sur le *jeu* qui, par ses dimensions symboliques et imaginaires, introduisait au niveau cognitif une phase de *transition* entre la situation normalisée de l'amphithéâtre avec ses jeux de rôles enseignant-étudiants et la situation nouvelle avec l'introduction d'un objet perturbateur, la sonorisation, qui ne correspondait pas aux *normes* de prise de parole dans une petite salle. Je me trouvais dans un comportement de déviance qui, au niveau symbolique, autorisait aussi quelques écarts humoristiques de la part de quelques membres du groupe. L'explication rationnelle ne pouvait m'offrir par les jeux de langage que d'autres opportunités de chahut, alors que mon comportement de *jeu* entre l'installation de la sonorisation et moi était en réalité une forme de substitution du jeu de rôle avec les étudiants et ma prise de parole immédiate qui ne laissait pas d'espace d'expression. Cette manière de faire, non autoritaire du point de vue symbolique et du langage, me plaçait également sur le même plan imaginaire que les étudiants lorsqu'ils me demandaient une chanson. L'introduction d'une nouvelle normativité au sein des interactions de rôle se jouait au niveau cognitif, par les caractéristiques symboliques du langage et par un déplacement, une inversion au niveau de la production d'imaginaire sur cette situation. C'était moi, par la prise de parole, qui orientait les significations et les représentations de la situation nouvelle créée par cet élément perturbateur. Et j'étais au regret d'annoncer que je n'entonnerais pas une chanson ! Ainsi, dans cette période qui suivait mon retour professionnel, on percevait bien la superposition de ces deux processus, la *restauration de soi*, et la *normativité*. Je m'éloignais de la première période pendant laquelle j'avais subi massivement les effets du choc traumatique d'altération et le « *travail sur soi* » commençait à faciliter mon retour à la "vie ordinaire", celle où mes attitudes et mes comportements étaient moins orientés par les représentations de la maladie que par les rôles sociaux au sein des différentes situations vécues. Mais ce retour était extrêmement lent, les situations que je viens d'évoquer se sont produites à partir de septembre 2007, pour se poursuivre régulièrement, annuellement et contribuer au *sentiment de guérison* qui émergera bien plus tard.

Ces exemples précédents suggèrent de compléter la notion de « *travail sur soi* » en y introduisant celle de *situation* et parler ainsi d'un « *travail sur soi en situation* ». Il est en effet plus exact de considérer que cette nouvelle normativité commençait à se construire et se mettre en place dans la multiplicité des *situations* définies comme l'ensemble des conditions matérielles, statutaires, symboliques, interactionnelles et communicationnelles dans lesquels se trouve l'individu.

III. LA SORTIE DE LA MALADIE : DE L'ALLER MIEUX AU SENTIMENT DE GUÉRISON

A. Le sentiment de guérison

1. *Aller mieux, guérison bio-médicale et sentiment de guérison*

J'ai intitulé cette section « *sortir de la maladie* », car ce verbe est moins connoté que le concept de guérison dont le champ sémantique est très fourni. Il évoque davantage l'impression d'une approche dualiste et statique de l'état de l'individu : être malade ou guéri. Pour moi, l'après-cancer s'est dessiné autour de trois notions : l'« *aller mieux* », la « *guérison* » et le « *sentiment de guérison* ». Elles correspondent à un ordre chronologique et à deux niveaux de réalité : celui de la maladie biomédicale et de ses effets, et celui existentiel et subjectif de la perception de sa guérison, ainsi que de l'évolution de ses effets. Par conséquent, le *processus* de guérison est fortement multidimensionnel avec des temporalités différentes, il signifie rarement le retour à la situation antérieure au traumatisme provoqué par le cancer. « *Retrouver la santé* » n'est plus conçu comme l'envers de la maladie, ou comme un simple processus réversible. Le processus de guérison, de l'« *aller mieux* » au « *sentiment de guérison* », s'appréhende comme une activité cognitive comparative, dans le temps, de la succession d'observations concrètes et de ressentis de son corps et de ses états. Il n'y a pas un saut de la maladie à la guérison, mais une évolution biographique, et c'est la progressivité dans l'élaboration d'une nouvelle normativité biologique et socio-psychologique qui m'a conduit vers la guérison complète.

Comme point de repère du moment le plus probable de ma guérison, j'ai adopté la définition médicale classique, largement diffusée, et qui se trouve dans le dictionnaire de l'INCa : « *La guérison est acquise lorsque la durée de la rémission est déclarée suffisante, écartant ainsi le risque d'une rechute ultérieure. Cette durée dépend du type de cancer. Elle est souvent de plusieurs années, cinq ans en moyenne et parfois plus dans certains cas.* » La rémission commence dès lors que toute trace du cancer a disparu, elle dépend des moyens techniques de détection et de leur évolution, et sa durée peut varier dans le temps. Pour moi, je retenais, de cette conception médico-statistique, qu'après cette période de plusieurs années de rémission complète, le risque d'être à nouveau atteint par un cancer était devenu équivalent au risque moyen, au sein de l'ensemble de la population de ma classe d'âge. J'aimais beaucoup cette définition, non parce que je serais définitivement guéri, le risque de rechute devenant inexistant, mais du point de vue symbolique. Elle me faisait rêver, car cela signifiait la lumière au bout du tunnel.

Je pouvais me situer dans le temps, c'était comme si je "repartais de zéro, ce qui n'était pas vrai, parce que la disparition des symptômes pendant une longue période ne signifie pas que notre corps revienne à son état antérieur. Mais du point de vue imaginaire, j'associais cette définition à l'ouvrage de Robert Castel : *Les Sorties de la toxicomanie : types, trajectoires, tonalités*, et j'attendais impatiemment ce moment où, dans cinq ans, je serais totalement *sorti* de ce cauchemar (Castel, 1992). En attendant, je pouvais observer qu'année après année j'allais de mieux en mieux physiquement et de manière continue, alors que du point de vue psychologique cet « *aller mieux* » était beaucoup plus long et irrégulier, avec des hauts et des bas qui, bien considérés, amorçaient une tendance, lente, mais toujours positive d'amélioration.

L'expression « *aller mieux* » correspond à un constat que l'on fait sur son état physique, biologique, mental et sur les effets de la maladie et du traumatisme. Cette appréciation pouvait s'appuyer sur des données médicales, par exemple : « *Les résultats du scanner n'indiquent aucune trace de la maladie* », ou des capacités physiques retrouvées. Elle était aussi totalement d'ordre subjectif, plus ou moins liée aux observations objectives précédentes. Ce ressenti d'« *aller mieux* » contient une dynamique temporelle : on compare le présent à des moments du passé, on se construit une approche historique de sa biographie, et également un ou des repères normatifs anciens ou nouveaux pour évaluer cette plus ou moins rapide amélioration. Le processus correspond donc au commencement d'une très longue période de socialisation et de « *travail sur soi* » (Vrancken et Macquet, 2006) ou « *travail sur soi en situation* », pendant laquelle s'élaborent des normes nouvelles pour la gestion de soi dans l'après-cancer. Dans le parcours global du malade, il correspond à la phase post-liminale préparatoire à la réintégration totale dans la vie sociale ordinaire, autrement dit la guérison.

La guérison médicale existe pleinement, réellement, lorsqu'elle est explicitement signifiée au malade par le soignant : c'est un acte de parole identique à celui de l'annonce. On est diagnostiqué guéri comme on avait été diagnostiqué malade. Il y a un avant et un après la guérison. Mais dans la situation du cancer, et peut-être d'autres maladies également, cela ne se présente pas sous ce schéma évident, il manque souvent la *parole* concluant cette période d'« *aller mieux* », par exemple : « *maintenant vous allez bien, vous êtes guéri* », ce qui indique la *sortie* de la maladie. C'est ainsi que la guérison m'a été plutôt *suggérée*, que dite. Pendant ces quinze dernières années, je ne me suis pas toujours considéré comme un malade qui « *allait mieux* », je me suis *perçu* guéri, mais pas au même moment que les soignants. Il y avait une très nette disjonction entre ces deux perceptions qui entraînaient deux temporalités distinctes, biomédicale pour les soignants et existentielle pour le patient, dont les effets étaient perceptibles sur les comportements et les attitudes.

2. Gratitude ou premier acte de dépendance

De retour chez moi après mon séjour au centre de réhabilitation en juillet 2006, j'ai décidé, quelques jours plus tard, d'aller remercier le médecin responsable du centre de Bilan de santé. Elle m'avait vivement incité à comparer cette radiographie avec une autre plus ancienne et de passer un scanner. Je l'ai remerciée avec force : « *Je n'ai fait qu'accomplir tout simplement mon travail* » a-t-elle répondu. Enfin, comme je savais que des actions de prévention étaient organisées, je lui ai proposé de rester à sa disposition si elle souhaitait mon témoignage dans ces situations : « *En effet*, me dit-elle, *je retiens l'idée.* »

J'éprouvais une certaine satisfaction, une sorte de calme intérieur, après avoir exprimé ma reconnaissance pour sa détection très précoce de ma tumeur, permettant ainsi d'enclencher rapidement le parcours de traitement. Durant plusieurs années, ma démarche m'est apparue évidente : si je ne l'avais pas fait, j'aurais eu l'impression de manquer à une sorte de devoir moral envers ce médecin dont l'acte avait eu une importance considérable sur mon parcours de vie. Mais plus tard, il m'est apparu que je n'avais pas vraiment contrôlé cette démarche, elle avait été très impulsive, par nécessité psychologique, afin de montrer ma *gratitude*. Par-delà ce premier médecin, je *rendais* quelque chose à l'ensemble de l'équipe soignante à travers cette démarche de gratitude, en échange du *soin* ou de l'attention qu'ils m'avaient apporté. Dans ses analyses des écrits de Georg Simmel, Patrick Watier relève l'importance de ces « *sentiments tels que la gratitude, la fidélité, l'honneur, le don et le contre-don ou encore la reconnaissance, le tact et la discrétion* » comme facteurs de sociabilité qui fluidifient la vie sociale (Watier, 1996, p. 197). La gratitude constitue, par ce lien de réciprocité, une forme de reconnaissance d'une dette, au moins au niveau symbolique. Mais peut-on interpréter cette relation soignant-soigné qui s'inaugure dans ces deux actes de réciprocité, diagnostic et gratitude, selon le paradigme de Marcel Mauss du *don* et du *contre-don*, suggéré par Dominique Bourgeon (Bourgeon, 2007) ?

Je ne le pense pas, il n'y a là qu'une apparence de forme qui conduit à un raisonnement analogique. La gratitude évoque la réciprocité et la fidélité, elle est repérable dans « *toute vie en commun et l'ensemble des contacts journaliers* [...], *elle a pour caractéristique de favoriser les relations et de permettre la synthèse des éléments sociaux.* » (Watier, 2008, p. 60). Une telle perspective renvoie spontanément à cette fonction sociologique du don, analysé par Marcel Mauss dans les sociétés anciennes. Ce sentiment de gratitude, et mon comportement qui le prolongeait, ressemblaient à cette relation don/contre-don, cela provenait du sentiment de *dette* que je ressentais à l'égard des soignants. Dans mon imaginaire, c'était plus qu'un service, c'était ma vie, la totalité de ma personne que j'avais abandonnées ou que j'avais remises entre les mains du chirurgien. Cela allait bien au-delà qu'une simple relation de client ou d'usager d'un service de santé. Une fois mon opération, effectuée ce sentiment de *dette* s'était transformé en obligation morale de *rendre*, à l'égard de ceux qui m'avaient donné l'espoir de re-vivre et les possibilités de sortir de cette mauvaise situation. Dans mon imaginaire, j'étais donc *débiteur*, redevable, à l'égard du premier médecin, celui qui était à l'origine du diagnostic de cette « *tache sombre* ». Sa réponse en termes de service m'a bien montré que j'étais en discordance dans cette relation que je sur-investissais affectivement, au lieu de me positionner comme un *usager* de cette relation de service (Vedelago, 2014).

Cette relation de service ne correspond pas au triptyque maussien *donner-recevoir-rendre* : on ne se trouve pas du tout dans le paradigme du don et contre-don, même si le patient peut en avoir le sentiment et agir en conséquence. Car le don maussien est fondé sur l'*obligation* (Mauss, 1968, p. 205). La relation patient/médecin ne repose pas sur une obligation, mais sur une *demande* de service du premier à l'égard du second. En réalité, c'était une relation de *dépendance* envers les soignants qui était en train de naître, dont j'en constaterai la force quelques années plus tard. La relation de dépendance avec le médecin n'est pas spécifique au cancer, c'est la symbolique de la mort attachée à cette maladie qui lui donne une force particulièrement intense. En tant que malade, surtout lorsqu'il s'agit de maladie grave, on s'attend à être pris en charge globalement, le *cure* et le *care*, mais surtout on considère que le médecin est notre seule chance de sortir de la maladie, ou en d'autres termes, notre "planche de salut", l'ultime ressource, presque le sauveur dans une situation désespérée.

3. *La chute du héros*

La métaphore du combat caractérise toujours la nature de l'engagement et des efforts des malades pendant et après les traitements du cancer, comme le montre le titre du très récent rapport de l'Observatoire sociétal des cancers : « *Après un cancer, le combat continue* » (La Ligue, 2018). Cependant, les figures des survivants du cancer se sont très largement diversifiées, notamment en fonction du pronostic de survie. L'INCa a dégagé trois grands profils : les cancers de « *bons pronostics* », ceux de « *pronostics intermédiaires* » et ceux de « *mauvais pronostics* » (INCa, 2010). C'est en Amérique du Nord, au début des années 1980, qu'a été développée la figure du « *survivant* » (*survivor*) du cancer (Saillant, 1988) pour désigner ces malades sortis vainqueurs du combat, face à un adversaire redoutable. Dans cette période, le cancer commençait à apparaître comme une maladie de laquelle on pouvait guérir, selon la notion médico-statistique de la guérison et correspondant ici à un temps de survie de cinq ans après le diagnostic, sans rechute. En France, en 1960, une personne atteinte de cancer sur cinq (20 %) guérissait ; dans les années 1980, c'était environ 1 personne sur 3 (30 à 35 %). Aujourd'hui, plus d'une sur deux (55 %) peut espérer en guérir (La Ligue, 2018, p. 23).

Le terme de « *survivant* », en français, ne désigne pas, d'une manière précise, les rescapés d'une épreuve difficile, d'un accident, d'une catastrophe ou encore le fait d'avoir vaincu une grande épreuve. Ce terme possède un sens plus large et signifie également continuer d'exister après la disparition de quelqu'un ou de quelque chose, sans que sa propre vie ait été mise en jeu. Dans cette perspective on pourrait y englober les membres de la famille, les amis ou les aidants du patient qui accompagnent la personne malade. Je m'en tiendrai ici au sens étroit, celui du rescapé qui a échappé à la mort ou échappé à un infarctus. Ainsi, on est objectivement un *survivant* du cancer, d'un infarctus, d'un pontage coronarien, et on peut statistiquement calculer des taux de survie selon les années qui se sont écoulées depuis le diagnostic de l'événement.

Quant à moi, je ne me suis pas perçu immédiatement comme un *survivant*, au sens d'avoir échappé à la mort, mais plutôt comme quelqu'un en « *sursis* » ou sursitaire. J'avais obtenu, grâce à l'opération, une prolongation ou un surplus d'années de vie, en espérant impatiemment de passer le cap des cinq ans après le traitement, sans rechute. J'avais donc une conception, non pas de compétiteur, mais de comptable de la survie et j'étais plutôt un *survivant-sursitaire* qu'un *survivant-héroïque*. J'avais une représentation de type statistique médicale, comme celle du nombre de mois gagnés grâce à un nouveau médicament, illustré par ce genre de titre dans la presse : « *Cancer du poumon muté EGFR : 7 mois de vie gagnés avec une thérapie ciblée de 3e génération* » (Institut Gustave Roussy, 2019), mais ce n'était qu'une mort différée. Après mon opération, je n'ai pas vécu le cancer comme un terrible combat, malgré un degré de douleur élevé, car lentement mon état allait toujours en s'améliorant, je n'avais que la crainte de la rechute. On me trouvait courageux, et j'aimais le croire, de marcher deux heures, parfois quatre par jour, puis six mois plus tard, de courir. J'avais eu des amis décédés dans mon entourage, dont je trouvais qu'ils avaient été bien plus courageux que moi.

L'idée du combat, je l'ai plutôt ressentie dans mes relations avec d'autres malades, et en regardant des émissions de télévision sur le "combat" contre le cancer de personnalités des médias, du sport, de la culture qui décédaient dans cette période (Baschung en 2009, Giraudeau en 2010, Fignon en 2010, etc.). Le processus d'héroïsation du parcours du cancéreux est constant, le cancer est une maladie extraordinaire, « *l'empereur de toutes les maladies* » : il mobilise une très haute scientificité et technicité dans les soins, il est présenté comme un réel défi médical. Dans cette aventure, le malade est suspendu à sa dimension tragique ; les malades et les soignants, combattants remarquables par leur bravoure, en sont les héros modernes.

Les représentations du «*survivant héroïque*» du cancer s'inscrivent harmonieusement dans la culture contemporaine, et le discours public promeut cette héroïsation des malades. Ces discours tiennent le langage de l'espoir, du courage, de la lutte et, si les relations avec le malade se font sur un registre compassionnel, ce dernier est enjoint à faire bonne figure et preuve d'héroïsme face à la souffrance. La diffusion de ces représentations envoie un message émotionnel fort d'identification au modèle de conduites à suivre (Vedelago, 2015). Ce peut être aussi un cadre culturel dans lequel des individus et des groupes qui ont connu ces souffrances peuvent exiger que leur identité soit reconnue et validée publiquement.

Lorsqu'on est directement concerné, on remarque des informations qui, sinon, seraient passées inaperçues. Par exemple, j'avais été frappé en 2007 par une affiche publicitaire dont le message était le suivant «*2 millions de héros ordinaires*». Il s'agissait d'une campagne de dédramatisation de l'image du cancer réalisée par INCa. Dans ce but, 30 000 affiches et 22 films avaient été diffusés jusqu'au 14 janvier, puis les trois week-ends suivants sur les chaînes de télévision. Trente-trois autres films pouvaient être vus sur le site de l'INCa. J'étais donc devenu un «*héros ordinaire*». Il est vrai que le discours public sur le cancer nous construit comme un combattant, il y a une forme d'héroïsation de la victime par sa «*lutte*» contre le «*mal*».

Cet oxymore, «*héros ordinaire*», qui confronte deux termes contradictoires, en accolant l'image positive du héros valorisé à celle de l'individu ordinaire, victime du cancer, visait à modifier l'image fataliste de la maladie. Le fait d'utiliser cet antagonisme disloque leurs connotations respectives et rend l'envergure héroïque, accessible à tous. Ainsi, on peut interpréter le slogan de la manière suivante : si autant de personnes peuvent être considérées comme des héros après un cancer, c'est que la maladie est devenue ordinaire ; inversement, on peut aussi dire que si autant de gens ordinaires peuvent devenir des héros, alors je peux l'être aussi.

En 2009, la *Canadian Cancer Society* (Canadian Cancer Society, 2009) diffusait une nouvelle campagne vidéo intitulée : «*Join the Fight*» (Rejoins le combat). Le film mettait en scène des personnes ayant survécu au cancer en train de partager un repas pendant lequel elles parlent de leur expérience avec émotion. Le cancer n'y était jamais nommé, il était désigné par l'«*intrus*» et en même temps personnalisé. À la fin, tout le monde riait et trinquait en déclarant : «*On est fort, on est capable maintenant de déplacer des montagnes, tout le monde ici a des milliers de raisons de se battre.*» C'est ainsi que, progressivement dans cette ambiance culturelle, je suis passé d'un *survivant-sursitaire* à un *survivant-héroïque*. Je me suis davantage reconnu dans cette affiche et identifié à cette figure de survivant. Tous ces regards, qui mêlaient dans la vie quotidienne compassion et considération pour le vécu de cette situation peu commune, avaient un effet gratifiant. Toutefois, on sait que le cancer n'est pas dû à un intrus, un ennemi de l'extérieur comme en situation de guerre : les connaissances nous amènent à le concevoir moins comme un combat que l'on perd ou l'on gagne que « *des phénomènes graduels et omniprésents qu'il faut gérer et surveiller tout au long de la vie, qu'un ennemi clairement identifié qu'il faudrait éradiquer* » (Thomas, 2019, p. 246).

Après 2009, puis une fois médicalement guéri, fin 2010, je ne pouvais plus me concevoir comme un héros, mais comme quelqu'un de chanceux. Je n'avais pas combattu la maladie, elle avait été extirpée par la chirurgie, et je n'avais pas subi de chimiothérapie ou de radiothérapie, ma contribution à la guérison avait donc été plutôt faible, je pense même égale à zéro. Par conséquent, je n'étais pas un véritable héros car je ne m'étais pas battu vraiment pour guérir, mais j'aimais bien qu'on me considère ainsi. J'avais l'impression que, sans les traitements complémentaires classiques, on ne prêtait plus attention à mes angoisses, car j'étais, déjà, considéré comme guéri. Mais sans être un héros, l'idée d'être quelqu'un qui avait vécu un événement spécial demeurait, même si dans la vie ordinaire, après plus de douze ans, la question n'était plus évoquée, mais toujours présente.

Un autre phénomène s'ajoutait également à ce ressenti en cohérence avec ceux que je viens d'évoquer, c'était la *culpabilité* d'avoir *usurpé* le statut du héros au regard de ceux qui le méritaient vraiment. L'imaginaire du cancer reproduit celui de la vie ordinaire. Le profil du *combattant-héros* suggère des parcours distincts : il y a ceux qui survivent sans combattre, ceux qui combattent sans survivre, ceux qui n'ont pas survécu, car ils n'ont pas assez combattu et, enfin, ceux qui ayant combattu auraient mérité de survivre. C'est toute la complexité du syndrome de Lazare, de ce passage de l'état de malade à celui de guéri, rescapé d'une mort certaine, il n'arrive plus à se sentir tout à fait en vie. Thérèse Dhomont retient la proposition du professeur Julia Holland pour définir ainsi le syndrome de Lazare comme « *l'ensemble des difficultés auxquelles se trouvent confrontées les personnes en rémission d'un cancer et principalement la difficulté de reprise des relations avec un entourage qui avait commencé à faire le deuil à l'annonce de la maladie* » (Dhomont, 2004, p. 189). Il faut considérer qu'il existe des degrés d'intensité dans l'expression de ce syndrome et je devais me situer à un niveau faible, celui d'un léger dérèglement relationnel, plus ou moins prolongé avec mon entourage familial ou professionnel. Alors que je m'éloignais du « *moment fondateur* » et que la perspective de la guérison était évidente, je gardais dans mon corps, mais surtout dans ma tête, les souvenirs de l'épreuve avec lesquels je devais cohabiter dans la vie d'un sujet ordinaire. J'aurais dû me sentir soulagé de cette guérison qui se dessinait sans aucun doute, mais je culpabilisais de montrer trop de satisfaction ou de joie que pourtant, parfois, j'aurais voulu exprimer. La peur de la rechute me rattrapait et je craignais que cela apparaisse trop arrogant, insolent, ou comme un manque d'égard vis-à-vis de ceux qui avaient disparu ou qui étaient encore gravement malades. C'était comme une trahison. Je pourrais reprendre l'hypothèse d'Élodie Cavro, à savoir que « *le traumatisme induit par l'expérience de la maladie cancéreuse* a été mis à l'état de veille [...]. U*ne fois sorti de la maladie, il se réveillerait après coup, plus* *rien ne pouvant empêcher la confrontation psychique à la réalité et au travail de deuil qui reste à accomplir. Les symptômes du syndrome de Lazare apparaissent»* (Cavro, 2006, p. 78).

Opéré pour un cancer du poumon, lié au tabac, je percevais que je devais aussi rester en retrait et ne pas montrer d'attitude ostentatoire après ma guérison, car le fumeur n'est pas une victime du cancer, mais le premier responsable de sa maladie. L'image négative du cancer du poumon jouait également beaucoup dans cette perception des autres à mon égard, et la nécessité de maintenir une attitude discrète de ma part. J'y trouve toujours la confirmation de cette dimension symbolique dans un récent sondage d'IPSOS (Barea, 2019) : 41 % des Français estiment que les personnes souffrant d'un cancer du poumon en sont responsables. Mais sur une question projective, c'est quasiment la totalité de l'échantillon qui est en accord avec cette opinion : 91 % estiment que les personnes souffrant d'un cancer du poumon en sont responsables. Dans ce cas précis, on peut dire que le retour à la vie ordinaire correspond à une chute de l'image héroïque du combattant contre un des cancers les plus meurtriers.

B. Le processus de sortie de la maladie : de la guérison médicale au sentiment de guérison

La langue anglaise possède trois termes pour évoquer la maladie : *disease, illness, sickness*, chacun renvoyant à un point de vue différent. Le premier désigne la maladie selon le médecin et concerne des anomalies dans le fonctionnement *biologique*, qu'elles soient perceptibles ou non. Le second, *illness*, se rapporte au *ressenti* par la personne, c'est-à-dire la perception subjective de son état de santé ou de malade. Quant au troisième, *sickness*, il indique les formes de reconnaissance par la société (représentations sociales et les institutions).

On peut appliquer ces mêmes distinctions pour la notion de guérison et différencier pareillement la *guérison biologique*, la *guérison ressentie* ou le sentiment de guérison et la *guérison sociale et sociétale*. Avec ces trois dimensions, il est possible d'élaborer des enchaînements de temporalités différentes du *processus* global de guérison et imaginer que la guérison sociale, c'est-à-dire la perception de la guérison par nos différents entourages, se fasse sentir avant la guérison médicale, tandis que la guérison institutionnelle pourrait se faire après le *sentiment de guérison* (par exemple, le droit à l'oubli).

1. Guérison médicale et sentiment d'abandon

Au début de ma quatrième année de rémission complète, je commençais à être perçu par mon entourage comme guéri, bien que peu de personnes pensent réellement que l'on guérisse d'un cancer. Cela signifiait simplement qu'il ne s'agissait plus d'un sujet de préoccupation, et l'effet psychologique en était pour moi une perte de reconnaissance de ce parcours hors du commun du cancéreux. En décembre 2010, je passais mon quatrième scanner de contrôle et cet examen commençait à s'installer dans la routine. Je savais que le cinquième, s'il était bon, indiquerait la guérison bio-médicale. N'ayant eu aucun signe de la maladie jusqu'à cette date, j'envisageais avec bonheur la sortie de cette période pour l'année suivante. Lors de mon rendez-vous avec le chirurgien pour mon suivi annuel, en examinant les résultats de mon scanner celui-ci m'a dit : « *Vous avez lu comme moi, c'est bon, combien de temps cela fait-il ? Quatre ans et demi, oui c'est bon, on peut s'en tenir là, qu'en pensez-vous ?* » J'étais surpris par la question ; même si je savais que les résultats étaient satisfaisants, je pensais qu'il me restait une cinquième et dernière année de contrôle à effectuer en 2011. Cela me chagrinait quelque peu de les arrêter avant la période des cinq ans après le diagnostic, ce qui dans mon imaginaire était recommandé. C'est alors que je lui ai répondu : « *Peut-être une dernière fois, du point de vue psychologique cela me rassurerait* », « *Bon, je vous fais une ordonnance et vous ferez comme vous voudrez dans un an.* » Cependant, au moment où je le quittais, il a ajouté : « *Et si le compte rendu du radiologue est bon, ce n'est plus nécessaire de venir me voir.* » C'était ainsi la dernière fois que je voyais le chirurgien qui m'avait opéré et suivi pendant ces quatre années. Toutefois, il n'avait pas prononcé les mots de « *rémission totale* », ni de « *guérison* ». Entendre ces dernières paroles fut un choc équivalent à celui de l'annonce de mon cancer, elles avaient la même intensité !

En me dirigeant vers le parking de l'hôpital, j'avais l'impression que mes jambes se dérobaient sous mon corps. Je restais un moment adossé à ma voiture, quelque peu assommé par ces propos qui marquaient la fin de cette relation thérapeutique. Après avoir téléphoné à mon épouse pour lui annoncer la bonne nouvelle quant aux résultats du scanner, j'ai éprouvé une grande solitude, un vide immense, une profonde tristesse, très similaire à un état de dépression, alors que j'aurais dû ressentir absolument l'inverse. À cet instant, je ne comprenais vraiment pas ce qui se passait, je ne pouvais exprimer ni joie, ni plaisir, ni gaîté, alors que j'étais parvenu à la fin de mon parcours de malade. Je savais parfaitement que cet effet dépressif pouvait se produire au moment de l'annonce de la guérison d'un cancer, c'est d'ailleurs un paradoxe que j'aimais bien décrire aux étudiants. Pourtant, le fait de le savoir ne m'a pas empêché de ressentir cette émotion spontanée qui me submergeait. Mon lien avec le système de santé "tenait qu'à un fil", si je puis dire, mais maintenant il avait été brutalement rompu.

J'étais donc très surpris de ma réaction face aux propos du chirurgien qui mettait fin à mon suivi et confirmait ma guérison, quoique ni le mot de « guérison », ni celui de « rémission totale » n'aient jamais été prononcés. Contrairement à l'*annonce*, c'était un acte *sans parole* qui signifiait la fin de la phase post-liminale et le franchissement du *seuil* vers le monde des guéris. Dans les jours qui ont suivi, j'ai alors compris que ce moment dépressif n'était que l'expression d'un sentiment d'*abandon*. Je me retrouvais, sans aucune protection, face au risque de récidive. Celui-ci ne pouvait provenir que de la représentation sociale de la maladie que j'avais intériorisée, car il n'existait aucun fait objectif depuis ces quatre années indiquant une probable récidive. C'était comme si la représentation du cancer, maladie incurable et mortelle, n'avait jamais disparu, mais était au contraire suffisamment prégnante pour faire encore surgir en moi des émotions, malgré tous les faits objectifs et les raisonnements favorables à la guérison. La *peur* demeurait inexorablement la plus forte et, comme l'écrivait Nicole Alby, « *le support de toute information en cancérologie doit être une authentique relation thérapeutique. L'information ici ne se "donne" pas, elle doit s'échanger, soutenue par un contrat de non-abandon* » (Alby, 1995, p. 192).

Dans la situation d'abandon, il n'y a pas d'agression, pas de comportement de défense, mais l'épreuve d'une très grande solitude entraîne un fort repli sur soi, aboutissant à des comportements et des attitudes dépressives. Personne n'est préparé pour endosser le rôle de malade du cancer, on se socialise au fur et à mesure de son parcours de soins et au sein de ses réseaux particuliers. C'est ainsi que j'avais été impressionné lors de mon séjour en centre de rééducation par un résident qui racontait ses cinq cancers, dont deux cancers du poumon. Les risques de récidive et de nouveaux cancers s'étaient profondément enracinés en moi, d'autant plus que le flou médical entretenait cette incertitude. On craint que la rechute puisse être pire, et le pronostic vital engagé, bref l'angoisse de mort ressurgit. L'expression « *Avoir une épée de Damoclès au-dessus de la tête* » renvoie à une image fortement inscrite dans les représentations du cancer et rappelle que nous sommes en péril permanent. La maladie et ses représentations sociales génèrent une puissante *dépendance à* l'égard du système de santé, et le chirurgien endossait pour moi le rôle de sauveur ! Cet arrêt soudain de tout lien a constitué une forte rupture qui m'a laissé seul, « *survivant* » de cette épreuve. On se sent abandonné, plongé dans le vide, alors que le danger demeure peut-être encore !

Si le médecin n'annonce pas clairement à l'ex-malade sa guérison, comment celui-ci peut-il se considérer lui-même comme guéri ? Apparaît par conséquent une situation de dissonance cognitive, avec d'un côté le système de santé qui arrête la prise en charge médicale, celle-ci n'étant plus jugée nécessaire, et de l'autre, le patient concerné qui n'a pas été véritablement informé de sa guérison. L'usage de la formule métonymique « *absence de tout signe apparent de la maladie* » ne lève pas l'incertitude et l'angoisse de la rechute, au contraire elle confirme qu'il existe bien une incertitude médicale, puisque le mot « *guéri* » ne peut être prononcé. C'est toute la différence avec la métaphore qui, elle, entretient une continuité de significations entre l'image et l'événement. Les mots ont ici leur importance, car c'est eux qui viennent marquer la réalité concrète de la guérison.

2. *De la poursuite des contrôles au sentiment de guérison*

Bien évidemment l'année suivante, en 2011, je n'ai pu résister au besoin de me rassurer et je suis donc allé passer mon cinquième scanner de contrôle. J'en ai profité pour demander au radiologue s'il était nécessaire que je poursuive ces contrôles : « *Oui bien sûr,* me dit-il, *encore pendant cinq à dix ans, à titre préventif,* [souligné par moi], *on estime que c'est souhaitable.* » Cela me conduisait donc jusqu'en décembre 2016 et j'en ai été rassuré.

Le terme de «*prévention*» me situait par rapport à l'avenir, faisant émerger un comportement d'anticipation vis-à-vis d'un nouveau danger, mais qui restait toutefois éventuel. Autrement dit, en étant prévenant par rapport à moi-même, le danger serait repéré avant qu'il ne produise ses effets et serait ainsi facilement combattu. Dans mon esprit, le risque s'inversait, les dangers des rayons du scanner ou le rapport bénéfice/risque devenaient défavorables à la poursuite annuelle du scanner de contrôle. C'est à ce moment-là, très précisément, qu'a émergé ce *sentiment* de guérison. En effet, deux mois plus tard, en février 2013, je demandais à mon médecin traitant assurant mon suivi, si c'était possible de sauter une année et de passer mon scanner de prévention plutôt dans deux ans afin de réduire l'effet des rayons. Il a souhaité que je diffère seulement de six mois, en mai 2014, j'étais allé un peu vite. C'est au début de l'année 2015 que j'ai réellement eu la sensation d'être guéri au moment où j'ai constaté que mes écrits jusqu'à cette date reflétaient mon absence de distanciation par rapport à la maladie et mon enfermement dans ce retour sur moi-même. J'ai donc intitulé un nouveau chapitre dans mes écrits : «*En finir avec le retour sur soi !*», titre que je n'ai pas conservé, mais qui m'a accompagné quelques années. J'avais été prisonnier de mes émotions et je devais maintenant reprendre le travail d'analyse de mes premiers écrits. Subitement, la date de mon opération m'est apparue très lointaine, et il m'a fallu faire un effort de mémoire pour retrouver les sensations et les émotions liées aux événements importants de ce moment-là.

Lorsqu'en juin de cette année 2015, j'allais passer mon scanner à finalité préventive, la radiologue, avec un ton quelque peu accusateur, m'a demandé : «*Pourquoi continuez-vous cet examen ?*» J'ai rappelé alors les indications du radiologue précédent, du même service, qui m'avait indiqué l'importance d'un scanner de prévention tous les ans, pendant 10 ans. Un peu surprise, elle me confirma néanmoins que ce n'était plus nécessaire car j'étais guéri et elle ajouta que «*si je voulais vivre jusqu'à 90 ans, il fallait arrêter les rayons*». Elle me suggéra de m'adresser plutôt à un pneumologue qui me proposerait des examens plus spécifiques.

Tout à coup, je me retrouvais avec le même ressenti éprouvé après la parole du chirurgien disant qu'il n'était plus nécessaire que je vienne le voir si le compte rendu du radiologue était bon. Je percevais bien qu'il n'y avait plus de danger et, pourtant, j'étais inquiet en quittant la radiologue. L'anxiété recommençait à poindre, on m'abandonnait de nouveau ! Toutefois, l'idée de rencontrer un pneumologue me permettait de prolonger mon suivi. Dans cette situation, on voit bien que même le danger écarté, rien n'était résolu pour moi. Bien qu'elle ait prononcé le mot «*guéri*», je revivais une nouvelle fois ce sentiment d'abandon après ces entretiens médicaux qui marquaient la fin d'un suivi annuel. La parole explicite de «*guérison*» n'éteint pas, *ipso facto*, les peurs de la récidive ! Même si je n'ai pas éprouvé un aussi soudain et profond sentiment de vide, comme la première fois, j'étais dans une angoisse permanente, toujours accablé, fébrile, sans énergie, dès qu'une situation d'incertitude se présentait. Dans les actions routinières de la vie quotidienne, cela prenait une ampleur dramatique, tout à fait disproportionnée, et la moindre contrariété face à des objectifs non atteints m'oppressait immédiatement.

En septembre, lors de ma prise de rendez-vous avec la pneumologue, je me suis senti rassuré, cette consultation était prévue quatre mois plus tard. Cependant, cette réassurance a été de courte durée, l'attente commençait à être longue, l'angoisse ne cessait de croître malgré un scanner tout à fait rassurant. Mes questions revenaient sans cesse : quel va être l'avis de la pneumologue ? Cette consultation est-elle vraiment utile puisque tous les examens étaient bons ? Allait-il s'agir de ma dernière consultation, serai-je vraiment guéri ? L'angoisse était telle qu'une poussée importante de psoriasis se manifesta. Lors de l'entretien avec la pneumologue, son avis a été très clair : « *Compte tenu du type de tumeur à évolution lente, il est recommandé de faire un contrôle tous les deux ans et demi- trois ans, avec un scanner des poumons et quelques autres tests. Elle me confirma que j'avais bien fait de venir, car si les contrôles pouvaient être espacés, il fallait cependant les poursuivre.* »

Il ressort de ce long récit deux réactions opposées, mais fortement liées : le sentiment d'être abandonné par le système de santé dans les situations décrites de juin 2010 et de juin 2015, et un profond sentiment de soulagement en juillet 2011 et en janvier 2016. On remarque que, pendant ce parcours d'une dizaine d'années les mêmes attitudes de dépendance et de sentiments d'abandon se sont *répétées* à l'égard des médecins et, plus globalement, vis-à-vis du système de santé. Malgré la connaissance acquise et le travail cognitif sur ces mécanismes psychologiques, j'ai pu observer que la réflexion logique n'a pu empêcher la montée de l'angoisse et son impossible contrôle.

Néanmoins, j'ai aussi noté que son intensité était plus faible et sa gestion nettement plus facile en 2015. Au total, mon parcours, de l'annonce à la guérison complète, c'est-à-dire lorsqu'une nouvelle forme d'unité du sujet est ressentie ou lorsqu'on est redevenu « *autrement le même* » (Bensaïd, 1978, p. 27), aura duré neuf années. Les périodes d'attente à l'approche des deux autres scanners, en 2017 et 2020, n'ont suscité qu'une très légère anxiété. Je demeure toujours surpris par l'assurance du chirurgien qui me suivait lorsqu'il m'a suggéré d'arrêter les scanners quatre années après l'opération, sans me dire que j'étais guéri. Mais il avait raison : malgré tout, il m'aura fallu cinq années supplémentaires pour faire chuter mon angoisse et ne plus établir de petites stratégies dans les zones d'incertitude, afin de poursuivre les contrôles médicaux.

Les parcours d'après-cancer sont diversifiés, ils dépendent de très nombreuses variables liées aux différents types de cancer, leur gravité, etc., et aux caractéristiques psychologiques et sociales des patients. L'étude *Vican5* de l'INCa en présente plusieurs profils. Toutefois on trouve des tendances fortes. Par exemple, lorsqu'on combine la qualité de vie mentale, la mesure de l'anxiété et de la dépression, on peut ainsi observer que « *près de la moitié de la population, soit 49,3 % de l'échantillon ne rapportent, ni troubles anxieux, ni troubles dépressifs* » (INCa, 2018, p. 128). Cette observation me confirme dans l'idée que se met en place une activité psychique d'autorégulation de l'angoisse ou d'auto-restauration psychique, dans la temporalité de l'après-cancer. Ce partage en deux proportions égales de la population (ayant eu un cancer) après la guérison médicale laisse ouvert la voie, autant à ceux qui prônent une accentuation de la *médicalisation* de l'après-cancer, qu'à ceux qui estiment qu'il faut laisser le temps faire son œuvre de régulation des émotions.

Cette longue période combine deux dimensions aux temporalités distinctes : celle de la *perte* et celle de la *peur de la rechute*. La guérison correspond au deuil d'une certaine image de soi, construite suite à cet événement extraordinaire, c'est la *chute du héros* (Pucheu et Bacqué, 2014), mais dans un contexte biologique incertain, propice au retour, dans l'imaginaire, de la maladie et de ses angoisses. David Servan-Schreiber le décrit dans son dernier ouvrage, vingt ans après le premier diagnostic de son cancer, on ne peut *jamais* faire son deuil de l'expérience du cancer : « *Pour être tout à fait honnête, une partie de moi s'était mise à croire – en douce – que ça ne reviendrait pas. Mais la partie la plus raisonnable n'avait jamais cessé de se dire :* "Ça reviendra", *ajoutant :* "Quand ça reviendra, on gérera" (Servan-Schreiber, 2011, p. 22).

3. *Processus de guérison et situations sociales ordinaires*

a. *Autrui, aidant sans le savoir, sentiment de guérison et intercommunication*

Comme je l'ai illustré précédemment, le sentiment de guérison est bien le résultat d'un long « *processus intrapsychique.* » (Pucheu, 2004, p. 63) ou d'un « *travail sur soi* » (Vrancker et Macquet, 2006) qui s'accomplirait seul, dans un rapport de soi à soi et plus ou moins régulièrement avec les soignants. Les résultats de l'étude *Vican5* montraient que sur l'ensemble des répondants, cinq années après leur diagnostic, une majorité (63,5 %), ont déclaré avoir des troubles ou séquelles consécutifs au cancer et à ses traitements et, en même temps, 83 % signalaient ne pas avoir de suivi particulier, seule une minorité bénéficiait toujours d'un suivi spécialisé (16,5 %) (INCa, 2018, p. 49). Peu de répondants ont déclaré avoir été souvent (3 %) ou même de temps en temps (7,9 %) au contact d'associations de patients depuis le diagnostic de leur cancer, la plupart n'en avaient jamais eu (87,3 %) (*ibid.*, p. 50). On peut interpréter ces résultats de deux façons : ou les personnes sous-estiment les troubles consécutifs à leur maladie et ne voient pas la nécessité de suivi particulier, ou une grande partie d'entre eux se sont autorégulés dans la durée.

Pour ma part, j'ai vécu cette seconde situation, mais je pense que ce « *travail sur soi* » ou « *intrapsychique* » ne peut s'accomplir uniquement en solitaire ou simplement dans le cercle familial. On serait soi-même son propre miroir avec une réflexivité circulaire, répétitive, close sur elle-même. Je pense que le processus de guérison ne s'accomplit pas seulement dans les relations avec les soignants et l'entourage très proche au cours du parcours de malade, mais aussi par le biais des situations d'interactions sociales il s'agit d'un « *travail sur soi en situation* ». On pourrait formuler le mécanisme de la manière suivante : *Autrui* est un *aidant*, sans le savoir. Cette activité intrapsychique n'est pas une autoproduction, elle ne s'accomplit pas seule, mais dans la diversité des *situations* relationnelles quotidiennes. Dans notre imaginaire, on construit une dynamique de l'échange qui met en scène *Autrui* et se concrétise ensuite. Déjà le retour professionnel était une remise en scène de soi, mais en plus dans l'interaction, ce dernier exerçait une contrainte sur moi stimulant mon travail réflexif. De fait, il m'arrivait souvent d'anticiper les échanges, en particulier dans des situations nouvelles ou des groupes diversifiés au sein desquels la connaissance des membres se faisait progressivement.

Par exemple, si un fumeur m'offrait une cigarette, ou lorsqu'il était question du tabac, cela me renvoyait immédiatement à mes comportements d'ancien fumeur. Selon les personnes, j'adoptais des attitudes différentes : soit je refusais cette cigarette en disant que je n'étais pas fumeur pour clore la discussion sur ce sujet, soit je disais que j'avais arrêté de fumer. Cela amenait inévitablement une nouvelle question : «*Est-ce que ça a été difficile d'arrêter ?*» J'y répondais souvent négativement, ce qui étonnait, et me conduisait, avec une ironie joviale, à expliquer qu'on m'avait enlevé un lobe pulmonaire et, que l'envie de fumer était partie avec. L'ironie offre la possibilité, selon Philippe Lejeune, d'exprimer «*autre chose que ce que l'on pense en faisant comprendre autre chose que ce qu'on l'on dit*» (Lejeune, 1980, p. 24). Elle n'empêche pas la communication, car elle repose sur « *la connivence de la certitude* [...] *que personne n'est dupe, et de cette évidence, il reste préférable d'en rire. L'ironie, c'est ce qui se partage le mieux* » (Jeudy, 1996, p. 10). Dans cette ironie, il y avait bien évidemment un peu de provocation, au sens où il existait quelque chose de plus difficile qu'arrêter de fumer, mais en même temps je me signalais à moi-même que j'avais encore un dernier effort à faire pour ne plus l'évoquer, puisque la guérison consistait justement à ce que cette idée se trouve remisée dans "l'armoire à souvenirs". En orientant le déroulement de cette conversation par le choix de mes propos je mettais en acte ce «*travail sur soi*» en «*situation*».

La dernière fois où j'ai fait ce genre de mise en scène, c'était lorsque je me suis perçu pleinement guéri, en mars 2016, lors d'un colloque intitulé «*Les SHS face au foisonnement biographique. Innovations méthodologiques et diversité des approches*» dont la conclusion générale revenait naturellement à Daniel Bertaux, l'auteur du rapport au CORDES qui réévaluait l'intérêt de l'approche biographique en sociologie (Bertaux, 1976). J'y exposais la démarche introspective dans les récits de vie indiquant que j'avais pris comme étude mon parcours de cancéreux, du diagnostic à la guérison, l'intitulé était : «*L'effet de l'écriture de soi sur soi*» (Vedelago, 2016). Après cet exposé, à l'écart des autres, une personne m'a demandé si j'étais suivi, j'ai *feint* de ne pas avoir compris le sens de sa question et je lui ai répondu : «*Oui bien sûr, je passe un scanner tous les ans.*» Peu convaincue par ma réponse, elle a alors ajouté : «*Vous devriez consulter quelqu'un.*» À ce moment précis de cette *situation*, par ce jeu de langage en me plaçant sur le strict volet du soin et au regard de ses attentes d'ordre psychologique, j'exprimais, *pour moi-même*, ma capacité de distanciation et de rupture vis-à-vis de mon expérience passée. Je rangeais ainsi mon cancer dans ma mémoire, comme une expérience parmi d'autres. En rencontrant des personnes qui avaient déjà eu un cancer ou des personnes de leur entourage, cette diversité de réactions me faisait progresser. Par cette *exposition de moi* avec cet *acte de parole*, je devenais, paradoxalement, à mes yeux, un membre ordinaire d'un groupe. J'interprétais ces réactions d'autrui comme une sorte d'« *injonction* » vers l'autonomie (Vedelago, 2017), avec la nécessité de ne pas demeurer sous l'emprise de la maladie.

b. L'image paradoxale du cancer aujourd'hui et l'effet rebond

Le travail régulier d'écriture au cours de ces dernières années supposait que soit maintenue en éveil cette réflexion sur mon expérience du cancer. On pourrait aussi penser, inversement, que le cancer s'imposait toujours à mon esprit et qu'il me fallait écrire. Je ne crois pas à cette dernière hypothèse, car des repères objectifs comme l'espacement tous les trois ans des contrôles et l'existence d'une seule consultation médicale annuelle de routine montraient que l'anxiété s'était quasiment estompée et que mon *seuil de vigilance* s'était nettement abaissé à la fin de l'année 2015. En revanche, dans l'environnement public, associatif, politique et médiatique en particulier, la place du cancer sous diverses formes s'est considérablement accentuée depuis le début des années 2000. Il faudrait être totalement isolé des différents supports de médiation publique pour échapper à tous ces messages.

Si le XXe siècle a été celui de la création des grandes organisations de lutte contre le cancer, le début du XXIe est celui de la parole publique sur la maladie. Il n'existe pas un mois sans que ne soient diffusés à ce sujet des messages et plusieurs manifestations organisées : en janvier, c'est la Semaine européenne de prévention et de dépistage du cancer du col de l'utérus ; le 4 février, celle de la Journée mondiale du cancer. Pour la « *journée de la femme* », le 8 mars, un concert est organisé en faveur de la lutte contre le cancer du sein, et ce même mois est aussi consacré au cancer colorectal. La liste n'est pas close car c'est ainsi chaque mois. La place particulière de la thématique du cancer apparaît nettement quand on met en regard les dons collectés en 2019 par la Ligue contre le cancer (105,5 millions d'euros) et ceux de la Fédération française de cardiologie (13,8 millions d'euros).

Les représentations et les discours publics sur le cancer s'organisent autour de deux axes thématiques forts, opposés et fonctionnellement liés : le cancer est présenté comme une maladie *très grave* et *curable*. Ce premier axe correspond aux représentations traditionnelles structurées autour de la *mort* ; quant au second, il s'appuie sur les progrès scientifiques réalisés depuis ces vingt dernières années. La communication publique, notamment lors des campagnes de dons, s'articule au niveau du langage et de l'iconographique, entre ces deux types de représentations. Les mots "cancer" et "guérison" sont couramment associés, par exemple en 2012, la Fondation ARC affichait « *l'ambition de guérir 2 cancers sur 3 en 2025* » (ARC, 2012). D'autres scientifiques estiment actuellement ce taux de guérison « *entre 50 et 60 %, et il est justifié d'envisager de franchir un cap supplémentaire significatif et d'atteindre un taux de 75 % de guérisons à l'horizon 2030* ». Pour ces deux éminents cancérologues, Fabien Calvo et Dominique Maraninchi, l'objectif est de sortir du courant « *dominant* » de ces dernières années, faisant du cancer une « *maladie chronique* » pour le transformer en une maladie « *curable* ». (Calvo et Maraninchi, 2018). On observe donc cette cohabitation de la dramaturgie du cancer et de l'optimisme des perspectives soutenues par les effets du progrès scientifique.

Malgré ces très importants résultats dans le traitement de la maladie, 27 % seulement des Français pensent qu'on guérit aujourd'hui plus d'un cancer sur deux (IPSOS, 2015), ce qui est très peu au regard des données statistiques existantes et des prévisions encore plus optimistes des spécialistes. La population dans son ensemble (95 %) estime que « *personne n'est à l'abri du cancer.* » Quel que soit le milieu social (Beck, 2012, p. 50), la grande majorité éprouve de la peur, rien qu'en y pensant (67 %) et plus de 70 % pensent qu'ils auront un jour un cancer (IPSOS, 2015). Cette peur du cancer est forte auprès de l'ensemble de la population, des femmes comme des hommes (respectivement 63 % et 69 %). Le plus notable c'est que les résultats sont identiques chez les plus jeunes, comme chez les plus âgés (66 % et 68 %). Les représentations de la maladie semblent toujours se transmettre de génération en génération. Pour les Français, le cancer est la principale cause de mortalité en France (51 %) devant les maladies cardiovasculaires (40 %) (IPSOS, 2015), mais ils n'ont pas connaissance que, chez les femmes ce sont les maladies cardiovasculaires qui sont la première cause de mortalité (Boulat *et al.*, 2019, p. 579).

Pourquoi cette peur persiste-t-elle alors que, depuis une quarantaine d'années, des efforts ont été initiés lors de la Concertation nationale sur le cancer, organisée par le ministère de la Santé en 1982-1983 ? Cette dernière relevait la nécessité d'aller vers une « *dédramatisation* » (Pinell, 1992, p. 13). Cette orientation s'est poursuivie dans les années 1990 avec les premiers États généraux des malades du cancer, organisés par la Ligue (en 1998), ce qui facilitera par la suite l'expression des associations et des malades dans l'espace public, au début des années 2000. Enfin, cette orientation s'intensifiera à partir de la création de l'INCa en 2005 par d'importantes campagnes d'information dans les médias.

Les conditions de diffusion médiatique et de réception des messages de prévention et de dédramatisation produisent un *effet rebond* des représentations dramatiques de la maladie. On assiste progressivement à une forte « *saturation émotionnelle de l'espace public* » due aux messages des divers médias (télévision, internet, radio, presse) qui sollicitent les affects, les émotions, l'intimité des personnes et rendent poreuse la distinction entre espace public et espace privé (Vedelago, 2014, p. 216), Pour que les messages pénètrent dans le champ médiatique et puissent bénéficient d'un certain niveau de réception chez les individus, il faut accroître l'intensité émotionnelle. Les événements concernant la santé et la maladie n'échappent pas à ce principe. Les messages de collecte de dons, les diverses manifestations, l'appel à la générosité publique se sont largement développés sur la scène publique. Ils s'appuient sur des mécanismes émotionnels pour retenir l'attention et l'écoute du récepteur.

Si on rencontre principalement la notion d'*effet rebond* dans les domaines du médicament, de l'économie et de la psychologie sociale, elle n'apparaît pas en sociologie, sauf récemment dans des travaux de sociologie économique sur l'énergie. Elle est employée dans le vocabulaire médical et pharmaceutique pour définir le retour ou l'exacerbation des symptômes traités après l'arrêt ou la réduction de la dose du traitement. Cet effet rebond doit être distingué du syndrome de sevrage correspondant à l'apparition de signes nouveaux dus à l'arrêt ou à la diminution de la prise de médicaments (HAS, 2007).

Le concept d'*effet rebond* trouve son origine dans les travaux de l'économiste anglais Stanley Jevons (1835-1882), un des précurseurs qui s'est intéressé à la question des ressources naturelles en sciences économiques, notamment en ce qui concerne les ressources charbonnières. Cette notion est souvent désignée par son nom sous l'expression de *Paradoxe de Jevons* (Beitone *et al.*, 2019). En psychologie sociale, l'*effet rebond* a été étudié par Daniel Wegner : ses observations suggéraient que la tentative de suppression d'une pensée a des effets paradoxaux en produisant, à l'inverse, l'obsession ou la préoccupation vis-à-vis de cette idée contre laquelle cette tentative était dirigée. Autrement dit, les efforts pour supprimer des pensées ou des émotions peuvent être suivis d'une préoccupation inhabituelle avec le domaine de la pensée ou des émotions supprimées, c'est ce que Wegner a défini comme un *rebond d'assimilation* ultérieur avec celles-ci (Wegner *et al.*, 1987, p. 5). Par exemple, lorsqu'on essaie de ne pas penser à un événement traumatisant ou simplement à de la nourriture pendant un régime, ou encore lorsqu'on demande à des personnes de supprimer volontairement une idée stéréotypée ou une émotion, celles-ci reviennent en force plus tard, dès qu'on cesse cet effort de suppression. L'*effet rebond* consiste dans le retour amplifié de ce que l'on cherchait consciemment à chasser. D'autres recherches montrent également que lorsque les gens tentent de supprimer des pensées indésirables, celles-ci sont susceptibles de réapparaître avec encore plus d'insistance que si elles n'avaient jamais été supprimées (Macrae *et al.*, 1994 ; Dumont *et al.*, 2001). Le concept d'*effet rebond* et les résultats de recherche en psychologie sociale, brièvement cités ici, permettent d'expliquer pourquoi les progrès constatés et diffusés en matière de guérison des cancers ne réduisent pas les représentations pessimistes de cette maladie dans la population.

L'accroissement de la diffusion d'informations sur le cancer et son expérience, en quantité et en qualité, par l'utilisation des technologies numériques de l'information et de la communication (TNIC) réactive les *prédispositions négatives* et les images stéréotypées créées au cours du processus de socialisation, réduisant l'influence des messages positifs sur les changements attendus dans la perception de cette maladie. Pour ceux ayant déjà eu l'expérience du cancer, leur *seuil de vigilance* se trouve alors à nouveau sollicité, faisant revenir en pleine conscience l'épreuve de cette expérience. Le *seuil de vigilance*, résultat sédimenté de l'épreuve traumatique du cancer, est naturellement propre à cette population, mais l'*effet rebond*, comme nous l'avons indiqué, concerne l'ensemble du public soumis aux messages sur le cancer, qu'ils soient produits par les nouvelles technologies de l'information et de la communication (NTIC) ou par les interactions sociales. Ainsi, les efforts qui ont été faits pendant de longues années pour développer une maîtrise de soi dans le contrôle de ces émotions soutenant ces représentations de la maladie se trouvent annulés ou du moins placent les récepteurs des messages dans une situation de dissonance cognitive (Festinguer, 1965). Les informations rassurantes entrent en contradiction avec le vécu ou les représentations intériorisées dramatisantes du cancer et, pour sortir de cette situation, les individus sélectionnent les faits en faveur de leurs croyances pour ne pas se sentir menacés dans leur identité.

Les incitations à modifier leurs croyances et leurs représentations, en s'appuyant sur les dispositions émotionnelles des individus, font ainsi revenir à la conscience l'expérience du traumatisme et elles échouent dans leurs objectifs de changement des stéréotypes : « *Par l'imagination, la peur commande. La peur agit. Même lorsqu'elle ne semble pas légitime. Même lorsqu'elle paraît tout à fait déraisonnable* », écrit Michela Marzano (Marzano, 2010, p. 14). Les travaux du psychosociologue Wegner et de son équipe ont montré que « *la tentative de suppression de la pensée a des effets paradoxaux en tant que stratégie de maîtrise de soi, produisant peut-être même l'obsession ou la préoccupation même contre laquelle elle est dirigée* » (Wegner *et al.*, 1987, p. 5). Les messages rassurants qui avaient pour objectif de renforcer les efforts d'évitement et de maîtrise de l'effet traumatisant de l'événement produiront l'effet inverse, en faisant revivre ou franchir le *seuil de vigilance* pour les uns et revenir à la conscience les stéréotypes de la maladie pour les autres. Ainsi, ils entretiendront la permanence des croyances et des dispositions existantes.

Dans une série d'expériences qui prolongent les travaux de Festinguer, Nyhan et Reifler ont montré que « *les corrections ne parviennent pas à réduire les perceptions erronées contenues dans les croyances d'un groupe ciblé* [...], *plusieurs exemples montrant un effet retour de flamme,* "backfire effect", *qui augmente en fait les erreurs* » (Nyhan et Reifler, 2010, p. 303). Placées en situation de *dissonance cognitive* ces personnes se sentent menacées dans leur identité ou leur vision du monde. Par extension à l'expérience du cancer, l'*effet rebond* des sentiments de douleur, d'angoisse, de peur et d'incertitude vécus lors de l'épreuve traumatique du cancer, n'est pas propre aux messages produits et diffusés par les NTIC. Il apparaît également lors de situations individuelles, par exemple le décès d'un proche atteint d'un cancer. Il possède un caractère immédiat et spontané, car il est fondamentalement d'ordre émotionnel et ne peut être contrôlé que par un retour réflexif sur soi, ultérieur, aussi bien dans le cas des anciens malades que pour le public en général.

Des études sur l'impact de l'expérience du cancer et de ses traitements observent chez les survivants, à long terme, des déficiences cognitives qui « *se manifestent généralement par de légers déficits d'attention, de vitesse de traitement, de fonctionnement exécutif et de mémoire, qui peuvent persister des décennies après le traitement* » (Vannorsdall, 2017, p. 1115). Ces dysfonctionnements, outre le fait qu'ils peuvent affecter négativement la participation des patients et des survivants aux activités de routine de la vie quotidienne ainsi que la qualité globale de la vie, maintiennent dans un état *sub-liminal* permanent les attitudes et les représentations de l'expérience de la maladie. On est alors dans un contexte sociétal qui entretient, nourrit ses propres peurs et produit vulnérabilité et insécurité. Nous sommes dans une société de *sécurité* où les protections n'ont jamais été aussi élevées, mais dans le même temps les échelles de risque se modifient, et la représentation (95 % de la population) selon laquelle tout le monde peut être également touché par le cancer ne peut que consolider cette toile de fond constituée par la crainte de cette maladie.

Les stéréotypes sur le cancer préexistent à toutes formes d'expériences de la maladie, en étant soi-même malade ou comme membre de l'entourage d'un patient, ou encore simplement comme récepteur de messages sur cette question. La socialisation donne une certaine stabilité à ces stéréotypes de la maladie dont les changements seraient beaucoup plus lents que l'effet escompté, avec l'évolution rapide des thérapies contre le cancer ou suite aux effets attendus des campagnes d'information et de prévention. C'est une approche historique et, plus précisément, générationnelle qui permet de comprendre ce mécanisme d'*effet rebond*. Les travaux sociologiques de Bourdieu ont montré avec le concept d'*habitus* qu'il existe des modes de transmission intergénérationnelle des goûts, des pratiques et des attitudes au sein de la famille « *à la différence des estimations savantes qui se corrigent après chaque expérience selon des règles rigoureuses de calcul, les anticipations de l'habitus, sortes d'hypothèses pratiques fondées sur l'expérience passée, confèrent un poids démesuré aux premières expériences* » (Bourdieu, 1980, p. 90).

Si nous prenons l'exemple d'une personne âgée de 67 ans, soit l'âge médian de diagnostic d'un cancer, à qui on annoncerait qu'elle est atteinte de cette maladie, elle réagirait, comme beaucoup de personnes selon les représentations qu'elle aura intériorisées au cours de sa socialisation (Jodelet, 1989), entre 10 ans et 20 ans, pendant les années 1963-1973. C'était la période où la chimiothérapie commençait tout juste à se développer comme nouvelle thérapeutique contre le cancer, mais les taux de rémission étaient encore très faibles (25 % pour la maladie de Hodgkin) et ce n'est qu'à la fin des années 1970 que « *le lymphome de Hodgkin sera considéré comme une maladie traitable* » (Barbet *et al.*, 2019, p. 45). La représentation du cancer transmise par ses parents sera celle de l'incurabilité de la maladie. Ce bref parcours intergénérationnel, sachant l'ancrage émotionnel de cette maladie, nous montre que les représentations du cancer sont, sociologiquement, toujours fortement enracinées dans l'histoire familiale récente des individus.

Les messages dans les situations d'intercommunication, mais aussi dans le cadre de la communication des médias, ne sont pas reçus dans un vide psycho-social ou comme sur une page blanche. Les comportements et les attitudes, en lien avec la santé et la maladie, s'inscrivent dans les cadres sociaux existants et sont, pour une part, transmis de génération en génération. L'effet d'un discours de prévention ne joue pas sur un temps long, mais plutôt très long, en prenant comme unité de mesure la durée de vie moyenne d'une personne. La métaphore de la transplantation pourrait être évoquée : on ne peut pas transplanter un organe d'un corps sur un autre sans s'assurer du contrôle de la réaction immunitaire du receveur contre le greffon. De la même façon, on ne peut pas transmettre des messages sur la santé et la maladie auprès d'une population en vue d'exercer une influence sur les représentations et les comportements, sans tenir compte des conditions d'*acceptabilité* psycho-sociale et sans s'assurer que le lien soit fait par l'individu avec la nécessité de modifier *son* comportement. Ce n'est pas seulement en comprenant mieux la maladie qu'on apprendra à en avoir moins peur.

Lorsque le traitement du cancer est terminé, l'expérience de la maladie continue avec des effets dans les différents secteurs de la vie sociale. Une grande partie de la thématique de la survie au cancer traite de problèmes psychosociaux, émotionnels, cognitifs et existentiels. En prolongeant les analyses précédentes, on peut aussi imaginer que la prévention de ces séquelles devrait se préparer avant le traitement, comme on peut tenter de prévenir l'intensité de la douleur avant une opération lourde. On pourrait concevoir que cette prévention s'effectue en tentant d'abaisser le niveau d'angoisse créé par l'annonce du diagnostic, pour mieux contrôler les séquelles psychobiologiques ultérieures.

*

* *

Au terme de ce parcours et des réflexions qu'il a suscitées, je n'ai pas eu le sentiment que la métaphore du «*combat*» s'appliquait, pour moi, dans ses significations les plus guerrières, consistant à mettre en œuvre un dispositif pour vaincre un ennemi. J'ai plutôt composé pour supporter la douleur, fait des efforts pour retrouver mes performances physiques, gérer mes émotions, mes peurs, mes angoisses et je me suis adapté à des situations nouvelles. Une fois la tumeur éradiquée, contre qui pouvais-je me battre, sinon moi-même, mais je n'étais pas mon propre ennemi. Cette métaphore maintient la permanence des représentations traditionnelles du cancer, comme une maladie incurable, ce qui n'est plus, avec les évolutions thérapeutiques, la réalité dominante aujourd'hui. On peut éventuellement y trouver une image de l'engagement et de la mise en œuvre de dispositifs de traitements par les équipes soignantes, ou encore celle des associations qui luttent pour le droit des patients, comme le droit à l'oubli. Mais cela évoque plutôt des situations de mobilisations sociales, en vue de faire aboutir des revendications sans rendre compte de la complexité globale de cette expérience.

Comme patient, puis dans l'après-cancer, mon «*ennemi*» c'était tout simplement mon imaginaire du cancer ou les effets de celui-ci. Je n'ai pas lutté contre une maladie incurable, mais je me suis plutôt adapté à une nouvelle situation où je devais réaménager mes représentations. Je ne cherchais pas à être positif, je laissais s'exprimer, en particulier dans mes prises de notes, mes émotions, ma tristesse, les joies de l'amélioration des performances. En un mot, j'avais l'impression de m'adapter aux évolutions et aux aléas de mes émotions et sentiments pendant ce parcours.

Je me demande si entretenir cette métaphore du combat, notamment dans les médias, n'est pas, en quelque sorte, maintenir l'image d'une maladie incurable. Évoquer en permanence la peur peut avoir un effet inverse à celui recherché, au niveau psychologique, en entretenant un certain fatalisme. Une attitude frontale vis-à-vis de soi-même et le sentiment de porter une responsabilité qui ne nous incombe pas risquent de conforter des états de fatigue et d'épuisement du patient. C'est la différence entre lutter contre le cancer ou traiter une maladie oncologique. Ici, le langage a son importance dans l'abord de la maladie par chacun. Les médecins traitaient mon cancer et je ne me suis jamais posé de questions d'ordre thérapeutique car j'avais une totale confiance. Par contre, la restauration de mon autonomie, à savoir redevenir *sujet* de la récupération d'une nouvelle santé, était de mon ressort, compte tenu des ressources dont je disposais et que j'ai pu mobiliser.

RÉFÉRENCES BIBLIOGRAPHIQUES

ALBY Nicole (1995), « L'information en cancérologie », *in* PÉLICIER Yves (sous la dir. de), *Psychologie, cancers et société*, Le Bouscat, L'Esprit du temps, pp. 189-192.

ARC (ASSOCIATION POUR LA RECHERCHE SUR LE CANCER) (2012), « Notre ambition : guérir 2 cancers sur 3 en 2025 », *Fondation ARC pour la recherche sur le cancer*, octobre, www.fondation-arc.org/.

BARBET Jacques, FOUCQUIER Adrien et THOMAS Yves (2019), *Cancers, vers une révolution thérapeutique*, Londres, Iste Éd.

BAREA Anthony (2019), *Le Cancer du poumon : une maladie mal connue et discriminante*, Paris, IPSOS.

BECK François et GAUTIER Arnaud (sous la dir. de) (2012), *Baromètre cancer 2010,* Saint-Denis, Institut national de prévention et d'éducation pour la santé (INPES).

BECK François, GUILBERT Philippe et GAUTIER Arnaud (sous la dir. de) (2007), *Baromètre santé 2005. Attitudes et comportements de santé*, Saint-Denis, Institut national de prévention et d'éducation pour la santé (INPES).

BEITONE Alain, CAZORLA Antoine et HEMDANE Estelle (2019), *Dictionnaire des sciences économiques*, Paris, Dunod (6e éd.).

BENSAÏD Norbert (1978), « Autrement le Même », *Nouvelle Revue de Psychanalyse*, n° 17, printemps, pp. 27-40.

BERTAUX Daniel (1976), *Histoires de vies ou récits de pratiques ? Méthodologie de l'approche biographique en sociologie*, Rapport CORDES, mars.

BOULAT Thierry *et al.* (2019), « Principales évolutions de la mortalité par cause médicale sur la période 2000-2016 en France métropolitaine », *Bulletin épidémiologique hebdomadaire,* n° 29-30, 12 novembre, pp. 576-584.

BOURDIEU Pierre (1980), *Le Sens pratique*, Paris, Minuit.

BOURGEON Dominique (2007), « Le don et la relation de soin : historique et perspectives », *Recherche en soins infirmiers*, vol. 89, n° 2, juin, pp. 4-14.

BUSCHINI Fabrice et KALAMPALIKIS Nikos (sous la dir. de) (2001), *Penser la vie, le social, la nature. Mélanges en l'honneur de Serge Moscovici*, Paris, Éd. de la Maison des Sciences de l'Homme.

CALVO Fabien et MARANINCHI Dominique (2018), *15 ans de recherche sur le cancer en France. Une trajectoire de progrès sans précédent : et maintenant ?*, Rapport sur le site de l'INCa, www.e-cancer.fr., février.

CANADIAN CANCER SOCIETY (2009), « Join the Fight », www.adsoftheworld.com

CANGUILHEM Georges (1966), *Le Normal et le pathologique*, Paris, PUF.

CARDINAL Marie (1975), *Les Mots pour le dire*, Paris, Grasset.

CASTEL Robert, BENARD-PELLEN Monique, BONNEMAIN Claire et *al.* (1992), *Les Sorties de la toxicomanie : types, trajectoires, tonalités*, Paris, GRASS-MIRE.

CAVRO Élodie, BUNGENER Catherine et BLOY Antoine (2006), « Le syndrome de Lazare : une problématique de la rémission. Réflexions autour de la maladie cancéreuse chez l'adulte », *Revue francophone de Psycho-oncologie*, vol. 4, n° 2, janvier, pp. 74-79.

CHAMPEIL-DESPLATS Véronique (2019), « Droit, pluralité des modes de normativité et d'internormativité. Regard juridique », *La Revue des Droits de l'Homme* [En ligne], n° 16.

CHAZEL François (1999), « Normes », *in* AKOUN André et ANSART Pierre (sous la dir. de), *Dictionnaire de Sociologie*, Paris, Le Robert-Seuil, pp. 365-366.

CHAZEL François (2002), « Normes et valeurs sociales », *in Encyclopaedia Universalis*, Paris, pp. 314-317.

CLERVOY Patrick (2007), *Le Syndrome de Lazare. Traumatisme psychique et destinée*, Paris, Albin Michel.

DELLEDONNE Giacomo (2015), « François Brunet, *La normativité en droit* », *Revue interdisciplinaire d'Études juridiques*, vol. 74, n° 1, janvier, pp. 203-201.

DERBEZ Benjamin et ROLLIN Zoé (2016), *Sociologie du cancer*, Paris, La Découverte.

DHOMONT Thérèse (1988), « À propos du syndrome de Lazare », *Psychologie médicale*, vol. 20, n° 9, septembre, p. 1276.

DHOMONT Thérèse (2004), « La guérison : fin du combat ? Le syndrome de Lazare et autres difficultés », *in* BEN SOUSSAN Patrick (sous la dir. de), *Le Cancer : approche psychodynamique chez l'adulte*, Toulouse, Érès, pp. 187-195.

DUMONT Muriel et YZERBYT Vincent (2001), « Le contrôle mental des stéréotypes : enjeux et perspectives » *L'Année psychologique*, vol. 101, n° 4, octobre-décembre, pp. 617-653.

FÉDÉRATION FRANÇAISE DE CARDIOLOGIE (2019), https://www.fedecardio.org.

FLAMENT Claude (2001), « Représentation sociale et normativité : quelques pistes », *in* BUSCHINI Fabrice et KALAMPALIKIS Nikos (sous la dir. de) (2001), *Penser la vie, le social, la nature. Mélanges en l'honneur de Serge Moscovici*, Paris, Éd. de la Maison des Sciences de l'Homme, pp. 221-225.

GOFFMAN Erving (1973), *La Mise en scène de la vie quotidienne. 1. La Présentation de soi*, trad. fr., Paris, Minuit (1re éd. en anglais : 1961).

GOFFMAN Erving (1987), *Façon de parler*, trad. fr., Paris, Minuit (1re éd. en anglais : 1981).

GUSTAVE ROUSSY (2019), Communiqué de presse : *Cancer du poumon muté EGFR*, par Claire PARISEL, www.gustaveroussy.fr.

HABERMAS Jürgen (1987), *Théorie de l'agir communicationnel*, trad. fr., Paris, Fayard (1re éd. en allemand : 1981).

HAUTE AUTORITÉ DE SANTÉ (2007), *Recommandations professionnelles. Modalités d'arrêt des benzodiazépines et médicaments apparentés chez le patient âgé*, Service des recommandations professionnelles, www.has-sante.fr.

INCa (INSTITUT NATIONAL du CANCER) (2007), *Nous sommes deux millions de héros ordinaires…*, Boulogne-Billancourt, www.e-cancer.fr.

INCa (INSTITUT NATIONAL du CANCER) (2010), *Survie attendue des patients atteints de cancers en France : état des lieux*, Boulogne-Billancourt, www.e-cancer.fr.

INCa (INSTITUT NATIONAL du CANCER) (2018), *La Vie cinq ans après un diagnostic de cancer*, Boulogne-Billancourt, e-cancer.fr.

INCa (INSTITUT NATIONAL du CANCER) (2021), *Panorama des cancers en France*, Boulogne-Billancourt, e-cancer.fr.

INSERM (INSTITUT NATIONAL de la SANTÉ ET de la RECHERCHE MÉDICALE) (2006), *La Voix. Ses troubles chez les enseignants*, Paris.

INSEE (INSTITUT NATIONAL de la STATISTIQUE et des ÉTUDES ÉCONOMIQUES) (2019), « Causes de décès selon le sexe. Données annuelles de 1990 à 2016 », https://www.insee.fr.

IPSOS (2015), *Journée mondiale contre le cancer*, Conférence de presse, Fondation ARC, février.

JEUDY Henri-pierre (1996), *L'Ironie de la communication*, Bruxelles, la Lettre volée.

JODELET Denise (1989, *Les Représentations sociales*, Paris, PUF.

JOUBERT Jacques (1999), « "Le normal et le pathologique". Relire Canguilhem », *Revue des Sciences religieuses*, tome 73, fasc. 4, décembre, pp. 497-518.

Le BLANC Guillaume (1998), *Canguilhem et les normes*, Paris, PUF.

LE BRETON David (2011), *Éclats de voix*, Paris, Métailié.

LEJEUNE Philippe (1980), *Je est un autre. L'autobiographie de la littérature aux médias*, Paris, Seuil.

LEOPARDI Giacomo (2003), *Zibaldone*, trad. fr., Paris, Allia (1re éd. en italien : 1898).

LIGUE CONTRE LE CANCER (2018), *Observatoire sociétal des cancers. Après un cancer Le combat continue*, Paris, www.ligue-cancer.net.

LIGUE CONTRE LE CANCER (2019), *Les Comptes de la Ligue*, Paris, www.ligue-cancer.net.

MACRAE Neil, BODENHAUSEN Galen, MILNE Alan et JETTEN Jetten (1994), « Out of mind but back in sight: Stereotypes on the rebound », *Journal of Personality and Social Psychology*, vol. 67, n° 5, novembre, pp. 808-817.

MARZANO Michela (2010), *Visages de la peur*, Paris, PUF.

MAUSS Marcel (1968), *Sociologie et Anthropologie*, Paris, PUF (1re éd. 1950).

McLUHAN Marshall (1968), *Message et Massage, un inventaire des effets*, trad. fr., Paris, Jean-Jacques Pauvert (1re éd. en anglais : 1967).

MINO Jean-Christophe et LEFÈVE Céline (2016) « Mieux comprendre l'expérience de l'activité physique après un cancer grâce à la philosophie de la santé », *Santé publique*, vol. 28, n° 1, mars-avril, pp. 101-107.

NYHAN Brendan et REIFLER Jason (2010), « When corrections fail: the persistence of political misperceptions », *Political Behavior*, vol. 32, n° 2, juin, pp. 303-330.

PARSONS Talcott (1951), « Social Structure and Dynamic Process : The Case of Modern Medical Practice », *in* PARSONS Talcott, *The Social System*, Glencoe, The Free Press, chap X, pp. 428-479,

PINELL Patrice (1992), *Naissance d'un fléau, histoire de la lutte contre le cancer en France (1890-1940)*, Paris, Métailié.

PUCHEU Sylvie (2004). « La guérison psychique du cancer ou le retour à l'harmonie du "moi", *Revue francophone de Psycho-oncologie*, vol. 3, n° 2, juin, pp. 61-64.

PUCHEU Sylvie et BACQUÉ Marie-Frédérique (2014), *Psychothérapies analytiques en oncologie*, Paris, Lavoisier.

SAILLANT Francine (1988), *Cancer et culture, produire le sens de la maladie*, Montréal, Les Éd. Saint-Martin.

SERVAN-SCHREIBER David (2011), *On peut se dire au revoir plusieurs fois*, Paris, Robert Laffont.

THOMAS Frédéric (2019), *L'Abominable secret du cancer*, Paris, HumenSciences.

VANNORSDALL Tracy (2017), « Cognitive changes related to cancer therapy », *Medical Clinics of North America*, vol. 101, n° 6, novembre, pp. 1115-1134.

VEDELAGO François (2014), « La construction socio-cognitive de l'usager des politiques de santé ou l'"usager-acteur", spectateur de sa mise en scène par la politique publique », *in* FERRAND-BECHMANN Dan et RAIBAUD Yves (sous la dir. de), *L'Engagement associatif dans le domaine de la santé*, Paris, L'Harmattan, pp. 93-146.

VEDELAGO François (2015), « Espace public et gestion des émotions dans le champ de la santé. Le cas du cancer : entre dramatisation et banalisation », *in* FERRÉOL Gilles (sous la dir. de), *Sentiments et Émotions*, Louvain-la-Neuve, EME, pp. 215-230.

VEDELAGO François (2016), « Essai d'auto-sociologie de l'expérience du cancer et du rôle de malade. Réflexions méthodologiques sur l'expérimentation de la démarche », *Les SHS face au foisonnement biographique. Innovations méthodologiques et diversité des approches*, Colloque EHESS, 9-11 mars (non publié).

VEDELAGO François (2017), « L'Injonction à l'autonomie de l'usager au risque du sujet », *in* FERRÉOL Gilles (sous la dir. de), *Système de santé et politiques de soins : vers de nouveaux défis ?*, Louvain-la-Neuve, EME, pp. 77-91.

VEDELAGO François (2021), « Fonction sociale du discours public sur l'épreuve : l'effet rebond des messages publics. Le cas du cancer », *in* FERRÉOL Gilles (sous la dir. de), *Épreuves et limites*, Louvain-la-Neuve, EME, pp. 189-201.

VÉGA Anne et POMBER Thibaud (2016), « Interroger la normativité au prisme du cancer », *Anthropologie & Santé* [En ligne], vol. 7, n° 13, novembre.

VRANCKEN Didier et MACQUET Claude (2006), *Le Travail sur Soi. Vers une psychologisation de la société ?*, Paris, Belin.

WATIER Patrick (1996), *La Sociologie et les représentations de l'activité sociale*, Paris, Klincksieck.

WATIER Patrick (2008), « De la société aux formes de socialisation », *Sociétés*, vol. 101, n° 3, mars, pp. 49-61.

WEGNER Daniel, SCHNEIDER David, CARTER Samuel, et WHITE Teri (1987), « Paradoxical effects of thought suppression », *Journal of Personality and Social Psychology*, vol. 53, n° 1, juillet, pp. 636-647.

CONCLUSION

Par définition, une analyse de l'épreuve du cancer fondée sur une démarche de type autobiographique renvoie à un parcours spécifique dont on ne peut pas tirer des connaissances généralisables. Néanmoins, cette expérience singulière n'est pas totalement unique et sans traits communs avec le vécu de cet événement traumatique par d'autres personnes. La spécificité de mon expérience réside probablement dans les contrastes entre le type de cancer, dont les résultats globaux sont de très mauvais pronostics, et la longue période de «*survie*» après un traitement très classique et rapide. Si l'essentiel de l'analyse porte sur une dizaine d'années correspondant à la période *post-liminale*, ou après le traitement, mon expérience, considérée dans sa globalité, commence avant le diagnostic et l'annonce, pour se clore avec la sortie subjective de la maladie.

L'évolution des connaissances scientifiques et techniques, notamment avec l'oncogénétique, a fait progresser la maîtrise du cancer et de nouvelles stratégies de traitement. Les nouvelles techniques de l'imagerie médicale et le repérage de certaines cellules tumorales, encore invisibles, amélioreront nettement la prévention et le traitement des récidives. La période post-liminale, ou l'après-cancer, acquiert alors une nouvelle importance, car les caractéristiques particulières de cette épreuve font que les effets psycho-sociaux perdurent plusieurs années après la guérison médicale. Ce retour réflexif sur l'ensemble de mon parcours, de juillet 2005, (avant le diagnostic), jusqu'à aujourd'hui, m'a permis de faire ressortir la relative autonomie de l'influence des dimensions symboliques du cancer sur ce long processus d'émergence du *sentiment de guérison*. Les effets de mon expérience traumatique se sont poursuivis encore plusieurs années après la guérison médicale. Les représentations de la maladie contiennent une forme de connaissance et d'émotions fortement sédimentée, plus ou moins entretenue par les discours publics et privés, qui se transmettent à travers les générations sans pour autant être une simple duplication. Lorsque l'événement traumatique surgit, le corpus de significations et d'affects constitue un «*déjà-là*» de compétences cognitives qui m'ont accompagné dans cette épreuve.

Toutefois, l'autonomie du niveau symbolique vis-à-vis du problème bio-médical ne m'est pas apparue immédiatement, puisque tout ce qui occupait mon imaginaire procédait d'une réaction face à cet événement et devait disparaître avec la maladie qui en était la cause, si toutefois je guérissais. C'est plus tard, en constatant la permanence de certaines attitudes, alors que j'étais médicalement guéri, que les représentations de la maladie se sont manifestées dans leurs effets propres. La fragilité et la vulnérabilité que l'on ressent après la guérison, les sentiments d'abandon éprouvés lorsque les soignants me faisaient comprendre d'une manière indirecte et, parfois explicitement, que j'étais guéri, provenaient de cette représentation fortement intériorisée qui associe le cancer nécessairement à la mort et à l'éventualité de la rechute.

En faisant la généalogie de cette activité symbolique, avant même l'acte de parole, posant le diagnostic du cancer, j'ai pu remonter au tout début où le corps émettait ses premiers signes et où mon esprit réagissait par un travail psychique de déni. Les représentations intériorisées de la maladie m'empêchaient de nommer pour moi-même ces premiers signes, comme étant la possibilité d'un cancer. C'est pourquoi ce dernier constituait une irruption, une effraction au niveau psychologique, provoquant cet effroi que l'activité symbolique avait jusque là réprimé. Mis devant l'évidence du danger par l'expression du corps qui me poussait à la *limite*, je devais me re-nier, accepter ce que je me masquais. Cela a nécessité un travail sur soi considérable, il fallait non seulement s'adapter à cette situation *liminale*, mais aussi "réparer" tous les effets collatéraux et psycho-sociaux de cette effraction.

La rémission complète après l'extraction d'un lobe pulmonaire m'a rapidement mis en situation de dissonance, entre la guérison médicale et le *sentiment* de guérison, comme si mes représentations de la maladie étaient en retard sur l'évolution rapide de la guérison. Je me suis retrouvé alors dans des dynamiques subjectives discordantes. J'ai reconstruit ce long parcours autour de trois processus : l'altération de soi, la restauration de soi et la normativité, chacun possédant sa propre temporalité. Ces derniers se succédant, avec des moments de recouvrements, ont généré des sentiments de désorientation et d'angoisse. Dans l'analyse de ce parcours vers la guérison globale, ce qui m'a extrêmement surpris, c'est la difficulté de résister à la détermination de mes attitudes et comportements du fait des facteurs psycho-sociaux intériorisés. Cela était particulièrement impressionnant dans la répétition d'attitudes prévisibles, mais que je ne pouvais pas empêcher, comme être anxieux et me sentir abandonné par le système de soins. De manière identique, au cours du processus de restauration de soi, je me suis rendu compte que des comportements liés à l'anxiété avaient disparu, sans que je puisse vraiment en préciser le moment, comme s'il se produisait une *autorégulation* psychique des tensions avant que j'en aie pris pleinement conscience.

Le *travail sur soi en situation* soutenait le processus global de guérison, ou de normativité, il s'inscrivait dans le tissu des relations d'intercommunication dont l'échange se faisait par la circulation de la parole. Il a fallu alors transcender ou dépasser l'*indicible*, pour aller vers une parole acceptée et, dans cette réciprocité, observer le travail sur soi en train de se poursuivre dans la diversité des *situations*. C'est ce que j'ai abondamment décrit dans la troisième partie de ce livre. Toutefois, il reste un point que je n'ai pas évoqué dans l'ensemble de ce processus de guérison : il s'agit de l'activité d'écriture.

Dans la première partie de cet ouvrage, j'ai présenté les conditions méthodologiques de l'écriture, liées notamment au genre particulier de l'autobiographie. Mais l'autre volet, qui est aussi sujet à questionnement, porte sur ses effets : l'écriture a-t-elle eu un effet sur mon état émotif, les processus de restauration et de normativité, sur la manière de vivre mon cancer et l'émergence du sentiment de guérison ? Avant d'y répondre, cela nécessite de se demander comment, parmi toutes les dimensions qui contribuent à l'émergence du sentiment de guérison, ai-je pu constater l'effet spécifique de l'écriture, et s'il existe, par quels mécanismes cette activité a-t-elle produit un effet ou des bienfaits ? Je ne réduis pas, ici, l'activité d'écriture à la production et la diffusion d'un ouvrage final. Il existe de nombreux types d'ateliers d'écriture proposés dans la palette des activités d'expression au sein d'associations de malades ou d'anciens malades.

L'écriture est une activité symbolique, mais pas seulement. Contrairement à la parole, c'est aussi un acte physique d'ordre graphique qui consiste à tracer ou consigner un système de lignes, de courbes, de dessins, par des gestes de la main. Ce travail linguistique possède une fonction d'*expression* qui traduit l'attitude psychologique ou morale du locuteur (Ducros et Todorov, 1972, p. 426). Cette fonction expressive de l'écriture a débuté avant 2016, lorsque ma rédaction était la plus spontanée, moins théorique et moins analytique. J'ai désigné cette production comme étant l'*avant-texte*, le matériau discursif qui constituait l'objet d'étude (voir la section sur l'introspection). Je pense que l'effet le plus essentiel de l'écriture s'est produit pendant ces premières notes.

J'avais constaté deux moments, quant à l'évolution du ressenti de mon rapport à cette expérience : le premier, immédiatement après ma prise de notes, j'avais alors l'impression d'un relâchement de mes tensions internes, le second, lui, se produisait plus tard et souvent plusieurs semaines ou parfois plusieurs mois après l'écriture. L'exemple le plus frappant s'est présenté lorsque j'ai commencé la rédaction de ce livre. En reprenant mon travail de relecture et d'écriture, quelques mois plus tard, j'ai constaté que je n'éprouvais plus ce sentiment de retour permanent vers la maladie que j'avais pourtant largement décrit. J'ai eu soudain l'impression que mon expérience du cancer appartenait au passé : relater mon enfermement dans l'imaginaire de la maladie m'avait permis de sortir subjectivement de la maladie. C'est ce qui m'a amené ensuite à raisonner en termes de *seuil de vigilance* et de réactivation occasionnelle de celui-ci.

Je n'ai pas de doute sur ces constats fréquents d'un changement d'état émotionnel quant à la perception de mes attitudes, de mes comportements, de mon positionnement dans l'intercommunication, après mes séances de prise de notes et d'écriture. Pour autant, y a-t-il réellement une relation ? N'est-ce pas une simple concomitance ? Cela ne se serait-il pas produit tout naturellement au gré du temps, sans qu'il soit nécessaire d'écrire, du fait de la distance temporelle avec l'événement initial qui ne cessait de grandir au fil des mois et des années ? Je n'ai pas de réponse précise sur ce point. Cependant, je suis convaincu que l'écriture a eu un effet *accélérateur* du temps, pour faciliter ce sentiment de guérison. La guérison globale, je l'ai vécue comme une course d'obstacles, non pas comme un 110 mètres haies, trop bref, mais plutôt comme un 3 000 mètres steeple avec ses obstacles de différentes natures. À chaque fois, comment l'écriture a-t-elle pu déplier ces nœuds socio-psychiques et par quels mécanismes ?

À coup sûr, cela pourrait constituer l'objet d'un autre travail de recherche qui demanderait d'aller puiser des connaissances dans des domaines connexes à la sociologie, comme les sciences cognitives. Je ne peux donc que relever quelques aspects qui pourraient permettre d'expliquer, ou du moins, comprendre des mécanismes psycho-sociaux de cet acte d'écriture qui m'aura été bénéfique. Dans ce cadre autobiographique, l'acte d'écriture sur soi est fondamentalement expressif, appartenant à l'ordre de la linguistique, de l'énonciation, et c'est un processus qui active de manière importante la mémoire. C'est un acte symbolique qui produit des significations en résonnance avec les ressentis *mémorisés* de l'expérience du cancer.

Non soumis au regard de l'autre, seul le sujet-écrivant peut se laisser aller à ses émotions et à leurs expressions progressives. L'activité d'écriture se déroule en dehors de toutes contraintes extérieures, à l'exception de celles que l'auteur s'impose à lui-même. Non seulement l'acte d'écriture prolonge la pensée, mais il met de l'ordre, un certain ordre. Ainsi, il m'a permis de me réintroduire du même coup dans une temporalité, en me faisant quitter l'obsession de la maladie qui commençait dès le matin. C'était un retour dans mon intimité, mais avec une dimension évaluative sur ce qui était en train de se vivre. L'écriture introduit une *comparaison* permanente entre l'avant et l'après de nos positions, ce qui construit une dynamique dans le parcours de vie : « *Le cerveau est un comparateur qui mesure des écarts entre ses propres prédictions fondées sur le passé et les informations qu'il prélève sur le monde en fonction de son but* » (Berthoz, 2013, p. 134). Au chaos initial, créé par l'événement traumatique, s'ajoutait l'activité imaginaire qui surgissait de manière inattendue : l'écriture évitait le coût psychologique de ces obsessions en facilitant leur expression immédiate.

Toutefois, si elle est un acte solitaire, elle n'en est pas moins un acte social. Je n'écrivais pas seul, mais en intercommunication dans mon imaginaire avec des échanges que j'avais eu antérieurement avec des personnes ou que j'allais rencontrer les jours suivants. Ainsi résonnait dans cet acte linguistique et d'énonciation, le bruissement de nombreuses conversations. Dans ces instants-là, se préfiguraient des comportements et des attitudes futures, l'action d'écrire clarifiait mon positionnement et permettait l'élaboration de mes stratégies d'adaptation. Je sortais d'une pensée circulaire, centrée sur la maladie, l'acte d'écriture introduisant au final de la comparaison dans mes temporalités entre mes comportements, attitudes, représentations et il élargissait l'espace-temps. Il produisait du sens, mais surtout il le renouvelait, l'affinait, le précisait et soutenait une dynamique constante. C'était une activité engageante, même si elle se faisait dans la solitude d'un bureau. Parfois, j'étais bloqué, angoissé, car j'avais la sensation de fixer la peur et je ne pouvais m'en défaire, mais l'avantage de l'écriture c'est qu'on peut faire des essais, supprimer ce qui vient d'être noté, le faire disparaître, puis y revenir ensuite. La dynamique est constante, on maîtrise non seulement ses émotions, mais aussi la temporalité de leurs évolutions, permettant ainsi de fixer des objectifs plus ou moins tenus. Certes, cela ne m'empêchait pas, qu'après avoir éprouvé fortement le sentiment d'abandon je puisse le ressentir à nouveau, mais sans surprise, avec une intensité moindre et un plaisir non dissimulé de mieux le dominer en accédant à une nouvelle gestion de soi.

L'écriture expressive a facilité mon ancrage dans la "vraie vie" en me confrontant jusque dans l'écrit à mon inévitable finitude, je ne pouvais plus fuir ! Cette narration continue et cohérente avec mon vécu a modifié mes représentations du cancer : il m'apparaissait possible d'y survivre. La consultation des études de l'INCa venait consolider cette observation. Mes premières représentations, acquises au cours de mon adolescence et confirmées pendant cette étude réalisée en 1978, dans un centre de lutte contre le cancer, étaient restructurées dans un schéma mental plus supportable. Cette activité d'écriture expressive, mais aussi de consultation d'autres sources d'informations a favorisé une compréhension plus nuancée de la maladie et a facilité son intégration cognitive, les résistances provenant des images anciennes, et celles liées à l'épreuve traumatique ont pu ainsi être en partie diminuées.

Comme je l'ai indiqué précédemment, l'activité d'écriture active les fonctions de la mémoire, notamment les retours de souvenirs et, en même temps, l'*encryptage* ou l'encodage de l'expérience traumatique dans la mémoire est continuellement remanié. Le passé récent se mêle avec la longue histoire biographique offrant une résistance au *figement* sur l'événement traumatique. L'écriture répondait, du moins dans les premières années, à cette obsession de la maladie, involontaire mais récurrente. Elle a été une réaction pour la réduire, en permettant un apprivoisement, une sorte de «*bien vivre avec*», débouchant sur une dissolution de celle-ci. Je fais l'hypothèse que, par ce travail, dans mon *inconscient cognitif*, mon état émotionnel s'est modifié lentement. C'est pour cela que j'ai constaté des modifications, non pas en train de se faire, mais bien plus tard, une fois qu'elles ont été acquises. Finalement, comme l'ont montré les expériences de neurosciences, on mémorise de l'information à notre insu. Un travail cognitif en rapport à l'événement traumatique, stimulé par l'écriture, s'est réalisé dans une ou des parties de ma mémoire, sans que j'en sois conscient, c'est ce que j'ai noté comme étant une forme *d'autorégulation du traumatisme*. Ainsi, ce travail cognitif qui sous-tend l'acte d'écriture a eu un effet d'ancrage dans mon histoire, et le choc du cancer a été intégré comme un nouvel élément de ma biographie, provoquant une réduction progressive de l'anxiété. Cette activité cognitive par rapport au traumatisme se poursuit, même si la guérison bio-médicale a été rapidement acquise. Le sentiment de guérison tardif montre, en effet, l'existence de cette relative autonomie des perceptions subjectives de ma maladie.

Les mécanismes du langage et de la mémoire biographique se combinent dans l'activité d'écriture pour réduire la résistance aux émotions négatives et valoriser celles qui sont positives. L'expérience du cancer étant aussi d'ordre symbolique, la maîtrise de soi peut être soutenue par l'activité d'une écriture libre, non programmée, qui produit un accroissement important et mesuré de l'introspection. Ce retour nostalgique sur le passé, active des émotions anciennes positives et permet de disjoindre l'événement de son enjeu : on reproduit la peur en la transférant sur un autre objet rassurant. La *nostalgie*, comme activité imaginaire propre à notre intériorité, en faisant appel à la mémoire rétablit progressivement de la continuité biographique. Dans une cohabitation du langage, des émotions et de la réflexion, se réaménage un nouvel équilibre, une unité, en restructurant la globalité de notre expérience dans une "ligne de vie" subjective. Mais il n'y a pas de démarche miracle, cela requiert de la persévérance et de la constance comme dans une longue course d'obstacles. L'après-cancer se prépare probablement avant, dès le diagnostic, par le travail de la mémoire, l'analyse de ses connaissances du cancer « *déjà-là* » ainsi que les premières traces mnésiques de son expérience. Tout au long de cette analyse, des souvenirs du passé ont surgi, associées à l'expérience du présent, comme si le retour sur soi et le travail de la mémoire me permettaient d'élaborer des stratégies d'anticipation. Mais cette activité cognitive correspondait à un travail de tri entre toutes ces expériences, leurs représentations et leur expression linguistique auxquelles j'avais été exposé. Le retour de ces souvenirs faisait *oublier* le présent, dans le sens où l'oubli n'est pas la disparition, mais un ensemble de "remaniements", de "réagencements" des éléments des expériences favorisant la transformation du traumatisme en souvenir mémorisable et non plus figé dans un présent perpétuel. Le retour du passé, par ces mécanismes d'autorégulation cognitive, me projetait à nouveau dans l'avenir. Comme l'écrivait Alain Berthoz, « *il faut partir de l'idée que la mémoire est un mécanisme qui permet de prévoir le futur. Le cerveau simulateur utilise les souvenirs pour réaliser des opérations mentales de prédiction* » (Berthoz, 1972, p. 289). L'écriture y contribue.

RÉFÉRENCES BIBLIOGRAPHIQUES

BERTHOZ Alain (2013), *Le Sens du mouvement*, Paris, Odile Jacob (1re éd. : 1977).

DUCROT Oswald et TODOROV Tzvetan (1972), *Dictionnaire encyclopédique des sciences du langage*, Paris, Seuil.

DANS LA MÊME COLLECTION

Sous la direction de Gilles Ferréol

AÏT ABDELMALEK Ali, *Territoire et profession. Essai sociologique sur les formes de constructions identitaires modernes*, 2005. ISBN 978-2-9303-4249-8. 21,00 €.

BAJOIT Guy, *L'Individu, sujet de lui-même*, 2019. ISBN 978-2-8066-3687-4. 32,50 €.

BAWIN Julie, *La Collection au temps du japonisme. Le japonisme en Belgique à travers les collections de Hans de Winiwarter*, 2007. ISBN 978-2-930481-22-7. 30,00 €.

BROT Jean, CALLENS Stéphane, GIRARDIN Hubert et PETIT Olivier (sous la dir. de), *Catastrophe et gouvernance. Succès et échecs dans la gestion des risques majeurs*, 2008. ISBN 978-2-930481-21-0. 18,00 €.

CALLÈDE Jean-Paul et FERRÉOL Gilles (sous la dir. de), *L'Engagement sportif au prisme des sciences sociales*, 2016. ISBN 978-2-8066-3582-2. 22,00 €.

CAMIOLO Marc, *L'Éducation routière en question. Socio-anthropologie critique du risque et de la sécurité*, 2014. ISBN 978-2-8066-3137-4. 28,90 €.

CASTETS-FONTAINE Benjamin, *Le Cercle vertueux de la réussite scolaire. Le cas des élèves de Grandes Écoles issus de « milieux populaires »*, 2011. ISBN 978-2-8066-0031-8. 29,00 €.

CAUSER Jean-Yves, *Mobilisation et identités. Pour une sociologie de l'acteur engagé*, 2020. ISBN 978-2-8066-3725-3. 25,00 €.

COUTEL Charles, *Les Mots de la liberté. Culture générale et esprit critique*, 2006. ISBN 2-930342-89-7. 26,00 €.

DUGAS Éric et FERRÉOL Gilles (sous la dir. de), *Oser l'autre. Altérités et éducabilité dans la France contemporaine*, 2015. ISBN 978-2-8066-3604-1. 24,90 €.

DUGAS Éric et SIVILOTTI Silvio (sous la dir. de), *Inclure dans et hors l'école ? Accessibilité, accompagnement et altérités*. 2021. ISBN 978-2-8066-3731-4. 22 €.

ESCOURROU Nicole, *Les Stages dans l'enseignement supérieur. Vers une insertion professionnelle raisonnée ?*, 2013. ISBN 978-2-8066-1020-1. 20,00 €.

FERRÉOL Gilles, *Décrochage scolaire et politiques éducatives. Évaluation d'une expérimentation : le « lycée de toutes les chances »*, 2006. ISBN 2-930342-68-4. GF. 24,00 €.

FERRÉOL Gilles (sous la dir. de), *Représentations corporelles & loisirs sportifs*, 2009. ISBN 978-2-930481-89-0. 26,00 €.

FERRÉOL Gilles (sous la dir. de), *Activités physiques et sportives et vieillissement. Enjeux sanitaires et sociaux*, 2010. ISBN 978-2-87525-039-1. 23,00 €.

FERRÉOL Gilles (sous la dir. de), *Autour d'Alain Caillé*, 2010. ISBN 978-2-87525-063-6. 23,00 €.

FERRÉOL Gilles (sous la dir. de), *Tourisme et patrimoine*, 2010. ISBN 978-2-87525-060-4. 26,00 €.

FERRÉOL Gilles (sous la dir. de), *Femmes et agriculture*, 2011. ISBN 978-2-8066-0107-0. 24,00 €.

FERRÉOL Gilles (sous la dir. de), *Autonomie et dépendance*, 2011. ISBN 978-2-8066-0163-6. 28,00 €.

FERRÉOL Gilles (sous la dir. de), *Le Regard esthétique. Perspectives croisées philosophie/sociologie*, 2012. ISBN 978-2-8066-0255-8. 19,00 €.

FERRÉOL Gilles (sous la dir. de), *Souffrance et maltraitance*, 2012. ISBN 978-2-8066-0760-7. 32,00 €.

FERRÉOL Gilles (sous la dir. de), *Risque et vulnérabilité*, 2013. ISBN 978-2-8066-1060-7. 32,00 €.

FERRÉOL Gilles (sous la dir. de), *Statut et place de la subjectivité dans les sciences sociales*, 2014. ISBN 978-2-8066-2954-8. 24,00 €.

FERRÉOL Gilles (sous la dir. de), *Sentiments et Émotions*, 2015. ISBN 978-2-8066-3286-9. 37,90 €.

FERRÉOL Gilles (sous la dir. de), *Médiations et régulations*, 2016. ISBN 978-2-8066-3287-6. 31,50 €.

FERRÉOL Gilles (sous la dir. de), *Égalité, Mixité, Intégration par le Sport*, 2016. ISBN 978-2-8066-3578-5. 29,50 €.

FERRÉOL Gilles (sous la dir. de), *Environnements et identités*, 2017. ISBN 978-2-8066-3594-5. 31,00 €.

FERRÉOL Gilles (sous la dir. de), *Éducation et bien-être*, 2018. ISBN 978-2-8066-3635-5. 22,00 €.

FERRÉOL Gilles (sous la dir. de), *Traces et mémoires*, 2018. ISBN 978-2-8066-3637-9. 31,00 €.

FERRÉOL Gilles (sous la dir. de), *Décrochage et persévérance scolaire*, 2019. ISBN 978-2-8066-3670-6. 21,00 €.

FERRÉOL Gilles (sous la dir. de), *Récit et objectivation*, 2019. ISBN 978-2-8066-3675-1. 26,50 €.

FERRÉOL Gilles (sous la dir. de), *Fictions et savoirs*, 2020. ISBN 978-2-8066-3709-3. 37,50 €.

FERRÉOL Gilles (sous la dir. de), *La Persévérance scolaire : regards croisés*, 2020. ISBN 978-2-8066-3715-4. 26,00 €.

FERRÉOL Gilles (sous la dir. de), *La Persévérance scolaire : expérimentations et dynamiques éducatives*, 2020. ISBN 978-2-8066-3715-4. 26.00 €.

FERRÉOL Gilles (sous la dir. de). *Épreuves et limites*. 2021. ISBN 978-2-8066-3732-1. 28,50 €

FERRÉOL Gilles (sous la dir. de), avec la collaboration de Jules APÉNUVOR, *La Validation des acquis de l'expérience : état des lieux et perspectives*, 2017. ISBN 978-2-8066-3601-0. 22,00 €.

FERRÉOL Gilles (sous la dir. de), avec la collaboration de Médéric CHAPITAUX, *Sports de combat et vidéo*, 2017. ISBN 978-2-8066-3598-3. 19,50 €.

FERRÉOL Gilles (sous la dir. de), avec la collaboration de Sarah MAURICE, *Handicap et sexualité*, 2017. ISBN 978-2-8066-3604-1. 18,50 €.

FERRÉOL Gilles et KOMI Abdoul Karim (sous la dir. de), *La Validation des acquis de l'expérience : accompagnement et partenariat*, 2018. ISBN 978-2-8066-3646-1. 25,00 €.

FERREOL Gilles et KOMI Abdoul Karim (sous la dir. de), *La Validation des acquis de l'expérience : motivation, engagement et satisfaction*, 2020. ISBN 9778-2-8066-3726-0. 23, 50 euros.

FERRÉOL Gilles, LAFFORT Bruno et PAGÈS Alexandre (sous la dir. de), *L'Intervention sociale en débat. Nouveaux métiers, nouvelles compétences ?*, 2014. ISBN 978-2-8066-3204-3. 26,90 €.

FERRÉOL Gilles, LAFFORT Bruno et PAGÈS Alexandre (sous la dir. de), *Le Monde rural. Entre permanences et mutations*, 2016. ISBN 978-2-8066-3564-8. 23,00 €.

FERRÉOL Gilles et MAMONTOFF Anne-Marie (sous la dir. de), *Tourisme et société*, 2009. ISBN 978-2-930481-92-0. 25,00 €.

FERRÉOL Gilles et TUAILLON DEMÉSY Audrey (sous la dir. de), *L'Engagement et ses différentes figures*, 2016. ISBN 978-2-8066-3288-3. 31,50 €.

FILIOD Jean Paul, *L'Éducation en partage. Une sociologie anthropologique du travail éducatif*, 2018. ISBN 978-2-8066-3661-4. 21,00 €.

HAMEZ Grégory et DEFAY Jean-Marc (sous la dir. de), *Réalités, perceptions et représentations des frontières. L'espace transfrontalier de la Grande Région Sarre-Lor-Lux*, 2020. ISBN 978-2-8066-3722-2. 27,50 €.

JOLIBERT Bernard, *La Laïcité. Actualité et histoire d'une idée*, 2005. ISBN 978-2-9303-4254-2. 20,00 €.

MALIGE Régis, *Le Recrutement des personnels enseignants et l'évolution du métier de gestionnaire de concours. Approche socio-organisationnelle et étude de cas*, 2012. ISBN 978-8066-0291-6. 32,00 €.

MAMONTOFF Anne-Marie, *Tziganes & Représentations sociales*, 2010. ISBN 978-2-87525-062-9. 21,00 €.

MAUNY Christophe, *Être handballeur professionnel. Les dimensions cachées d'une identité plurielle*, 2009. ISBN 978-2-87525-001-8. 24,00 €.

MONTIGNY Gilles et TANTER-TOUBON Annick, *Regards savants sur la banlieue parisienne (XIXe-XXe siècles). Enseignements d'une bibliographie*, 2021. ISBN 978-2-8066-2966-1. 31 €.

OBADIA Lionel et CARRET Gérard (sous la dir. de), *Représenter, classer, nommer. Regards croisés sur la médecine*, 2007. ISBN 978-2-930481-14-2. 23,00 €.

ONORATI Maria Giovanna, BIGNAMI Filippo et BEDNARZ Furio, *Intercultural Praxis for Ethical Action. Reflexive Education and Participatory Citizenship for a Respondent Sociality*, 2017, ISBN 978-2-8066-3618-8. 19,50 €.

ROLAND Pascal, *Danse et imaginaire. Étude socio-anthropologique de l'univers chorégraphique contemporain*, 2005. ISBN 2-930342-55-2. 25,00 €.

SECA Jean-Marie (sous la dir. de), *Musiques populaires underground et représentations du politique*, 2007. ISBN 978-2-930481-27-2. 34,00 €.

SÉCOLIER Pierre, *Pratiques professionnelles, enjeux territoriaux et changement social. L'évolution et la mutation des petits métiers de l'étang de Thau*, 2009. ISBN 978-2-87525-000-1. 25,00 €.

SIDAMBAROMPOULLÉ Dolize, *Instruments et pédagogies de l'alternance pour la formation au travail social*, 2007. ISBN 978-2-930481-33-3. 30,00 €.

STATIUS Pierre (sous la dir. de), *Désirs de culture*, 2015. ISBN 978-2-8066-0945-8. 24,90 €.

WILDE Gérald, *Le Risque cible. Une théorie de la santé et de la sécurité. Prises de risques au volant, au travail et ailleurs…*, 2012. ISBN 978-2-8066-0905-2. 28,00 €.

www.ingramcontent.com/pod-product-compliance
Lightning Source LLC
LaVergne TN
LVHW050638051026
849532LV00002B/438
* 9 7 8 2 8 0 6 6 3 7 4 1 3 *